基础和内科卷

XINCHAO YIDIANTONG

CHAOSHENG XINDONGTU SHIZHAN XUNLIANYING SHOUCE JICHU HE NEIKEJUAN

心超一点通
超声心动图实战训练营手册

王 浩 ◎ 主 审

吴伟春 朱振辉 江 勇 ◎ 主 编

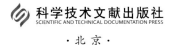

科学技术文献出版社
SCIENTIFIC AND TECHNICAL DOCUMENTATION PRESS

·北京·

图书在版编目（CIP）数据

心超一点通：超声心动图实战训练营手册. 基础和内科卷／吴伟春，朱振辉，江勇主编. —北京：科学技术文献出版社，2023.4
ISBN 978-7-5189-9908-8

Ⅰ.①心… Ⅱ.①吴… ②朱… ③江… Ⅲ.①超声心动图—手册 Ⅳ.① R540.4-62

中国版本图书馆 CIP 数据核字（2022）第 238091 号

心超一点通：超声心动图实战训练营手册（基础和内科卷）

策划编辑：张 波 责任编辑：崔凌蕊 郑 鹏 责任校对：张永霞 责任出版：张志平

出 版 者	科学技术文献出版社	
地 址	北京市复兴路15号 邮编 100038	
编 务 部	（010）58882938，58882087（传真）	
发 行 部	（010）58882868，58882870（传真）	
邮 购 部	（010）58882873	
官 方 网 址	www.stdp.com.cn	
发 行 者	科学技术文献出版社发行 全国各地新华书店经销	
印 刷 者	北京地大彩印有限公司	
版 次	2023 年 4 月第 1 版 2023 年 4 月第 1 次印刷	
开 本	889×1194 1/32	
字 数	427千	
印 张	13.5	
书 号	ISBN 978-7-5189-9908-8	
定 价	138.00元	

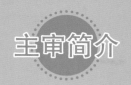

主审简介

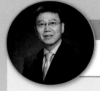

王浩

国家心血管病中心、中国医学科学院阜外医院超声影像中心主任，主任医师，博士研究生导师

社会任职

现任中国超声医学工程学会超声心动图专业委员会主任委员、中国超声心动图学会副主席、中国医药教育协会超声医学专业委员会副主任委员、海峡两岸医药卫生交流协会超声医学专业委员会常务委员、北京医学会超声医学分会常务委员，担任《中国循环杂志》常务编委等。

学术成果

参与国家"十五"攻关课题1项，作为负责人承担"十一五"攻关课题子课题1项，参加1项；独立承担部级科研课题2项、高等学校博士点基金1项、首都医学发展科研基金1项、国家自然科学基金3项、首都临床特色应用研究与成果推广基金1项；获部级课题科研成果2项；曾多次应邀赴美国、印度、日本和韩国作超声心动图专题报告；发表专业学术论文80余篇，其中SCI收录论文12篇（均为第一作者或通信作者），组织撰写《经食管超声心动图临床应用中国专家共识》发表于《中国循环杂志》；主编著作1部，作为副主编出版著作2部，参与编写著作多部；共培养博士及硕士研究生17名，其中毕业硕士研究生11名，博士研究生10名，博士后1名。

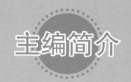

主编简介

吴伟春

国家心血管病中心、中国医学科学院阜外医院超声影像中心主任医师，硕士研究生导师

社会任职

现任中华医学会超声医学分会超声心动图学组委员、中国超声医学工程学会超声心动图专业委员会委员、北京女医师协会超声医学专业委员会委员，担任*European Heart Journal* 中文版青年编委等。

学术成果

曾在美国哥伦比亚大学心血管病中心做访问学者；作为主编出版《超声心动图规范化诊断精要》，作为副主译出版《负荷超声心动图学》。

朱振辉

国家心血管病中心、中国医学科学院阜外医院超声影像中心副主任、超声一科主任，主任医师

社会任职

现任亚太卫生健康协会超声医学分会心脏超声专业委员会副主任委员、中国心胸血管麻醉学会超声分会副主任委员、中国医疗保健国际交流促进会超声医学分会委员、海峡两岸医药卫生交流协会超声医学分会委员，担任《中国分子心脏病学杂志》编委等。

江勇

国家心血管病中心、中国医学科学院阜外医院深圳医院超声科主任、影像及诊疗相关教研室主任，主任医师

社会任职

现任中国医学科学院阜外医院深圳医院学术专家委员会常务委员，中国超声医学工程学会超声心动图专业委员会委员、秘书长及第二届青年委员会副主任委员，中国医师协会整合医学分会常务委员。

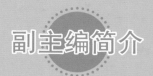

副主编简介

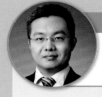

段福建

国家心血管病中心、中国医学科学院阜外医院超声影像中心副主任，麻醉科副主任，主任医师，医学博士

社会任职

现任中国心胸血管麻醉学会超声分会副主任委员、TEE专家推进委员会主任委员。

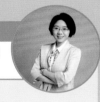

孟红

国家心血管病中心、中国医学科学院阜外医院超声影像中心副主任，超声四科主任

社会任职

现任中国优生优育协会心脏出生缺陷防治专业委员会常务委员、中国心胸血管麻醉学会超声分会常务委员、海峡两岸医药卫生交流协会超声医学专家委员会青年委员。

权欣

国家心血管病中心、中国医学科学院阜外医院超声影像中心副主任医师

社会任职

现任中国医疗保健国际交流促进会超声医学分会委员、海峡两岸医药卫生交流协会超声医学专家委员会委员、中国医药教育协会超声医学专业委员会重症超声分会委员、亚太卫生健康协会超声医学分会心脏超声专业委员会秘书长兼副主任委员、北京慢性病防治与健康教育研究会超声医学专业委员会秘书长兼常务委员。

编委会

序　言

　　超声心动图作为心血管疾病诊疗中至关重要的影像学检查技术，能够为临床治疗方案、手术方式的选择及患者的预后提供丰富的信息。在规范化超声心动图检查的基础上深入挖掘，是提高超声医师对心血管疾病超声诊断及鉴别诊断水平的必要条件。目前，市场上关于超声心动图方面的著作多以心脏疾病的超声表现和超声技术原理为重，超声医师如果需要深入掌握心血管疾病的相关细节、熟练应用各项超声技术，仍需阅读大量文献和积累临床经验。基于此，《心超一点通：超声心动图实战训练营手册（基础和内科卷）》应运而生。

　　本书详尽阐述了心脏的解剖结构并配以对应的超声图像，从疾病的病理生理出发，分析心脏的结构和功能改变，将解剖结构、血流动力学变化与临床和超声表现融为一体，以示意图、表格的形式进行总结和升华，方便读者进一步理解、掌握各类心血管疾病的诊断及鉴别诊断。基于超声医师兼顾临床及科研工作的情况，本书采用"训练营"的形式，通过教学视频、超声人体模型及超声演示等对心血管的解剖结构和各种超声技术进行介绍，并设定具体的临床背景进行实战演练，以通俗形象的语言讲解心脏疾病的超声诊断思路。

　　本书参考超声心动图最新指南和共识，涵盖正常心脏的超声解剖、超声心动图常用技术及超声心动图从常见病到罕见病的诊断方法三大部分。本书分为两册，上册为基础和内科卷，注重基础、超声操作技术和心血管内科常见病及罕见病的超声诊断；下册为食管和外科卷，注重经食管超声心动图、介入超声和心血管外科常见病及罕见病的超声诊断。本书内容翔实、通俗易通、语言生动形象，是一本难得的超声心动图临床和科研用书。希望超声同道充分利用本书，精进超声诊疗水平，为心血管领域超声事业的发展及临床医学的长足进步贡献力量。本书虽经多次修订，可能仍存在一些疏漏和不足之处，敬请各位同道批评指正！

王　浩

2022年9月

前　言

　　超声心动图检查是一种入门容易精通难的技术，中国医学科学院阜外医院超声影像中心团队前期推出的超声著作《超声心动图规范化诊断精要》旨在解决超声心动图的规范化和标准化问题，但是在参考了各个国家的指南后，发现仅根据指南，超声心动图的实际运用仍然存在一些问题，因此，本书主要是初步解决从理论到实际应用的问题。

　　本书特色鲜明，可总结为"理论的实战和细节的应用"，囊括了很多实用超声新技术的应用方法，旨在让广大超声医师真正掌握这门技术。为实现这个目的，本书全方位详细地介绍了心脏解剖与超声、常见心血管疾病的血流动力学、各种心脏超声技术的使用方法、常见及罕见心血管疾病的诊断要点等。书中精心绘制了大量解剖结构示意图，选取了人体模拟器图谱，并用动态视频的形式对心脏超声测量和正常值进行了实战演示，读者通过扫描二维码即可进行学习，还对各种疾病超声特点及其与临床之间的相互应用进行了总结，让学习更加直观生动。同时，本团队还深入探究了超声心动图应用的相关细节，尝试解决日常工作中"入门易深入难，对理论一知半解"的问题。

　　为了方便临床应用，本书制作成口袋书。本书内容主要包括经胸超声心动图诊断基础（解剖和血流动力学），超声心动图常用指标实战测量，心血管内科常见技术，心肌、心包、感染性心内膜炎等疾病诊断全方位的"训练营"。另外，本书还邀请了诸多知名学者录制了相关课程，期望能全方位地协助超声医师在超声心动图应用方面达到"易懂能测善诊断，灵活应用会推断"的水平。书中内容不仅以参考文献为基础，还结合了编写者的临床经验，可为超声同道的前进之路提供一些参考。本书虽经多次审校，仍不免有疏漏之处，请各位专家、同道不吝赐教！

　　敬请大家关注《心超一点通：超声心动图实战训练营手册（基础和内科卷）》，互相切磋交流，共同进步！

吴伟春　朱振辉　江　勇

致　谢

从目录的确定、指南的筛选，再到内容的完善、课程的录制，《心超一点通：超声心动图实战训练营手册（基础和内科卷）》经过数次修订和完善，历经艰辛，实属不易。本书的顺利问世得益于中国医学科学院阜外医院王浩教授和超声影像中心各位主任和全体员工的鼎力支持，在此表示衷心的感谢！

感谢中国医学科学院北京协和医学院、中国医学科学院阜外医院深圳医院、河北医科大学第一医院、复旦大学附属中山医院、青岛大学附属医院、首都医科大学附属北京地坛医院、昆明医科大学附属儿童医院、山西医科大学第一医院、上海德达医院、广东省人民医院、南京大学医学院附属鼓楼医院、新疆维吾尔自治区伊犁哈萨克自治州友谊医院等兄弟单位对本书的大力支持！

另外，本书的人体模型图片和视频采集自Simbionix公司的U/S Mentor模拟器，在此表示感谢！同时感谢为本书的编写和校对付出心血的老师们，本书的呈现离不开各位工作人员尽心尽力的付出和无私奉献。

最后再次感谢中国医学科学院阜外医院超声影像中心全体医师及所有老师对本书出版工作的大力支持！

更多内容请扫码关注
"超级心动课堂"

目　录

第 1 章

超声心动图与解剖训练营

引言

心脏解剖是超声心动图的基础。在实际工作中，超声心动图显示的是一个个扇面的形状。超声心动图检查的优势是可以在标准切面的基础上，连续变化出无数的非标准切面来帮助诊断，但这也导致超声医师难以对多变的解剖结构和超声扇面图像进行一一对应。

本章主要结合人体模拟器、心脏解剖结构示意图、病理标本和超声切面，从17个方面多维度地介绍心脏的解剖结构，并将其与超声心动图切面关联起来，使超声医师在连续扫查中能够准确地辨认解剖结构及与超声心动图的关系。

由于篇幅有限，本章只列举了心脏的解剖结构与经胸超声心动图（transthoracic echocardiography，TTE）切面的关系，心脏的解剖结构与经食管超声心动图（transesophageal echocardiography，TEE）切面的关系将在本书姊妹篇《心超一点通：超声心动图实战训练营手册（经食管超声心动图和外科卷）》中详述。

第一节　总论

心脏位于胸部中央，胸腔中纵隔心包腔内，似一个倒置的圆锥形，偏向左侧胸腔，被胸骨和肋骨包围保护。心脏由4个腔室、4组瓣膜、8条出入其中的大血管、心脏纤维支架、传导系统和供心脏自身血液的冠状动脉系统、心包等构成（图1-1-1）。

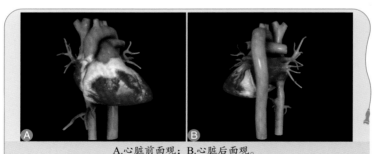

A.心脏前面观；B.心脏后面观。

图1-1-1　人体模拟器显示心脏的外形和位置

心脏的体表投影可用4点连线表示：①左上点，在左侧第2肋软骨下缘，距胸骨左缘约1.2 cm；②右上点，在右侧第3肋软骨下缘，距胸骨右缘1 cm；③左下点，在左侧第5肋间隙，锁骨中线内侧1～2 cm；④右下点，在右侧第6胸肋关节处（图1-1-2）。

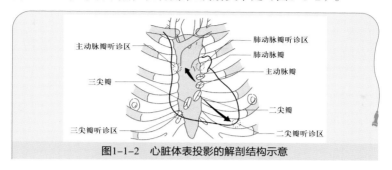

图1-1-2　心脏体表投影的解剖结构示意

　　心脏是一个中空的肌性器官，被称为推动血液流向身体各个部位的"泵"。心脏共有4个腔室，房间隔、房室间隔和室间隔将心脏分为左右两边。右边的2个腔室为右心房（right atrium，RA）及右心室（right ventricle，RV），负责接收从静脉回流的血液，经肺动脉输送到肺部。血液流动的途径为腔静脉→右心房→三尖瓣→右心室→肺动脉瓣→肺动脉→肺部。血液在经过肺部时进行氧合。左边的2个腔室为左心房（left atrium，LA）及左心室（left ventricle，LV），负责接收已经氧合并从肺部流出的血液，输送到身体所有器官。血液流动的途径为肺部→肺静脉→左心房→二尖瓣→左心室→主动脉瓣→主动脉→身体各个部位（图1-1-3）。

　　心脏纤维支架是由致密结缔组织构成的支持性结构，主要分布于心底、房室口和动脉口相连接处。纤维支架包括纤维环、纤维三角、漏斗腱、主动脉下帘、Todaro腱和室间隔膜部等。心脏纤维支架作为心肌纤维束和心脏瓣膜的附着点，对于心肌和心脏瓣膜具有固定和支持作用，在房室层面提供电绝缘，并为二尖瓣、主动脉瓣和三尖瓣的小叶提供纤维连续性（图1-1-4）。

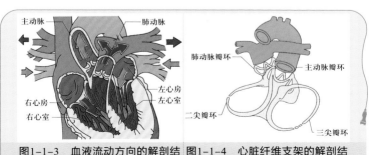

图1-1-3　血液流动方向的解剖结构示意　　图1-1-4　心脏纤维支架的解剖结构示意

心脏内有4组瓣膜，分别为左心房和左心室间的二尖瓣、左心室和主动脉间的主动脉瓣、右心房和右心室间的三尖瓣、右心室和肺动脉间的肺动脉瓣（图1-1-5，图1-1-6，表1-1-1），它们的作用是限制血液只能单向流动。此外，出入心脏的大血管主要为主动脉、肺动脉、上下腔静脉、肺静脉；供应心脏的血管为冠状循环系统，这些内容均在各论中详细论述。

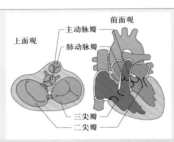

上面观

前面观

主动脉瓣

肺动脉瓣

三尖瓣

二尖瓣

图1-1-5 心脏瓣膜的解剖结构示意

三尖瓣TV："大哥"

①分为前叶、后叶和隔叶；

②位于右房和右室之间；

③瓣口面积：7～9 cm²；

④前叶平均长度：22 mm；

⑤隔叶平均长度：16 mm；

⑥后叶平均长度：20 mm；

⑦成年人瓣环直径：23～33 mm。

肺动脉瓣PV："小妹"，位置最靠前

①分为前叶、左叶、右叶；

②位于右室和肺动脉之间；

③瓣口面积：>2 cm²；

④主动脉瓣的孪生姐妹，与主动脉瓣呈镜像分布，在手术中可以替换主动脉瓣，但较主动脉瓣薄；

⑤成年人瓣环直径：18～24 mm。

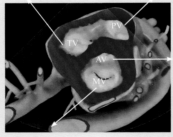

PV

TV

AV

MV

主动脉瓣AV：

"三妹"，位于3个瓣的中心，是心脏"核心人物"

①根据是否存在左右冠状动脉的开口，分为左冠瓣、无冠瓣，右冠瓣；

②位于左室和主动脉之间；

③瓣口面积：>3 cm²；

④与二尖瓣通过纤维幕帘连接；

⑤承担压力大，部分瓣叶有兰伯赘生物或类似腱索样结构附着在主动脉窦和主动脉瓣之间；

⑥成年人主动脉瓣环（前后径）：16～27 mm。

二尖瓣MV：

"二哥"，主动脉瓣的邻居

①分前叶、后叶；

②位于左房和左室之间；

③瓣口面积：4～6 cm²；

④前叶平均长度：30 mm；

⑤后叶平均长度：13 mm；

⑥成年人瓣环横径：27～35 mm；

⑦平均瓣叶厚度：2～5 mm。

图1-1-6 正常心脏瓣膜家族"小档案"

表1-1-1 部分标准切面与探头位置

标准切面	超声图	心脏解剖结构图	探头位置
胸骨旁左室长轴切面			
胸骨旁大动脉短轴切面			
心尖四腔心切面			
心尖两腔心切面			
心尖三腔心切面			
剑突下四腔心切面			
胸骨上窝切面			

（孙　洋　吴伟春　刘梦怡）

第二节　二尖瓣与超声

二尖瓣（mitral valve，MV）又称左房室瓣，位于左心房与左心室之间，正常的瓣口面积为4～6 cm²，是一组非常重要的心脏瓣膜，也是容易发生病变的主要瓣膜，掌握二尖瓣复合体的解剖结构无论对超声医师，还是对外科手术、介入的精准诊断和治疗都具有十分重要的意义。

一、正常二尖瓣的位置和解剖

1.二尖瓣的位置和解剖

二尖瓣复合体主要由瓣环、瓣叶、腱索和乳头肌组成。此外，左房心肌组织和与乳头肌相连的左室心肌组织对二尖瓣的功能也很重要。左房壁虽然不是二尖瓣的一部分，但与二尖瓣关系密切，二尖瓣后叶与左心房内膜面延续，当心房扩大时，瓣叶易移位，从而导致二尖瓣反流。正常情况下，左房心肌组织可以延伸入二尖瓣内，伸展程度可有个体差异。

左心房、左心室剖面观，前后两组乳头肌从心尖到心底斜向排列，腱索、瓣膜开口呈"鱼嘴样"外观，左室流出道位于室间隔和二尖瓣叶之间（图1-2-1）。

2.二尖瓣瓣环的位置和解剖

在一般情况下，二尖瓣瓣环为D形。其直缘与主动脉瓣融合，使主动脉瓣卡在室间隔和二尖瓣之间。在这个区域，主动脉瓣的左冠瓣和无冠瓣与二尖瓣前叶呈纤维性连续。纤维组织向两端延长，形成左右纤维三角区。左纤维三角位于二尖瓣前叶与主动脉左冠状窦的结合部，右纤维三角是房室膜性间隔，是二尖瓣、三尖瓣和主动脉根部的交合点，也称中心纤维体。房室传导束从右侧纤维三角区穿过。二尖瓣瓣环并不是完整的肌性结构，在后环有C形的肌性结构，在前环并没有肌性的环状结构，而是从主动脉瓣延续下来的纤维状幕帘。

3.二尖瓣瓣叶的位置和解剖

二尖瓣有前后2叶，严格来说，2个小叶并不完全是前/后的位置，而且都没有与室间隔相连。前叶对应主动脉，后叶对应左心室游离壁。前叶面积较大，呈半圆形，基底部占瓣环周长的1/3，有1个圆形的游离缘。而后叶狭长，但面积较小，基底部占瓣环周长的2/3。后叶上有天然的2个切迹把后叶分成3个部分，从前外交界向后内交界方向，依次为P1、P2、P3。前叶与之对应的区域依次为

A1、A2、A3（图1-2-2）。与切迹相对处，前、后叶互相融合，称为前外侧联合和后内侧联合。

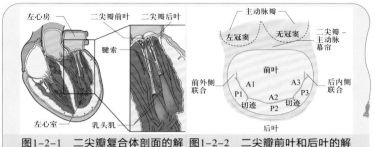

图1-2-1　二尖瓣复合体剖面的解剖结构示意　图1-2-2　二尖瓣前叶和后叶的解剖结构示意

正常情况下，瓣叶薄、柔韧、半透明。每个瓣叶都有心房面和心室面。心房面光滑，心室面粗糙，可见腱索附着。根据腱索的插入情况，前叶可以分出2个区域，中间区域没有腱索附着，与主动脉瓣相连，在靠近游离缘处，心房面呈不规则、结节状增厚，边缘区有腱索附着（图1-2-3）。

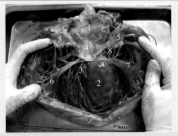

1：左心房；2：左心室；3：主动脉前庭入口（蓝箭头）；4：二尖瓣前叶；5：二尖瓣后叶；6：前乳头肌；7：后乳头肌；8：腱索。

图1-2-3　沿左心室侧壁切开的正常二尖瓣解剖情况
（资料来源：中国医学科学院阜外医院心脏移植病例）

在瓣叶关闭时，前后2个小叶在边缘区紧贴，但与中间区有一定的角度。关闭线的中心部位于房室连接处平面以下，而外周末端的联合处上升，因此，小叶闭合时从心房面看呈鞍状。

4.二尖瓣腱索的位置和解剖

腱索是将瓣叶游离缘连接到心室表面或到乳头肌的线状结构。二尖瓣的腱索与两组乳头肌相连或直接与左心室后下壁相连。起源于乳头肌顶端的腱索向远端逐级分支，附着在小叶上的腱索是附着在乳头肌上腱索的5倍。

根据Jones Quain的*Elements of Anatomy*（《解剖学原理》），一级腱索是乳头肌发出的第一排腱索，数量最多，自乳头肌发出后逐渐分支，在瓣缘处呈网状，最终嵌入游离缘。二级腱索为乳头肌发出的第二排腱索，嵌入二尖瓣心室面游离缘以外区域，形成瓣体粗状带。三级腱索是二尖瓣后叶第三排腱索，直接来自左室壁或小的肌小梁，插入到小叶的基部（图1-2-4）。

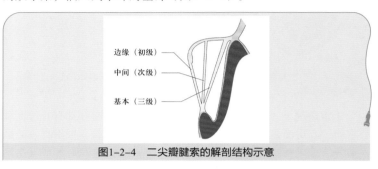

边缘（初级）
中间（次级）
基本（三级）

图1-2-4　二尖瓣腱索的解剖结构示意

5.二尖瓣乳头肌的位置和解剖

二尖瓣乳头肌是二尖瓣的肌肉部分，腱索起源于乳头肌的顶端。乳头肌通常起源于左室心尖部和中间2/3处，多为前外侧和后内侧两组，也可为多组。前外侧乳头肌在70%的情况下只有1条；在60%的病例中，后内侧乳头肌有2~3条，或者1条乳头肌有2个或3个头。前外侧乳头肌通常比后内侧乳头肌大，由来自左冠状动脉旋支或前降支的动脉双重血液供应。由于大多数人的冠状动脉以右优势为主，右冠状动脉通常供应后内侧乳头肌。乳头肌有时在附着到心室壁之前融合，形成肌肉或纤维连续性的小梁。乳头肌和邻近的左室壁共同构成一个功能单位，左心室大小和形状的改变可使乳头肌的位置发生扭曲，导致瓣膜功能异常。相邻心室壁梗死导致乳头肌断裂，若断裂累及整个乳头肌群，则会发生二尖瓣大量反流；若断裂局限于乳头肌复合体的一个头部，则类似于腱索断裂。

二、二尖瓣超声与解剖相关知识点

1.二尖瓣的分区与超声切面

超声医师在临床上不仅要定位病变位于二尖瓣前叶还是后叶，还要对瓣膜进行精准分区，从而决定手术方式。瓣叶从前外交界向后内交界方向，依次为P1、P2、P3。前叶与之对应的区域依次为A1、A2、A3。一般来说，二尖瓣分区与经胸超声心动图切面可以相互对应，具体见图1-2-5。

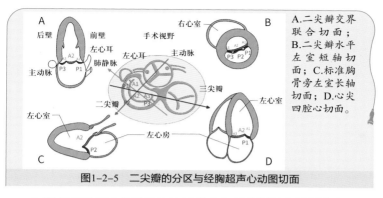

A.二尖瓣交界联合切面；B.二尖瓣水平左室短轴切面；C.标准胸骨旁左室长轴切面；D.心尖四腔心切面。

图1-2-5　二尖瓣的分区与经胸超声心动图切面

2.手术视野与二尖瓣结构的显示（包括外科钟点的划分）

以钟表方位来描述打开心脏后二尖瓣周围的解剖结构方位，可描述二尖瓣周围结构、瓣膜置换术后瓣周反流的位置和范围。主动脉和左心耳是主要参照物（图1-2-6）。

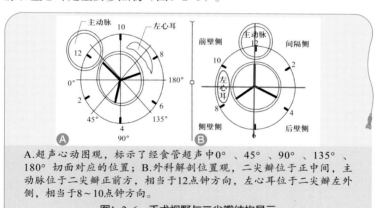

A.超声心动图观，标示了经食管超声中0°、45°、90°、135°、180° 切面对应的位置；B.外科解剖位置观，二尖瓣位于正中间，主动脉位于二尖瓣正前方，相当于12点钟方向，左心耳位于二尖瓣左外侧，相当于8～10点钟方向。

图1-2-6　手术视野与二尖瓣结构显示

3.经胸超声心动图指导二尖瓣结构的定量测量

采用心尖三腔心切面可以测量二尖瓣环内径、二尖瓣关闭高度、瓣叶对合长度、瓣叶关闭时角度、瓣环与乳头肌距离等。超声定量测量可以精准指导外科手术和介入治疗（图1-2-7）。

4.二尖瓣周围的解剖关系与超声

根据二尖瓣周围结构确定二尖瓣瓣叶前后左右位置，二尖瓣前方为主动脉瓣，后方位冠状静脉窦，左（外）侧有左心耳部，右（内）侧有房间隔组织。由此可以初步定位二尖瓣结构和方位（图1-2-8）。

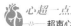

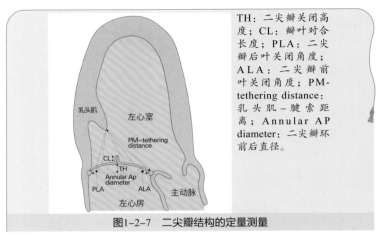

TH：二尖瓣关闭高度；CL：瓣叶对合长度；PLA：二尖瓣后叶关闭角度；ALA：二尖瓣前叶关闭角度；PM-tethering distance：乳头肌-腱索距离；Annular AP diameter：二尖瓣环前后直径。

图1-2-7 二尖瓣结构的定量测量

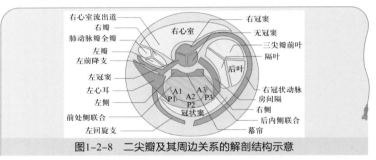

图1-2-8 二尖瓣及其周边关系的解剖结构示意

三、超声切面与对应的二尖瓣复合体

根据参考文献和编者经验总结了超声切面与二尖瓣分区。尽管有参考资料，但超声医师要认识到工作中主要使用二维超声切面来判断二尖瓣分区，探头有微细变化就可能导致分区的差异。最终的分区定位应根据多个切面和三维超声来综合判定（表1-2-1）。

表1-2-1 超声切面与二尖瓣复合体结构

超声切面	显示的二尖瓣结构	超声图
二尖瓣水平左室短轴切面	二尖瓣前、后叶横断面，由内到外（A1 ~ A3，P1 ~ P3）	

续表

超声切面	显示的二尖瓣结构	超声图
乳头肌水平左室短轴切面	前外乳头肌、后内乳头肌	
心尖四腔心切面	二尖瓣前叶（通常显示A2、A3）、二尖瓣后叶（通常显示P1）	
心尖三腔心切面	二尖瓣A2和P2区、腱索及后乳头肌	
心尖两腔心切面	二尖瓣A1和P3区	
胸骨旁左室长轴切面	二尖瓣A2、P2区	

四、临床经验总结

根据临床经验，总结了几点二尖瓣复合体超声诊断特点供大家参考。

（1）二尖瓣复合体主要由瓣环、瓣叶、腱索和乳头肌组成。此外，左房心肌组织和与乳头肌相连的左室心肌组织对二尖瓣的功能也很重要。二尖瓣复合体任何一个结构或功能的异常，都可以造成二尖瓣狭窄或反流。

（2）二尖瓣瓣膜及瓣下腱索回声判断需要丰富的经验，二尖瓣瓣下腱索短轴切面通常会显示二尖瓣瓣下结构为多个点状回声，并且欠均匀，此时需要与二尖瓣感染性心内膜炎的赘生物相鉴别（图1-2-9）。

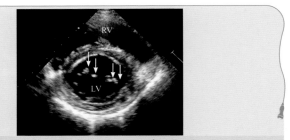

部分正常二尖瓣腱索亦可见点状回声（箭头）。

图1-2-9　左心室二尖瓣腱索短轴切面

（3）对于二尖瓣复合体显示的一些建议：①二尖瓣复合体是一个非常精细、复杂的结构，超声心动图尤其是经食管三维超声心动图是评估二尖瓣复合体的重要影像学方法；②超声医师在平时工作中，要尽可能精细评估二尖瓣复合体形态和出现异常的问题所在，为手术和介入治疗提供帮助；③超声可以判断二尖瓣脱垂部位、腱索断裂和乳头肌的异常，但并不能对所有病变进行准确诊断，如复合性脱垂。超声图像的清晰度差、患者心律不齐、医师经验不足、二维超声切面的局限性等都是造成超声医师误判的原因。

（孙　洋　吴伟春　刘梦怡）

第三节　三尖瓣与超声

在4个心脏瓣膜中，三尖瓣（tricuspid valve，TV）的面积最大，其正常开口面积为7~9 cm²。与二尖瓣相似，三尖瓣可以分为4

个部分，即瓣叶、乳头肌、腱索和瓣环。与之相邻的右心房和右心室也是维持三尖瓣功能的重要组成部分。

一、正常三尖瓣的位置和解剖

1.三尖瓣的位置和解剖

三尖瓣位于右心房与右心室之间。正常心脏中，三尖瓣比二尖瓣更靠近心尖。在横切面上，三尖瓣位于主动脉瓣的斜后方。三尖瓣的隔叶与二尖瓣前叶之间形成膜性间隔，分隔左心室、右心室和左心房、右心房。

2.三尖瓣的瓣叶的位置和解剖

三尖瓣比二尖瓣有更多的解剖变异。三尖瓣通常有3个大小不等的小叶，正常人也可能有2个小叶或超过3个小叶。小叶的名称与在体的解剖部位相对应，附着于室间隔的称为隔叶，位于前上方的称为前叶，位于下后方的称为后叶。前叶一般在径向上最长，面积最大，活动度也最大。后叶通常是3个小叶中最小的一个，可呈多个"扇贝样"结构，并且所占周长最短。约10%的人前叶与后叶无法分开。隔叶在径向上最短，最不易移动，其直接附着于室间隔上方的三尖瓣环上，与许多三级腱索相连，隔叶的腱索可以直接连接于室间隔（图1-3-1）。三尖瓣各小叶的解剖标志根据瓣环的大小和形状而显著不同。隔叶与后叶之间的联合通常对应冠状静脉窦右心房入口附近，主动脉根部的无冠窦通常对应隔叶和前叶的联合。

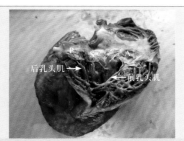

A：前叶；P：后叶；S：隔叶。
图1-3-1　三尖瓣的3个小叶
（资料来源：中国医学科学院阜外医院心脏移植病例）

3.乳头肌和腱索的位置和解剖

乳头肌和腱索控制三尖瓣的活动度。乳头肌数目为2~9个，通常为2个或3个。前乳头肌最大，后乳头肌常有2个或3个乳头，室间隔乳头肌不突出甚至缺失。前乳头肌的腱索支撑着前叶和后叶，可与调节束融合；后乳头肌腱索支撑后叶和隔叶。20%的正常人中可以见到室间隔乳头肌，可能很小或有多个。腱索可直接从室间隔发出至前叶和隔叶，可以附着在右心室游离壁上，也可以附着在调节束上。因此，三尖瓣的2个小叶（隔叶和前叶）与室间隔相连，2个小叶（前叶和后叶）与右心室游离壁前外壁的大的前乳头肌相连（图1-3-2）。右心室游离壁到室间隔壁有多个肌束，其直径为2～4 mm，常呈交错状。这些肌束有助于维持右心室的形状，而它们在三尖瓣环扩张中的作用尚不清楚。腱索数量从17条到36条不等，平均25条。真腱索插入到瓣叶内，通常起源于乳头肌的顶端1/3处，但也可起源于心室壁或室间隔；假腱索插入到其他地方，可以帮助乳头肌连接到心室壁。

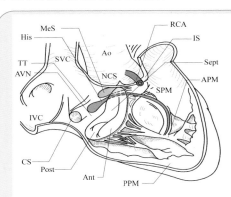

SVC：上腔静脉；IVC：下腔静脉；Ao：主动脉；RCA：右冠状动脉；NCS：无冠窦；TT：todaro腱；MeS：室间隔膜部；AVN：房室结；His：房室束；CS：冠状静脉窦；IS：房间隔；Sept：三尖瓣隔叶；Ant：三尖瓣前叶；Post：三尖瓣后叶；SPM：室间隔乳头肌；APM：前乳头肌；PPM：后乳头肌。

图1-3-2　三尖瓣的乳头肌和腱索的解剖结构示意

4.三尖瓣环的位置和解剖

正常的三尖瓣环没有极性，非平面，有2个节段。一个较大的C形节段，对应于右心房和右心室的游离壁；而隔叶和室间隔节段较短，相对较直。正常的三尖瓣环为鞍形结构，最高点为前后向，最低点为内外侧向（见图1-1-4）。

组织学检查显示三尖瓣环为纤维组织，由两侧的右心房和右心室心内膜融合形成。在一些心脏中，从三尖瓣的底部可以看到完整的心房壁结构。环的外膜面为房室沟，内有冠状动脉、冠状静脉及周围的脂肪组织。

三尖瓣环是一种动态结构，其面积在心动周期中有显著变化（面积变化率最高可达30%）。在收缩期末、舒张期早期、心房收缩期及在负荷增加的条件下，三尖瓣环面积均会变大。三尖瓣环周长和面积的正常参考值分别为（12±1）cm和（11±2）cm²。

二、三尖瓣超声与解剖相关知识点

1.三尖瓣相邻解剖

三尖瓣周围有几个重要的结构与超声诊断相关。

（1）主动脉无冠窦与三尖瓣前叶和隔叶交界处相邻。

（2）房室结位于隔叶和前叶联合后方3～5 mm，房室束穿过隔叶附着点。

（3）右冠状动脉从主动脉右冠窦发出，走行于房室沟内，至后室间沟，急转向下弯曲。

（4）冠状静脉窦位于三尖瓣隔叶和后叶交界上方（图1-3-3）。

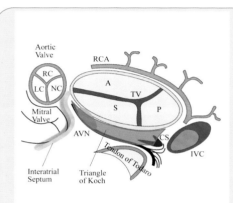

RCA：右冠状动脉；IVC：下腔静脉；CS：冠状静脉窦；AVN：房室结；A：三尖瓣前叶；P：三尖瓣后叶；S：三尖瓣隔叶；RC：右冠瓣；LC：左冠瓣；NC：无冠瓣；Aortic Valve：主动脉瓣；Mitral Valve：二尖瓣；Interatrial Septum：房间隔；Triangle of Koch：Koch三角；Tendon of Todaro：Todaro腱。

图1-3-3 三尖瓣与周围关系的解剖结构示意

2.三尖瓣分叶和超声

三尖瓣分叶和超声切面的显示关系是非常复杂的。根据文献，总结了三尖瓣分叶和切面的关系。胸骨旁左室长轴切面不通过三尖瓣（图1-3-4）。胸骨旁右室流入道切面显示三尖瓣分2种情况：一种切面显示三尖瓣前、后叶，但不同时显示冠状静脉窦和室间隔；另一种在此切面微调，可同时显示冠状静脉窦口、室间隔和三尖瓣时，显示三尖瓣隔瓣和前瓣。标准的胸骨旁大动脉短轴切面在显示清晰的主动脉瓣时，可同时显示完整的三尖瓣前叶或前后叶。标准的心尖四腔心切面可显示三尖瓣前叶和隔叶（图1-3-5），当倾斜显示冠状静脉窦时，可同时显示后叶和隔叶。

三、超声切面与对应的三尖瓣复合体结构

二维超声切面与三尖瓣瓣叶有着一定的关系，但随着切面的轻微改变，相应瓣叶的显示也会存在差异，同样应该多切面观察，并借助三维超声进行瓣叶定位（表1-3-1）。

表1-3-1　超声切面与三尖瓣复合体结构

超声切面	显示的三尖瓣结构	超声图
大动脉短轴切面	三尖瓣前叶和后叶	
右室流入道切面（切面中无室间隔和冠状窦）	三尖瓣前叶和后叶	
右室流入道切面（切面中有室间隔）	三尖瓣前叶和隔叶	
心尖四腔心切面	三尖瓣前叶和隔叶	
近冠状静脉窦切面	三尖瓣后叶和隔叶	

超声切面	显示的三尖瓣结构	超声图
左室流出道水平短轴切面	同时显示三尖瓣前叶、隔叶和后叶	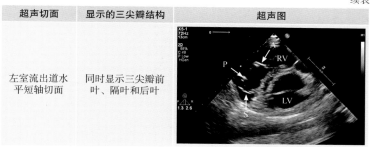

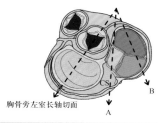

三尖瓣分叶：黄色为隔叶（紧邻室间隔），绿色为后叶，蓝色为前叶。胸骨旁左室长轴切面：无法显示三尖瓣叶。A：右室流入道切面（经过冠状静脉窦口）；B：右室流入道切面（不经过冠状静脉窦）。

图1-3-4　三尖瓣分叶和切面的关系（左室、右室长轴切面）

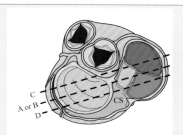

三尖瓣分叶：黄色为隔叶（紧邻室间隔），绿色为后叶，蓝色为前叶。A or B：标准心尖四腔心切面，显示前叶和隔叶或部分后叶；C：显示前叶和隔叶，D：显示冠状静脉窦，显示三尖瓣隔叶和后叶。

图1-3-5　三尖瓣分叶和超声切面的关系（心尖四腔心切面）

四、临床经验总结

（1）三尖瓣环解剖空间构型同二尖瓣环相似，呈前后径（即前叶中点与隔叶2/3处连线）低、左右径（即后叶2/3处与前隔交界处连线）高的马鞍形。三尖瓣相比二尖瓣有更多的解剖变异，前、后叶不易分开，导致三尖瓣的超声精细诊断困难。

（2）三尖瓣短轴切面显示较为困难。与二尖瓣相比，三尖瓣更靠近心尖部，可以采用左室流入道水平短轴切面或双交叉垂直切面帮助显示三尖瓣前叶、隔叶、后叶。

（3）三尖瓣反流以继发性病变为主，常见于三尖瓣环扩张、右心室压力或容量负荷增加、右心室扩大或功能障碍等原因。

（孙　洋　吴伟春　刘梦怡）

第四节　肺动脉瓣与超声

肺动脉瓣（pulmonary valve，PV）是位于右心室与肺动脉之间的半月瓣，瓣叶和瓣环都比较薄弱。肺动脉瓣叶并非整体附着于肺动脉窦壁内部，3个瓣叶的底部以半月形附着在漏斗袖的肌肉组织上，与三尖瓣没有直接纤维性连续。肺动脉瓣是心脏中最小的一组瓣膜，正常的瓣口面积>2 cm^2。肺动脉瓣与主动脉瓣的形态结构非常类似，其与主动脉瓣的异同点在本节详细阐述。

一、正常肺动脉瓣的位置和解剖

1.肺动脉瓣的位置和解剖

肺动脉瓣位于人体胸骨左缘的第二肋附近，呈水平位。在右房室口的左上方、右室流出道和肺动脉之间的连接处。肺动脉瓣环为坚韧的纤维环，其上附有3个半月形膜状肺动脉瓣（图1-4-1）。

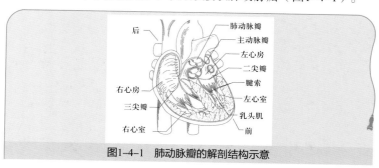

图1-4-1　肺动脉瓣的解剖结构示意

从心脏正前方看，肺动脉瓣位于4个瓣膜最前面。肺动脉瓣的开启和关闭由瓣叶两侧的压力梯度决定。肺动脉瓣环和右心室漏斗部心肌相连，与三尖瓣之间没有直接的纤维性连续（图1-4-2）。3个瓣叶可分为左瓣、右瓣和前瓣。左瓣和漏斗部的隔束相延续，右瓣与漏斗部壁束相延续。左右肺动脉瓣之间的交界与主动脉的左瓣、右瓣交界相对应，但这2个交界并非完全连于同一点上，肺动脉瓣之交界稍高。肺动脉瓣前瓣连于右心室游离壁。

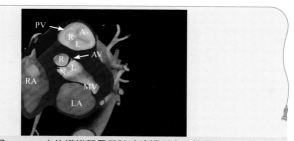

图1-4-2　人体模拟器显示肺动脉瓣形态及位置

2.肺动脉瓣的结构和解剖

　　与主动脉瓣相似，肺动脉瓣也由3个大小相近、形态相似的半月形瓣叶组成，有3处交界。瓣叶为一层薄的"膜样"组织，基部附着于弧形弯曲的瓣环上，上缘游离，游离缘中点局部增厚形成小结，又称Arantius小结。在半月瓣小结两侧，瓣膜较薄，游离缘凹陷呈新月形，称半月瓣弧缘。在半月瓣近游离缘处或相邻半月瓣联合处常见筛状小孔，在心室舒张期瓣膜关闭时，相邻瓣膜新月区会相互紧贴，一般不会导致血液反流。每个半月瓣与肺动脉壁围成开口向上的肺动脉窦。

　　主动脉瓣、肺动脉瓣的瓣环大小相似，主动脉瓣、肺动脉瓣的瓣叶和主动脉窦、肺动脉窦的大小及形态匹配、结构及组成成分相似、表面细胞的构成及排列方式相似，故两者可以替换，用于自体肺动脉瓣替换主动脉瓣手术（Ross手术）。两者的区别在于：①主动脉瓣与二尖瓣有纤维性延续，而肺动脉瓣下为完整的肌肉环，与三尖瓣无纤维性延续；②肺动脉瓣比主动脉瓣更薄、更脆弱；③主动脉窦内有冠状动脉开口。

3.肺动脉瓣的周围结构和解剖

　　肺动脉瓣的正常空间比邻结构：前方存在心包与胸骨相隔；左侧为左心耳及冠脉前降支；右侧为右心耳。正背面为隔心包横窦，比邻冠脉左主干；右背面比邻主动脉窦及右冠脉起始部。

二、肺动脉瓣超声与解剖相关知识点

　　（1）肺动脉根部复合体是由肺动脉瓣、肺动脉窦、瓣间三角、右心室远端的肌性漏斗部组成，是一个有机的整体结构。

　　（2）3个肺动脉瓣叶根据其与室间隔及主动脉瓣的位置关系而命名。2个靠近室间隔的瓣叶为左瓣和右瓣，肺动脉瓣左瓣、右瓣的内1/2与主动脉壁相贴，分别与主动脉瓣的左瓣和右瓣相对应。

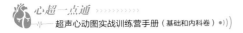
第3个瓣叶为前瓣（与主动脉瓣的无冠瓣呈镜像样反位）。

三、超声切面与对应的肺动脉瓣

肺动脉瓣的瓣叶不容易在二维切面上去分辨，大部分文献都没有相关报道，以下部分瓣叶及对应切面主要根据编者经验推断而来，供大家参考（表1-4-1）。

表1-4-1　超声切面与肺动脉瓣

超声切面	显示的肺动脉瓣结构	超声图
肺动脉长轴切面	肺动脉右瓣（R），肺动脉前瓣（A）	
肺动脉瓣短轴切面	肺动脉前瓣（A），左瓣（L），右瓣（R）与主动脉瓣关系	
右室流出道切面	可能为肺动脉前瓣（A）和左瓣（L）	

四、临床经验总结

（1）自体的主动脉瓣环、肺动脉瓣环大小相似，主动脉瓣、肺动脉瓣叶与主动脉窦、肺动脉窦的大小及形态匹配，故可以进行ROSS手术。

（2）肺动脉瓣下型室间隔缺损（即干下型室间隔缺损）的上缘和4个半月瓣（主动脉左瓣、右瓣和肺动脉左瓣、右瓣）有密切关系，手术中尤应防止伤及主动脉瓣。

（3）超声难以显示肺动脉瓣短轴，一般在肺动脉扩张或小儿时容易显示。

（4）肺动脉瓣与三尖瓣没有直接纤维性连续，中间为肌性组织，也称为漏斗部，与二尖瓣和主动脉瓣有纤维连续不同，当二尖瓣与主动脉瓣失去纤维连续时，可能出现了动脉转位或右心室双出口。

（孙　洋　吴伟春　刘梦怡）

第五节　主动脉瓣与超声

主动脉瓣（aortic valve，AV）是与肺动脉瓣类似的半月瓣，有3个瓣叶，根据有无冠状动脉开口的窦部，分为左冠瓣、右冠瓣和无冠瓣，瓣叶都有游离缘和闭合线，主动脉瓣由于承受了较大的主动脉压力，所以更厚、更完善。主动脉瓣正常的瓣口面积≥3 cm²。

一、正常主动脉瓣的位置和解剖

1.主动脉瓣环的位置和解剖

主动脉瓣环是一个环状结构，固定在主动脉瓣的根部。主动脉瓣环有多种界定方法。外科医师通常认为主动脉瓣环是主动脉瓣基底部尖端与主动脉壁相连的地方，称为虚拟基环（virtual basal ring，VBR），VBR是左心室和Valsalva窦之间的分隔。病理医师认为左室流出道（left ventricular outflow tract，LVOT）与主动脉组织连接的真正解剖分界是心室主动脉交界（ventriculo-aortic junction，VAJ），即组织学上心肌组织和主动脉组织的分隔。而心脏病学家或放射科医师则认为主动脉瓣环是虚拟的三维状的功能性环，由窦管交界（sinutubular junction，STJ）、主动脉瓣的半月形附着部，以及连接每个瓣叶最低点和各自瓣叶间三角形的VBR组成。这样，主动脉瓣环可以被认为是主动脉根的骨架。3个瓣叶代表了将左室流出道与动脉系统分离的血流动力学界线（图1-5-1，图1-5-2）。

STJ也被称为主动脉上嵴，位于主动脉瓣环的上部。STJ在主动脉根部结构和主动脉瓣功能中起着至关重要的作用。STJ向上连接主动脉的管部，向下连接Valsalva窦和主动脉的联合处。主动脉管腔面STJ通常表现为增厚的主动脉壁的边缘。STJ不是完美的圆形，而是三叶草或扇形轮廓。

VAJ是心室结构与主动脉连接处的交界部位。每个窦都有明显不同的解剖结构，因此，VAJ在每个窦处的位置不同。右冠窦与左心室的纤维组织相连，右冠窦和无冠窦交界处与膜性室间隔相连。无冠窦和左无交界与主动脉幕相连，左冠窦和左右交界与主动脉根部的心肌相连。因此，VAJ几乎是一条圆形的线，在右冠窦水平上距离VBR更远，在无冠窦水平上距离VBR更近。VAJ是一个真正的解剖结构，有一个特定的组织学实体。而VBR是位于左心室流出道内穿过主动脉瓣叶的最低点的一条虚拟的环形线。

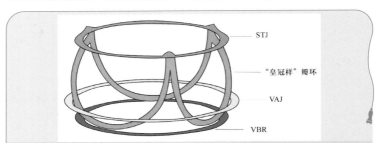

STJ：窦管交界，蓝线；VAJ：心室主动脉交界，黄线；VBR：虚拟基环，绿线。

图1-5-1　主动脉瓣环的解剖结构示意

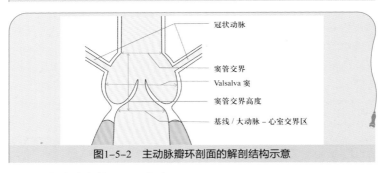

图1-5-2　主动脉瓣环剖面的解剖结构示意

2.主动脉窦的位置和解剖

主动脉窦也称Valsalva窦，是主动脉根部主动脉瓣围绕形成的三维空间，冠状动脉起源于此。在舒张期，主动脉窦作为补充冠状动脉血液的储存库；在收缩期，主动脉窦对瓣叶起支持作用。从横切面看，主动脉窦呈三叶草状扩张，窦中点的直径明显大于在窦管连接处或小叶基部附着处的直径。窦的基底部由部分主动脉瓣膜组成。每个主动脉窦的纵切面呈梨形，每个窦内部高度和体积都可能有差异。左冠窦最小，而右冠窦与无冠窦相似。

3.主动脉瓣的位置和解剖

主动脉瓣由3个瓣叶组成。每个瓣叶都由其对应的Valsalva窦来命名的。根据与冠状动脉相连的情况，瓣叶被命名为右冠瓣、左冠瓣和无冠瓣。在大多数情况下，无冠瓣面积最大，左冠瓣面积最小。右冠瓣和无冠瓣下方是室间隔的最薄处——室间隔膜部。

主动脉瓣叶是主动脉瓣的活动部分，呈半月形，有主动脉面和左室面，游离缘比基部稍厚。在半月瓣的中部，有一个增厚的结节。在主动脉瓣上尤其是结节处会生长小的胡须状组织，称为兰伯赘生物，在超声上表现为微小的纤维状结构，为内皮覆盖的纤维弹性组织，有时还会有血栓附着。小叶的基部以半月形的方式与主动脉根相连。小叶附着线将主动脉根分为瓣下区和瓣上区。

二、主动脉瓣超声与解剖相关知识点

（1）主动脉瓣环是一个立体"皇冠样"结构，主动脉瓣环横截面并不一定是一个标准的圆形，导致超声测量主动脉瓣环准确性差，三维超声对准确测量主动脉瓣环有帮助。

（2）主动脉瓣的定位可以根据其对应的Valsalva窦来命名，主要采用冠状动脉的开口位置确定窦部，左冠状动脉开口对应的是左冠瓣，右冠状动脉开口对应的是右冠瓣，没有冠状动脉开口的是无冠瓣。不同的切面所对应的瓣膜不同，将在切面部分详细描述。

三、超声切面与对应的主动脉瓣

超声切面与对应的主动脉瓣见表1-5-1。

表1-5-1　超声切面与主动脉瓣

超声切面	显示的主动脉瓣结构	超声图
主动脉短轴切面	左冠瓣（L）、右冠瓣（R）、无冠瓣（N）	
胸骨旁大动脉长轴切面	主动脉瓣右冠瓣、无冠瓣或左冠瓣	

超声切面	显示的主动脉瓣结构	超声图
心尖五腔心切面	主动脉瓣左冠瓣和右冠瓣	
心尖三腔心切面	主动脉瓣右冠瓣和无冠瓣	

四、临床经验总结

（1）主动脉瓣的右冠瓣和无冠瓣与二尖瓣前叶在纤维上是连续的，一些学者将主动脉瓣与二尖瓣之间的纤维区域称为主动脉瓣下纤维幕帘。这种纤维连接在疾病诊断中是有意义的，如在右心室双出口中，此纤维连接消失；感染性心内膜炎容易在此区域形成感染灶，并在2个瓣膜中间蔓延。

（2）主动脉瓣一般没有腱索牵拉，但也可偶见主动脉瓣与窦之间的小的纤维条索状结构。

（3）主动脉瓣上尤其是结节处会生长小的胡须状组织，称为兰伯赘生物，这种赘生物临床意义有限，部分可以脱落造成栓塞。

（孙　洋　吴伟春　刘梦怡）

第六节　右心房、右心耳与超声

右心房位于右心室上方，右心房外侧壁在游离心包腔内，该处是最常用的手术或插管部位，切开右心房游离壁进入右心房，是心脏外科最常用的手术径路。通常由上腔静脉、下腔静脉和冠状静脉窦相连的心房腔为形态右心房。右心耳较宽大，肌小梁多而壁薄，被胸骨遮挡较多，常规经胸超声并不容易显示。

一、正常右心房、右心耳的位置和解剖

1.右心房、右心耳的位置和解剖

右心房位于右心室右后上方和左心房右前方，构成心脏的右侧面、胸肋面右上部和后面右侧部。右心房的后上部和后下部分别与上腔静脉和下腔静脉相连。在右侧面，有纵行的界沟。右心耳呈三角形，突向左前上方，遮盖升主动脉根部的右侧面。右心房的前面和右侧面与胸膜和肺相邻，后面与右肺动脉和右肺上静脉、下静脉相邻。右心耳内侧面与升主动脉相贴（图1-6-1）。

2.右心房壁的位置和解剖

右心房呈垂直的卵圆形，由上壁、下壁、前壁、后壁、内侧壁、外侧壁组成。上壁、下壁和后壁分别为上腔静脉、下腔静脉和上下腔静脉之间的静脉窦。前壁是右房室口。内侧壁主要由房间隔构成。外侧壁有纵行的界嵴（crista terminalis，CT），此嵴与右心房外面的界沟相对应，起自右心耳根部，沿上腔静脉口前方和右心房外侧壁下降，至下腔静脉口右侧。界嵴的上端呈拱桥状连于房间隔上部，下端有分支连于冠状静脉窦瓣及瓣上肌环。界嵴内有后结间束。右心房以界嵴分为腔静脉窦和固有心房两部分（图1-6-2）。

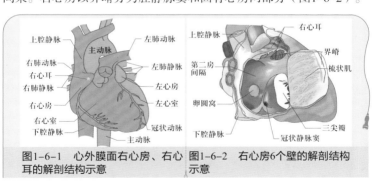

图1-6-1　心外膜面右心房、右心耳的解剖结构示意

图1-6-2　右心房6个壁的解剖结构示意

3.右心房和右心耳的腔内结构

右心房有一个平滑壁后部和布满平行肌小梁（梳状肌）的前部。两者由界嵴分开。界嵴是右心房壁的肌性隆起，与下腔静脉口前方的欧氏瓣（eustachian valve，EV）相延续。界嵴内肌纤维为纵行排列，窦性心律时，CT上无横向传导；但病理情况下，如纵向传导发生阻滞时，冲动将被迫横向传导，以较慢的传导速度绕过病变区（不应区）而沿其外周传导，由此可产生各向异性折返。

右心房后部有上腔静脉、下腔静脉、冠状静脉窦及其他微小

的心脏静脉，收集全身静脉和冠状静脉回流的静脉血。上腔静脉口和下腔静脉口分别位于腔静脉窦的上壁和下壁。成人上腔静脉口的直径约2 cm，下腔静脉距离右房口1 cm处平均内径约2 cm。上腔静脉、下腔静脉口的形状和口径非固定，而是随呼吸、心动周期和周围心房肌的收缩而变化。在上腔静脉口的稍下方，腔静脉窦后壁上有一隆起，称静脉间结节。成人的静脉间结节不明显。在胎儿时期，静脉间结节有引导上腔静脉的血液流向右心室的作用。上腔静脉入口处无静脉瓣。

固有心房为右心房的前部，由原始心房发育而来。固有心房因有许多肌性隆起而凹凸不平。梳状肌为平行的肌束，起自界嵴，向前外行至右心耳，在该处交织成网状的肌小梁。心功能障碍时，右心耳内的血流缓慢，易形成血栓。

下腔静脉瓣、Todaro腱和冠状窦口（冠状静脉窦口）解剖结构详见本章"下腔静脉和冠状静脉窦"部分。

二、右心房超声与解剖相关知识点

（1）右心房与左心房的形态区别包括：①宽大的三角形右心耳；②上腔静脉、下腔静脉入口；③有冠状静脉窦入口。

（2）冠状窦也叫冠状静脉窦，其右心房入口位于三尖瓣与下腔静脉之间，冠状静脉窦口可能存在半月形的冠状窦瓣。冠状静脉窦扩张或者存在冠状静脉窦间隔缺损时可能会被误认为下腔静脉型房间隔缺损或Ⅰ孔型房间隔缺损。

（3）右心耳位于升主动脉右前方，被胸骨遮盖，不易在超声图像中观察到。右心耳明显扩张时，在胸骨旁左室长轴、大动脉短轴、右室流入道切面可能会显示（图1-6-3）。

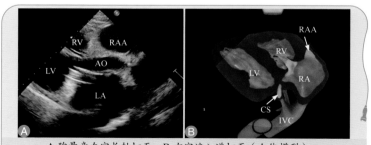

A.胸骨旁左室长轴切面；B.右室流入道切面（人体模型）。
图1-6-3 下腔静脉、冠状静脉窦、三尖瓣及右心耳的位置

（4）界嵴：为右心房窦部与小梁化部的边界的肌束，此肌束纵行于上下腔静脉入口之间，是手术中判定右心房的重要标志，

在超声图像中可以观察到此肌束，不要将其误认为异常的肿瘤或血栓（图1-6-4）。

（5）上腔静脉、下腔静脉位于右心房后壁，三尖瓣位于右心房前部，房间隔位于内侧（图1-6-5）。

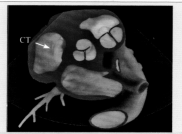

图1-6-4　人体模拟器显示右心房内界嵴

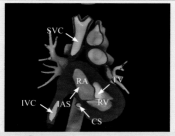

人体模拟器型胸骨上窝切面显示右心房的解剖关系，前下方为三尖瓣，后方为上下腔静脉，内侧为房间隔。

图1-6-5　人体模拟器型胸骨上窝切面显示右心房

三、超声切面与对应的右心房、右心耳

超声切面与对应的右心房、右心耳见表1-6-1。

表1-6-1　超声切面与右心房、右心耳

超声切面	显示的右心房或右心耳	超声图
主动脉 短轴切面	右心房、房间隔、 三尖瓣	

续表

超声切面	显示的右心房或右心耳	超声图
大动脉短轴衍生切面	右心耳和梳状肌	
右室流入道切面	右心房、右心耳	
右室流入道衍生切面	同时显示三尖瓣、冠状静脉窦口、下腔静脉	
双腔静脉、双房切面	上下腔静脉、右心房、左心房及右心耳	
心尖四腔心切面	右心房顶部，在上下腔静脉入口之间的界嵴	

四、临床经验总结

（1）右心房是最常用的手术或插管部位，导致术后右心房附近容易形成右心房外血肿或局部心包积液。

（2）内脏位置和心房位置是判断心脏转位的重要依据，确定右心房的主要根据是连接右心房的上腔静脉、下腔静脉和右心耳的形态。

（3）希阿里氏网：为网状或条索状结构，从下腔静脉口延伸到冠状静脉窦瓣，也是下腔静脉瓣和冠状窦瓣退化不全引起的结构，在心房中漂浮，一般多无临床意义，但是也可能成为血栓或感染的来源。

（4）下腔静脉瓣（又称欧氏瓣）：右心房下腔静脉口的前缘有胚胎期残留下来的薄的半月形瓣膜，容易与希阿里氏网相混淆。不同点是：下腔静脉瓣与希阿里氏网位置相同，但下腔静脉瓣为形态比较好的片状结构，一般较短小，位于下腔静脉口附近（图1-6-6）。

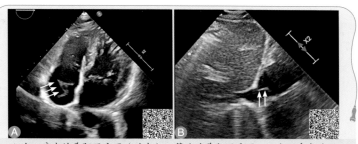

A.右心房内的希阿里氏网（动态），箭头为希阿里氏网；B.右心房内的下腔静脉瓣（动态），箭头为下腔静脉瓣。

图1-6-6　希阿里氏网和下腔静脉瓣的超声表现

（孙　洋　吴伟春　刘梦怡）

第七节　右心室与超声

右心室位于左心室的右前方，位于心脏的最前方，紧邻胸骨后，心腔形态不规则。右心室壁薄，扁平贴附于左心室之上，通常厚3～4 mm，右心室分为流入道（窦部）、流出道（漏斗部）和小梁化部。由于右心室解剖的特殊性，超声对右心室形态、室壁和容积的测量都较为困难，对于先天性心脏病，可以根据右心室的解剖特征确定心室的位置关系。

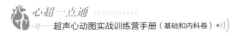

一、正常右心室的解剖

1.右心室的位置和外部结构

右心室是心脏2个心室中较小的1个，厚度只有左心室的1/3。尽管大小不同，但是由于肺循环的阻力比体循环的阻力小，右心室仍然泵出与左心室相同的血容量。

心脏的胸肋面大部分为右心室的前上部，位于第3肋软骨和第6肋软骨之间。右心室下表面占心脏膈面的一小部分，位于横膈的中部和左侧的一小部分肌肉上。室间隔是右心室的后壁和左壁。右心室位于左心室前方，右心房前下方，呈斜向前下方的锥体形，底部为右心房室口和肺动脉口。

2.右心室腔的位置和解剖

由于室间隔凸向右心室，在心脏横断面上右心室腔呈新月形。右心室腔始于三尖瓣（右房室瓣）口，向外延伸至心尖。然后腔室的自然轮廓向上转向动脉圆锥（也称为漏斗），并终止于肺动脉瓣（右半月瓣）口。从侧面看，右心室腔是三角形的。右心室以室上嵴分为流入道和流出道。右心室流出道向左上方延伸的部分，形似倒置的漏斗，称为动脉圆锥。动脉圆锥的上端即右心室的出口，为肺动脉口。另一个重要的结构是漏斗肌腱（圆锥韧带），这是一束胶原组织，从动脉圆锥的后部延伸到主动脉根。

右心室入口即三尖瓣、三尖瓣环及其他为瓣膜提供支架的结构。入口下方为流入道，又称窦部，从右房室口至右心室尖。窦部壁凹凸不平，内有三尖瓣、腱索、乳头肌和肉柱等结构。流入道下方游离壁上有丰富的肌小梁，且越向心尖部越多，至心尖部形成许多凸起的、交错的肌小梁。流入道和流出道被室上嵴分开。室上嵴为一隆起的厚的心肌带，从室间隔壁的高处延伸至右心室前外侧壁。室上嵴不仅为三尖瓣前叶的支架，而且在血液进入右心室腔时引导血液流动，使血液呈"V形"进入流出道。右室流出道又称动脉圆锥（conus arteriosus）或漏斗部（infundibulum），腔面光滑无肉柱。右心室经肺动脉口与肺动脉干相通。右心室的出口为肺动脉瓣（图1-7-1）。

3.右室腔内的结构

（1）乳头肌：右心室乳头肌分为3组，即前乳头肌、后乳头肌和室间隔乳头肌。前乳头肌在3个乳头肌中最大，起源于右心室的前壁，通过腱索与三尖瓣前叶、后叶相连；后乳头肌起源于右室下壁，较前乳头肌小，通过腱索与三尖瓣后叶、隔叶相连；室间隔乳头肌与前叶和隔叶相连。

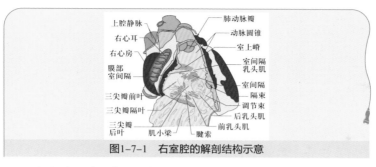

图1-7-1　右室腔的解剖结构示意

（2）室上嵴：位于右房室口与肺动脉口之间，是心室肌构成的弧状隆起，也是右室流入道与流出道的分界标志。心室收缩时，室上嵴可参与缩小右房室口。室上嵴可延续为3部分：①漏斗隔，位于肺动脉左瓣、右瓣的下方，向右前方与壁带移行，向前下方与隔带移行，漏斗隔与主动脉右窦和右冠状动脉根部相邻，主动脉右窦动脉瘤可向漏斗隔破裂，血液流向右心室，漏斗隔肥厚时，可压迫右冠状动脉；②壁带，向右前方伸入右室壁；③隔带，上端发出上脚和下脚，分别伸向肺动脉左瓣和室间隔膜部，夹持漏斗隔。隔带向前下方移行于隔缘肉柱。漏斗隔和隔带连接处的界线明显，是由于这两部分的胚胎来源不同所致。在法洛四联症和双腔右心室等心脏疾病中，室上嵴肥厚可导致漏斗部狭窄。

（3）隔带：是右心室的重要结构，起源于室间隔底部室上嵴，为隆起的心肌结构，从心底部向心尖部走行，之后在室间隔下部离开室间隔形成隔缘肉柱，又称节制索或调节束，直径约4 mm，横过室腔达乳头肌根部，连接于室上嵴与三尖瓣前乳头肌的肌束，游离于右心室腔内，防止右心室腔过度扩张（图1-7-2）。隔带内不仅有右心室传导系统，为电脉冲到达前乳头肌提供了一条更短的路径，以便其与心室的其他部分一起收缩，而且有防止心室过度扩张的功能。

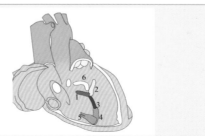

1：隔带前脚；2：隔带后脚；3：隔带；4：隔缘肉柱；5：右心室前乳头肌；6：漏斗隔。

图1-7-2　隔带的解剖结构示意

二、右心室超声与解剖相关知识点

（1）右心室位于左心室的右前方，超声称为心室右袢。可以根据右心室特征性结构，判断是否是解剖右心室，如右心室内可见粗大的节制索（调节束），右心室小梁部布满肌小梁结构，而左心室内肌小梁结构较少。

（2）右心室腔内三尖瓣与肺动脉瓣之间由室间隔漏斗部隔开，为肌肉组织，在此处出现的缺损称为漏斗部室间隔缺损。

（3）右心室壁和切面的划分见图1-7-3。

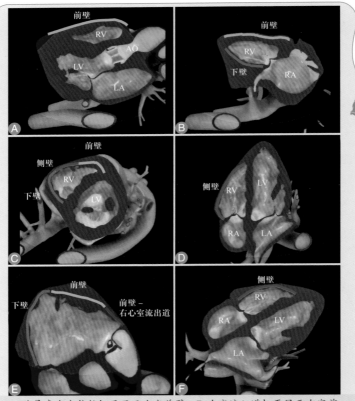

A.胸骨旁左室长轴切面显示右室前壁；B.右室流入道切面显示右室前壁和下壁；C.左室短轴切面显示右室前壁、侧壁和下壁；D.心尖四腔心切面显示右室侧壁；E.右室流入道流出道切面显示右室前壁和下壁；F.剑突下四腔心切面显示右室侧壁。

图1-7-3 右室壁和切面的划分

三、超声切面与对应的右心室

超声切面与对应的右心室见表1-7-1。

表1-7-1　超声切面与右心室

超声切面	显示的右心室结构	超声图
胸骨旁左室长轴切面	可测量右室前后径	
右室流入道切面	右室前壁和下壁	
右室流出道切面	观察右室流出道与肺动脉瓣关系	
以右室为中心的四腔心切面	可测量右室径线及功能	
剑突下切面	可测量右室侧壁厚度	

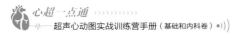

四、临床经验总结

（1）室间隔的右心室面被室上嵴分为流入道和流出道，故可根据室间隔缺损的位置，分为流入道型室间隔缺损和流出道型室间隔缺损。

（2）右心室壁薄，肉眼观察室壁运动较为困难，可以根据右心室是否扩大，内膜回声变化及应变值确定有无右心室壁运动异常。

（3）右心室内小梁部常可见多条肌束，有时穿过肌束的血流要与室间隔缺损穿隔血流相鉴别。

（孙　洋　吴伟春　刘梦怡）

第八节　左心房、左心耳与超声

左心房是超声的重点检查部位，位于心脏的最后方，食管的前方，是经食管超声心动图检查最先观察到的结构。左心耳亦是超声尤其是经食管超声心动图的重点检查部位，由于左心耳狭长、根部细而窄，故容易形成血栓，当进行射频消融术或者相关左心房内的手术操作时容易触碰血栓，造成血栓脱落。

一、正常左心房、左心耳的位置和解剖

1.正常左心房的位置和解剖

人体处于仰卧位时，左心房位于第5胸椎至第8胸椎之间；人体处于直立位时，左心房位于第6胸椎至第9胸椎之间。在体内左心房位于右心房的后方，构成心底的大部分，主动脉、肺动脉起始部和心包横窦均位于其前方（图1-8-1）。左心房后方的重要结构有降主动脉、食管和肺静脉。

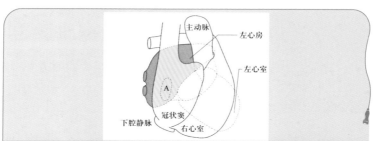

心脏正面观，粉红色代表左心房，主动脉和上腔静脉之间代表左房顶部，虚线代表左心室，A代表房间隔。

图1-8-1　左心房在各心腔之间关系的解剖结构示意

从心脏后面观可知，房间沟分隔左右心房，在心腔内对应房间隔。虽然左心房的容积较小，但与右心房相比，左心房的心肌壁较厚。左心房向左前方突出的部分称左心耳（left atrial appendage，LAA），是沿左心房前侧壁向前下延伸的狭长、弯曲的盲端结构，具有主动舒缩和分泌的功能，对缓解左心房内压力升高及保证左心室充盈具有重要意义。左心房有4个静脉入口，左右各2支，开口于左心房的后壁。左心房的出口为左房室口，位于左心房的前下部。与右心房一样，除左心耳和前庭部分外，方形的左心房壁是由静脉组成的（图1-8-2）。左心房的后面为静脉面、光滑，并在心房壁的后外侧有4支肺静脉的开口，偶尔左侧肺静脉可能出现共同静脉干。肺静脉和左心房相延续的区域为肺静脉前庭，指肺静脉开口和左心房体之间类似"漏斗样"扩张的区域，其边缘通常距离肺静脉开口0.5～1.5 cm。左心房顶部和前壁内膜面光滑。左心房间隔内膜面光滑，唯一的形态学标志是封闭的卵圆窝（图1-8-3）。左心房的底部为二尖瓣开口。左侧可见左心耳开口，位于左上肺静脉和二尖瓣环之间。

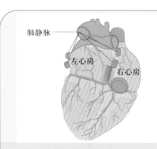
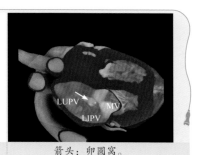

箭头：卵圆窝。

图1-8-2　心脏后面观察左心房的解剖结构示意　　图1-8-3　人体模拟器自左心房观察卵圆窝的位置形态

2.正常左心耳的位置和解剖

左心耳位于左心室上方，是左心房的一个小的肌肉延伸。其起于前外侧左肺静脉附近，位于肺动脉及升主动脉左侧，左回旋动脉近端顶部的左房室沟，多呈狭长、弯曲的管状盲端，形态变异较大，开口直径5～40 mm，长16～51 mm，70%的左心耳主轴明显弯曲或呈螺旋状。耳缘有锯齿状切迹，呈分叶状，80%具有多个分叶。

不像右心耳呈固定的三角形，左心耳的容积和形态变异均大。根据影像学特点的左心耳形态学研究，可大致将左心耳分成4种类型，即鸡翅型、风向标型、仙人掌型和菜花型（图1-8-4）。鸡翅型：左心耳中部有明显弯曲；风向标型：左心耳无弯曲，以一主小叶为主导；仙人掌型：无弯曲，存在优势中央叶，次级裂片从上下方向中央叶延伸；菜花型：呈团状，小叶数量多且径轴短、窦道开口形状变异大且缺乏主小叶。在上述4种变异结构中，菜花型左心耳与栓塞事件相关性最高，主要原因可能为该类型内部结构复杂造成。

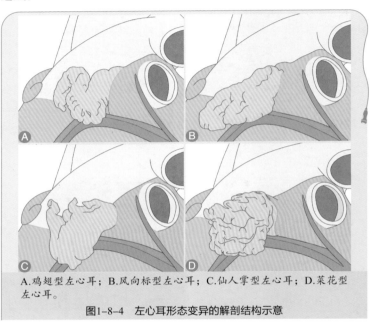

A.鸡翅型左心耳；B.风向标型左心耳；C.仙人掌型左心耳；D.菜花型左心耳。

图1-8-4　左心耳形态变异的解剖结构示意

与右心耳相比，左心耳开口较小，腔较长、狭窄、弯曲。左心耳颈部是左心耳最窄的部位，通常位于冠状动脉左回旋支（left circumflex artery，LCX）上面（图1-8-5）。与右心耳相似，左心耳内膜面也有丰富的梳状肌和肌小梁。有研究证明，左心耳内部肌束并不呈"梳齿样"分布，事实上，肌束多呈羽毛状或"棕榈叶样"分布。左心耳接受回旋支或右冠状动脉房室结支血液供应，受交感神经和迷走神经纤维支配。

二、左心房、左心耳超声与解剖相关知识点

（1）左心房的位置和大小会随体位变化而变化，测量时应该注

意体位变化，同时注意避开主动脉窦部、肺静脉口垂直测量左心房前后径。

（2）左心耳部是判断解剖左心房的一个重要结构，当观察到狭长呈指状、分叶状的心耳形态，考虑其可能为解剖左心房。

（3）右心耳梳状肌沿着界嵴放射性分布，而左心耳梳状肌形态多变，呈梳状、羽毛状或棕榈叶状，厚度1~2 mm，当存在变异时，需要与血栓相鉴别。

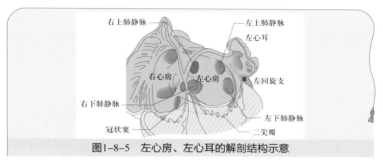

图1-8-5　左心房、左心耳的解剖结构示意

三、超声切面与对应的左心房、左心耳部

超声切面与对应的左心房、左心耳部见表1-8-1。

表1-8-1　超声切面与左心房、左心耳部

超声切面	显示的左心房或左心耳	超声图
主动脉短轴衍生切面	左心耳	RV　RA　AV　LA　LAA
胸骨旁左室长轴切面	用于测量左心房前后径	LV　AO　LA　MV

续表

超声切面	显示的左心房或左心耳	超声图
心尖四腔心切面	用于测量左心房左右径和上下径	LV RV RA LA
心尖两腔心切面	左心房和左心耳	LV MV LA LAA

四、临床经验总结

（1）左心房、左心耳是心房颤动患者容易发生血栓，并容易发生功能障碍的部位，需要重点评估左心房、左心耳的大小及功能。评估左心房的大小可以采用左房容积指数，而评估左心耳功能可以采用频谱多普勒，评估左心耳的排空和充盈速度（图1-8-6）。

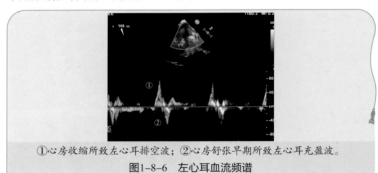

①心房收缩所致左心耳排空波；②心房舒张早期所致左心耳充盈波。

图1-8-6　左心耳血流频谱

（2）左心耳开口处形态变化较大，有圆形、椭圆形和水滴形等，当进行左心耳内塞式封堵器封堵时，测量建议采用经食管超声心动图在肺静脉嵴部2 cm或者左旋支对应的左心耳处，每旋转45°测量4次开口处内径或进行三维超声成像。

（孙　洋　吴伟春　刘梦怡）

第九节　左心室与超声

左心室位于右心室的左后下方与左心房的前下方，为一横行相对规则的扁平圆锥体，左心室壁比右心室壁厚2~3倍，与扁而壁薄的右心室完全不同，与室间隔肌性组织构成了左室流出道，由于厚而有力的肌肉组织，可以承受体循环阻力。

一、正常左心室的位置和解剖

左室腔由室间隔和左室游离壁共同构成，其基底为房室口和主动脉口，左心室腔分为窦部（流入道）、小梁化部和左室流出道3个部分。小梁化部位于心尖部，有大小不等的肌小梁，其中两组较大的肌小梁构成二尖瓣的乳头肌。左室游离壁是指不与室间隔接触的左室壁区域，位于外侧和后方。左心室外科手术壁为前壁，呈三角形，三角的前界为前室间沟，左界为左缘动脉，上界是房室沟，在此三角内血管较少。

1.左心室乳头肌的位置和解剖

左心室有两组乳头肌，根据方位分为前外侧乳头肌和后内侧乳头肌。前外侧乳头肌位于左室前壁和侧壁交界处；后内侧乳头肌位于左心室后壁。乳头肌起于室壁中下1/3交界处，两组乳头肌的尖端分别对向二尖瓣前外侧联合和后内侧联合，发出的腱索与二尖瓣相连。前乳头肌的心表投影在心尖至房室沟正中点，在前室间沟左侧二横指处，投影区为圆形，直径12~20 mm（图1-9-1）。

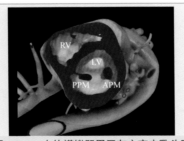

图1-9-1　人体模拟器显示左心室内乳头肌

2.左心室流入道和流出道的位置和解剖

左室腔以二尖瓣前瓣为界，分为流入道和流出道两部分（图1-9-2）。流入道是左心室的主要部分，其心内膜面有较多粗大的肌小梁。流入道的入口是左房室口，左房室口周缘的纤维环上附有二尖瓣。血液到达心尖后向上折返进入流出道。左心室流出道，亦称主动脉前庭，后外侧界为二尖瓣前瓣，前内侧界为室间隔，出口为主动脉口。主动脉口以下部分，壁光滑无肌小梁，缺乏伸展性和收缩性（图1-9-3）。

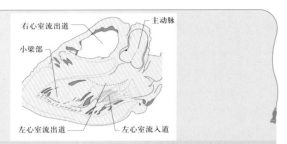

左室腔分为左室流入道、流出道及小梁部，小梁部可分为左室腔中部和心尖部。

图1-9-2 左室流入道、流出道的解剖结构示意

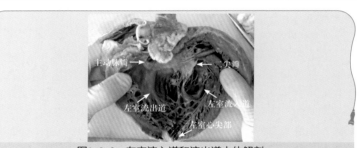

图1-9-3 左室流入道和流出道大体解剖

（来源：中国医学科学院阜外医院心脏移植病例）

3.左室心尖部的位置和解剖

左室心尖部，指心尖部的左心室部分，由室间隔与右室心尖部分开。该处心肌致密层较薄，仅有几毫米厚度，心内膜面肌小梁丰富，由于其较薄故在瓣膜手术治疗时可从心尖部切开，左心室辅助装置也可以利用心尖作为缝合血液管道的地方。

4.左室壁的位置和解剖

左室壁致密层心肌厚9～12 mm，约为右心室壁的2～3倍。外膜面附有薄层脂肪，通常沿冠脉走行分布；内膜侧为肌小梁结构。肌小梁对心脏泵血功能十分重要。粗糙表面使每次心跳时，血液都能更有效地流动。心室发育早期，肌纤维先形成"小梁"交错的多孔层；随着发育进展，小梁进一步变得致密，形成越来越厚的致密心肌层。发育完成的心室里致密心肌层占据大部分，但小梁层依然存在于内壁。在一些先天性心脏病中，致密心肌很薄，小梁层却很厚，且粗大疏松，称为"心肌致密化不全"。

左室壁由螺旋形心肌带包绕而成，心室肌肉分为浅、中、深3层螺旋肌肉，包绕形成完整的左室壁，一部分包绕右心室并构成了室间隔肌部。左心室在收缩时或收缩期的运动是复杂的，心室收缩、挤压，并在心尖部呈现逆时针旋转，而基底段向顺时针旋转运动使心脏扭动。

二、左心室超声与解剖相关知识点

（1）左心室在声像图中表现为较为规则的长椭圆形，所以可采用椭圆形公式测量左心室容积，左室面比较光滑，有2组乳头肌，故可以从形态学来初步判断是否是解剖左心室。心尖四腔心切面显示前外侧乳头肌（图1-9-4）。

（2）心尖部二尖瓣交界联合切面可以显示两组乳头肌，近左心耳侧为外侧乳头肌，近冠状静脉窦侧为内侧乳头肌（图1-9-5）。

图1-9-4　人体模拟器于心尖四腔心切面显示左心室腔和前外侧乳头肌　图1-9-5　人体模拟器显示二尖瓣交界联合切面

三、超声切面与对应的左心室

超声切面与对应的左心室见表1-9-1。

表1-9-1　超声切面与左心室

超声切面	显示的左心室结构	超声图
胸骨旁左室长轴切面	前间隔、左心室下侧壁，测量左心室前后径	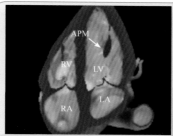

续表

超声切面	显示的左心室结构	超声图
左室乳头肌短轴切面	左心室中间段各节段室壁，左心室乳头肌	
心尖四腔心切面	后间隔、左心室前侧壁及心尖部，可用于测量左心室左右和上下径	
心尖两腔心切面	左心室前壁、下壁、心尖部	

四、临床经验总结

（1）左心室是心脏最重要的腔室，负责体循环的血液供应，而室间隔主要协助左心室运动，故室间隔与左心室呈反向运动；当出现右心负荷增加时，可出现室间隔与左心室同向运动。

（2）左心室壁较厚，形态较为规则，当出现心脏变形、室壁变薄的情况，要考虑心肌的损伤或坏死。

（3）左心室流入道与流出道以二尖瓣前叶进行划分，超过二尖瓣前叶范围的左心室腔，可以认为是左心室腔的中下部（小梁化部），而不能均认为是属于左室流出道的结构。

（4）正常左室腔内存在内层的一定量的肌小梁结构，尤其是心脏扩大时显示得更为清晰，这属于常见的超声图像，需要与心肌致密化不全相鉴别，并且在测量时注意避开假腱索和肌小梁结构。

（孙　洋　吴伟春　刘梦怡）

第十节　房间隔与超声

房间隔在超声检查中有重要的意义，尤其是在房间隔缺损中，可以确定房间隔缺损的边界和残端，为房间隔缺损介入手术做准备。

一、正常房间隔的位置和解剖

1.房间隔的位置和解剖

房间隔（interatrial septum，IS）介于左右心房之间，由于左心房位于右心房的左后方，故房间隔呈斜位，约与正中矢状面成45°，这个角度随着病理性左心房的增大而增大。房间隔的前端达升主动脉根部的后面，右心耳伸向左前上方，故房间隔仅占右心房内侧壁的后半部，其前半部与主动脉窦的右窦、后窦及右室流出道比邻。

房间隔厚约4 mm，由2层心内膜夹少量心肌和结缔组织构成。卵圆窝位于房间隔的下1/3处，下腔静脉口的左上方，卵圆窝中心仅厚1 mm。其右房面凹成窝，其左房面则轻度突出于左心房腔内。卵圆窝的前上缘稍隆起为卵圆窝缘，卵圆窝前缘和房间隔前缘之间的区域称前峡，两者后缘之间的区域称后峡（图1-10-1）。

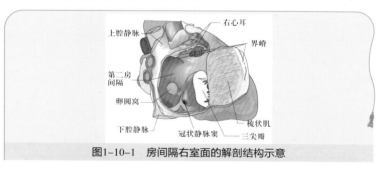

图1-10-1　房间隔右室面的解剖结构示意

2.房间隔的胚胎发育过程

胚胎期，原始心房内壁的后上方逐渐隆起一个新月形薄壁，称为第一房间隔（原发隔）。第一房间隔向下延伸朝房室连接处生长，最后与中心心内膜垫会合，将单腔的原始心房初步分隔为左心房和右心房。第一房间隔尚未完全与心内膜垫会合时，两者之间的孔口为原发房间隔孔，原发房间隔孔闭合后，其根部自行吸收穿孔，保持左右心房之间的交通，称为第二房间隔孔或继发房间隔孔。与此同时，第二房间隔孔的右侧又被由前向后生长的间隔所遮挡，此间隔被称为第二房间隔（继发隔）。继发隔心房壁向内折叠形成，继发隔位于原发隔右侧，形成卵圆孔肌缘（卵圆窝缘）。原发隔和继发隔之间在胚胎期仍保持相当的间隙，称为卵圆孔。胎儿的脐静脉血液经过卵圆孔由右心房流入左心房，保证胎儿血液供应。出生后，由于左心房的压力较高，第一房间隔被推到第二房间隔的肌缘上，卵圆孔关闭，形成卵圆窝。如果整个边缘粘连不完全，则仍存在卵圆孔未闭。

原发隔较薄，构成卵圆窝的底部，起到膜样活瓣作用（位于左房面），继发隔为较厚的肌性组织，形成卵圆窝的前上方（位于右房面）。在房间隔发育过程中，原始静脉窦和肺静脉也不断发育融合成为左右心房的一部分，静脉窦融合为右心房的一部分后，使上腔静脉、下腔静脉和冠状静脉窦开口形成，同时形成右缘的界嵴和下缘的下腔静脉瓣和冠状窦瓣。如果静脉窦或房间隔发育不充分，形成房间隔缺损，以冠状静脉窦为界，冠状静脉窦后上方为继发孔型缺损，冠状静脉窦前下方为原发孔型缺损。

3.房间隔的周围结构

分隔心房的真正房间隔局限于卵圆窝及其边缘组织，而从右房面观房间隔平面，大于直接分隔心房的隔膜结构，在进行房间隔穿刺时，有穿透右房壁进入心外组织的风险。

在成年人的心脏中，卵圆窝周围被隆起的肌缘包围。边缘的上后部主要是上腔静脉基部与右肺静脉入左心房之间折叠的右房壁。后部与下腔静脉壁及其后缘相延续，称为心房沟。折叠的房间隔壁中含有数量不等的脂肪组织。正常心脏中过多的脂肪组织可造成房间隔脂肪瘤性肥厚的假象，这种情况可以诊断为房间隔"脂肪瘤样"增生（图1-10-2）。在青壮年，房间隔横断面脂肪厚度>1.5 cm，则为异常情况。

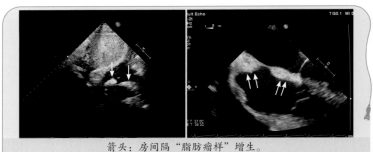

箭头：房间隔"脂肪瘤样"增生。

图1-10-2 房间隔"脂肪瘤样"增生

卵圆窝的前下缘与通向三尖瓣的前庭相连。这个区域以前称为肌性房室间隔，由右房壁、房室下沟的脂肪组织、左室壁和为传导系统供血的房室结动脉组成，该区域将右心房和左心室分开。二尖瓣和三尖瓣在房室间隔处的水平不一致，三尖瓣附着点比二尖瓣更低。卵圆窝的前上缘是主动脉丘，其表现为右心房壁向腔内膨出，给超声医师一种属于房间隔的假象，实际上，其是紧挨着心包壁的心包横窦和主动脉根壁。

二、房间隔超声与解剖相关知识点

（1）真正的房间隔：实际的房间隔范围很小，包括菲薄的卵圆窝及其边缘组织，发生在这部分的缺损为中央型继发孔型房间隔缺损。卵圆窝在左心房面为月牙形皱襞，而在右心房面为卵圆形窝状透明结构，房间隔穿刺点主要在卵圆窝处（图1-10-3）。卵圆孔后上方的房间隔并非真正的房间隔，而是左右心房向心房内的皱褶，其内富含脂肪组织。

（2）肌性房室间隔：真正房间隔与三尖瓣隔叶之间为肌性房室间隔。由于二尖瓣环高于三尖瓣，在二尖瓣环下的还属于左心室结构，故当在此处发生缺损时，会形成左心室、右心房通道（图1-10-4）。

（3）卵圆窝与卵圆孔：卵圆窝是房间隔右侧面的重要解剖标志，在胚胎时期，此处为活瓣结构，称为卵圆孔，引导右心房血流进入左心房。当出生后，左心房压力上升，导致左心房侧的原发隔的薄膜压到卵圆孔的表面，形成椭圆形的卵圆窝。当胎儿出生后，仍有部分人此处未能完全闭合，残留一个小的裂缝，保持心房之间的潜在沟通，称为卵圆孔未闭。

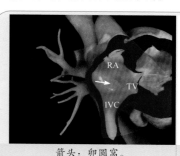

箭头：卵圆窝。

图1-10-3　人体模拟器自右房面观察房间隔和卵圆窝

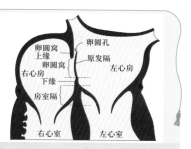

图1-10-4　真正房间隔及肌性房室间隔的解剖结构示意

（4）房间隔与周边的关系：房间隔前缘紧贴主动脉窦，相当于后窦的终点，房间隔的下缘是二尖瓣环，后缘是上下腔静脉口。当发生房间隔缺损时，需要观察房间隔缺损与二尖瓣、上下腔静脉、冠状静脉窦口、肺静脉口及主动脉窦的关系。

三、超声切面与对应的房间隔

超声切面与对应的房间隔见表1-10-1。

表1-10-1　超声切面与房间隔

超声切面	显示的房间隔结构	超声图
胸骨旁大动脉短轴切面	当存在房间隔缺损时，可用此切面确定缺损与主动脉窦、房后壁的距离	
心尖四腔心切面	当存在房间隔缺损时，可用此切面确定缺损与二尖瓣环、房顶部距离，用于测量房间隔全长	
胸骨旁斜四腔心切面	房间隔与声束的夹角较大，避免房间隔回声失落，更好地显示房间隔缺损边缘	
剑突下四腔心切面	房间隔与声束的夹角较大，避免房间隔回声失落，更好地显示房间隔缺损边缘	

四、临床经验总结

（1）房间隔是左右心房之间分隔组织，由中下部的卵圆窝和周围的边缘组织形成，卵圆窝是房间隔最薄处，为房间隔穿刺常用部位。

（2）房间隔由2层心内膜夹少量心肌和结缔组织构成，但也存在房间隔内脂肪过多引起的"脂肪瘤样"增生肥厚，此时应与心脏内的肿瘤鉴别。

（3）心尖四腔心切面时，由于超声声束与房间隔近平行关系，容易引起假性回声失落，采用胸骨旁斜四腔心、剑突下四腔心、双心房切面可以减少这种房间隔假性回声失落，并能准确测量房间隔缺损的大小。

（孙　洋　吴伟春　刘梦怡）

第十一节　室间隔与超声

　　室间隔是位于左右心室之间的间隔，是左右心室共有的部分，在左右心室之间起着重要的协同作用。正常包括膜部室间隔、肌部光滑部（窦部）和小梁化部室间隔。心腔内的肌肉束不算室间隔组织。室间隔凹面在左、凸面在右，肌部室间隔与心脏中心纤维体有膜部相连，膜部室间隔面积很小，其下方有传导束穿过。认识室间隔解剖结构对判断室间隔缺损的位置和手术入路有重要意义。此外，室间隔的运动变化也反映了心脏的负荷状态、缺血或者传导问题。

一、正常室间隔的位置和解剖

1. 室间隔的形态和位置

　　室间隔（interventricular septum）位于左右心室之间，室间隔为左右心室之间的间隔。室间隔较房间隔厚，大部分由心肌构成，称室间隔肌部。室间隔两侧由心内膜覆盖。室间隔愈近心尖部愈厚，但在上部有一小卵圆形区域，非常薄，缺乏肌肉，称为室间隔膜部。室间隔呈三角形，其底位于上方，顶相当于心尖部，其在心脏表面标志为前后室间沟（图1-11-1）。在心脏长轴方向，室间隔上部呈额状位，随后向下至心尖部呈顺时针方向螺旋状扭转，其前部较为弯曲，后部较平直。室间隔凸向右心室，在与心长轴垂直的横切面上右心室腔呈新月形，左心室腔呈圆形。室间隔上部两面较光滑，但近心尖部两侧面不光滑。

2.室间隔肌部的位置和解剖

肌部有较厚的心肌层。肌部上1/3左右心室面均较光滑，下2/3两面均有肌小梁。左侧心内膜深面有左束支及其分支通过，右侧薄层心肌深面有右束支通过。左束支呈扁带状，有数条，呈放射状分支，沿室间隔左侧心内膜深面行向左前下方，在室间隔肌部上中1/3交界处发出前、后、间隔3组分支（图1-11-2）。右束支呈细长圆索状，先穿室间隔右侧部心肌，然后沿右侧心内膜深面行向前下方，穿经隔缘肉柱至前乳头肌根部，分支分布于右室壁（图1-11-3）。

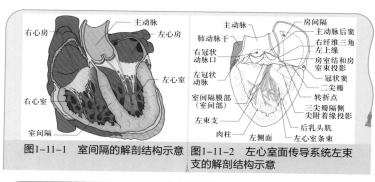

图1-11-1　室间隔的解剖结构示意　　图1-11-2　左心室面传导系统左束支的解剖结构示意

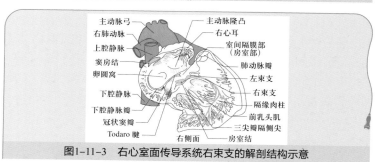

图1-11-3　右心室面传导系统右束支的解剖结构示意

3.室间隔膜部的位置和解剖

膜部位于室间隔的底部，心房与心室交界的部位，膜部的左侧面位于主动脉右冠瓣和无冠瓣的下方，右侧面常被三尖瓣隔侧尖的附着缘分为上下两部分。上部分隔右心房和左心室，称房室部；下部分隔左右心室，称室间部；房室部位于右心房和左心室之间，室间部位于左右心室之间。其前缘和下缘为室间隔肌部，后缘为右心房壁，与房间隔相续。

根据三尖瓣附着部位高低不同，室间隔膜部完全是房室部的出现率约为10%，完全是室间部的出现率约为8%。膜部由致密结缔组织构成，呈卵圆形或圆形，面积约0.8 cm²。膜部两侧均附有心内膜，中层胶原纤维束分层，排列规则（图1-11-4）。

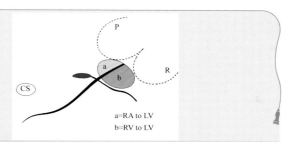

自右心室观察膜部室间隔（圆圈内）分a、b两部分。中间：三尖瓣环附着位置；a：膜部左心室-右心房间隔；b：膜部室间隔；虚线：主动脉瓣环；P：主动脉无冠瓣环；R：主动脉右冠瓣环；CS：冠状窦；RA：右心房；RV：右心室；绿色：房室结。

图1-11-4　室间隔膜部的解剖结构示意

二、室间隔超声与解剖相关知识点

（1）室间隔膜部及周围是室间隔缺损发生的最常见部位，所以超声医师要牢记膜部解剖位置。菲薄的膜部左侧位于主动脉右、无冠瓣交界下方，右侧位于三尖瓣隔侧尖或隔瓣与前叶交界的附着点，只有0.8 cm²，比小指甲盖还小。单纯膜部四周由三尖瓣及其附近的纤维组织包绕。单纯膜部缺损少见，其要点是位置，较小且有完整白色纤维边缘，而临床上多见的是累及膜部和一部分周围肌性组织的缺损，称为膜周部缺损。

（2）室间隔上附着的异常假腱索或肌束并非真正的室间隔组织，测量时需要去除这些结构测量真实的室间隔厚度（图1-11-5）。但是常存在室间隔被假腱索或肌束牵拉增厚的情况，这时超声医师需要在报告中描述造成室间隔假性增厚的原因。

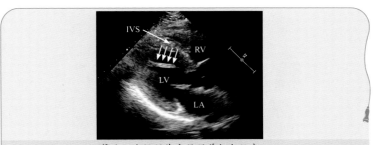

箭头：室间隔基底段附着粗大肌束。

图1-11-5　室间隔基底段附着粗大肌束

（3）乙状室间隔：也称为S型室间隔（sigmoid septum，SS），在临床上并不少见，大部分学者认为，S型室间隔和年龄相关，是心血管系统退行性改变在室间隔的一种表现。S型室间隔形成机制，可能与其被长期的血流冲击、扩张和伸长的主动脉向下推压室间隔有关。室间隔与主动脉连续形成了反S状或乙状，且左心室长轴与主动脉之间所形成的角度变小。乙状室间隔应与肥厚型心肌病、局限性主动脉瓣下狭窄相鉴别。其形成与年龄增长有密切的关系，可能与早期高血压和冠心病有一定的关系，左心室假腱索也促进其形成。乙状室间隔在静息状态下、运动或激发状态下也可以引起流出道的梗阻，故有一定的临床意义。S型室间隔的诊断依据：①上室间隔厚度≥14 mm；②上中隔厚度/中隔厚度≥1.3；③在胸骨旁长轴切面中，主动脉前壁与室间隔的右心室侧之间的夹角<120°；④没有因为室壁运动异常或室壁瘢痕形成因素，导致孤立的室间隔增厚（图1-11-6）。

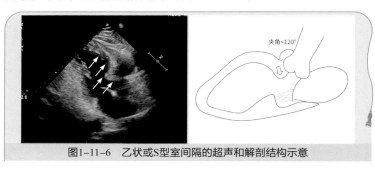

图1-11-6　乙状或S型室间隔的超声和解剖结构示意

（4）室间隔解剖与室间隔缺损分型：关于室间隔缺损分型见图1-11-7。国际上，根据室间隔缺损的解剖部位可以分为膜周（包括膜部）、流入道室间隔、流出道室间隔和肌部缺损（小梁化部）。

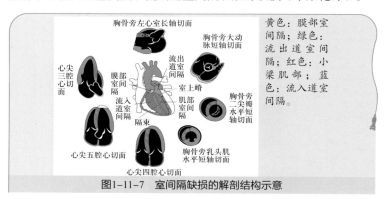

图1-11-7　室间隔缺损的解剖结构示意

三、超声切面与对应的室间隔

超声切面与对应的室间隔见表1-11-1。

表1-11-1　超声切面与室间隔

超声切面	显示的室间隔	超声图
胸骨旁左室长轴切面	前室间隔中上部	
心尖四腔心切面	后室间隔	
胸骨旁大动脉短轴切面	显示室间隔膜部、膜周部和流出道间隔（也称漏斗部间隔）	
胸骨旁左室乳头肌水平短轴切面	室间隔中间段	

四、临床经验总结

（1）观察室间隔回声：回声可以分为有无回声减弱（如心肌水肿时）、回声增强（如心肌纤维化时）、回声粗糙（如肥厚型心肌病时）、"雪花征"（如心肌淀粉样变时）、占位（如心脏横纹肌瘤）、异常附着的回声（如二尖瓣副瓣、主动脉瓣下隔膜、赘生物）、室间隔心肌内丰富的血流信号（如冠状动脉异常起源于肺动脉时的侧支循环血流）等。

（2）室间隔运动异常：可反映出心室间相互作用及冠状动脉的供血情况。左右心室共同出于一个心包腔内，受心包腔压力的作用，由于心室间相互作用，心脏一侧充盈量的增加与对侧充盈量的减少相关，正常人此变化幅度较小，约<5%。但在心包疾病患者中，如患有心脏压塞或心包炎时，右心充盈在吸气过程中受心包限制，推压室间隔向左心室侧摆动。前负荷增加，如房间隔缺损时，室间隔由正常的协同左心室运动，变为协同右心室运动，而与后壁呈同向（发生在舒张期）；后负荷增加，如肺动脉高压时，由于右心室前向射血受阻，室间隔收缩峰落后于左室后壁收缩峰，出现延迟（发生在收缩期）。此外，当存在左束支传导阻滞时，也常出现室间隔运动异常或不协调。

（3）假性室间隔运动异常（pseudo-paradoxical septal motion，PSM）：常见于心脏外科术后，表现为室间隔收缩期无运动，甚至向右心室侧运动，而室壁收缩期增厚率尚可，发生机制尚不明确。推断体外循环下因主动脉阻断导致的一过性心肌缺血及缺血后再灌注损伤可能是导致假性室间隔运动异常的重要原因。假性室间隔运动异常对于左室整体的收缩功能并没有明显的影响，但是由于容易与心肌梗死或心肌缺血相混淆，因此，临床上超声医师准确识别假性室间隔运动异常，有重要的意义。

（孙　洋　吴伟春　刘梦怡）

第十二节　肺静脉与超声

肺静脉是连接在左心房上的血管，肺静脉将含氧血液从肺部输送到左心房，是唯一的静脉里流动脉血的血管。由于管腔细小，并容易受到肺气干扰，超声并不是其首选检查方法，但是超声医师如果能了解一些超声对肺静脉的诊断规律和要点，能做出正确且详尽的超声诊断，可为之后学习肺静脉异位引流打下基础。

一、正常肺静脉的位置和解剖

肺静脉解剖在不同患者之间差别很大。约70%的患者有4个独立的肺静脉开口，而30%的患者解剖结构有变异。约80%的患者可见左肺静脉前庭，与左心耳之间有心肌束相隔。

　　典型的肺静脉有4条，每个肺叶有2条，左右各有上下2支。左肺静脉较短起自左肺门，在胸降主动脉前方入左心房；右肺静脉较长，起自右肺门，横过上腔静脉、升主动脉和右心房背侧与左心房连接（图1-12-1）。

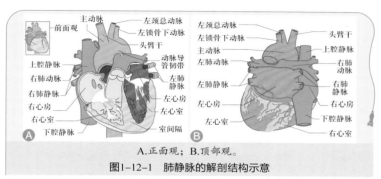

A.正面观；B.顶部观。

图1-12-1　肺静脉的解剖结构示意

　　从心房顶部观察，左肺静脉的开口比右肺静脉的开口高。右上肺静脉和左上肺静脉向前向上突出，而右下肺静脉和左下肺静脉向后向下突出。右上肺静脉位于上腔静脉或右心房的后方，左肺静脉位于左心耳和降主动脉之间。心房内部看右肺静脉开口多在后内侧，左肺静脉开口多在上外侧。

　　肺静脉的几种解剖变异包括：正常4支肺静脉（图1-12-2A）；共干，左上下肺静脉共干（图1-12-2B，图1-12-2C）；肺静脉旁支（4条肺静脉之外的小肺静脉）1条右肺中静脉，2条右肺中静脉，1条右肺中静脉和1条右肺上静脉副支等（图1-12-2D～图1-12-2F）。

二、肺静脉超声与解剖相关知识点

　　可以借助各条肺静脉位置及附近较特殊的相邻结构区分各支肺静脉（图1-12-3）：①左上肺静脉紧邻左心耳；②左下肺静脉靠近胸降主动脉；③右上肺静脉近端与上腔静脉相邻，开口紧邻房间隔，与房间隔走行有夹角；④右下肺静脉相对于右上肺静脉稍远离房间隔，走行与房间隔平行。

　　心肌肌纤维从左心房延伸包裹肺静脉形成肌袖，长1～3 cm；肌袖的厚度由近端向远端逐渐变薄，在左心房内可见，属于正常结构（图1-12-4）。

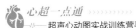
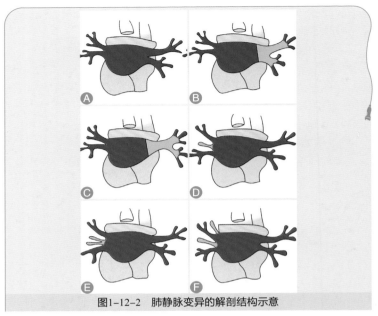

图1-12-2　肺静脉变异的解剖结构示意

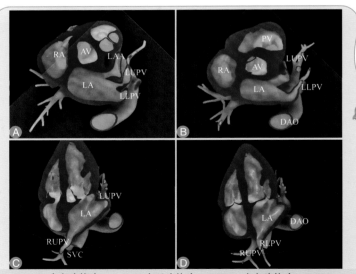

LUPV：左上肺静脉；LLPV：左下肺静脉；RUPV：右上肺静脉；RLPV：右下肺静脉。LA：左心房；LAA：左心耳；DAO：胸降主动脉；SVC：上腔静脉。

图1-12-3　人体模拟器显示左侧肺静脉及右侧肺静脉空间位置

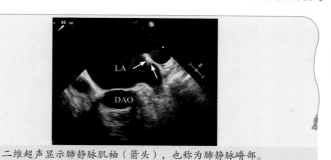

二维超声显示肺静脉肌袖（箭头），也称为肺静脉嵴部。

图1-12-4　肺静脉肌袖

三、超声切面与对应的肺静脉

超声切面与对应的肺静脉见表1-12-1。

表1-12-1　超声切面与对应的肺静脉

超声切面	显示的肺静脉	超声图
胸骨旁左室长轴切面	左下肺静脉	AAO LA LLPV
大动脉短轴切面	左上肺静脉、左下肺静脉	LAA LA LUPV LLPV DAO
心尖四腔心切面	右上肺静脉、右下肺静脉	LA RUPV RLPV

续表

超声切面	显示的肺静脉	超声图
心尖五腔心切面	右上肺静脉、左上肺静脉	
剑突下双房心切面	右上肺静脉	
胸骨上窝主动脉弓短轴切面	4条肺静脉	

四、临床经验总结

根据临床经验，总结了几点肺静脉超声诊断特点供大家参考。

（1）肺静脉起始在婴幼儿和胎儿中容易显示，而在成年人中较难显示。

（2）肺静脉存在一些变异，并且受肺气影响，超声确定肺静脉支数和定位均较难，可以借助各条肺静脉位置及附近较特殊的相邻结构进行辨认。

（3）对于肺静脉超声显示的一些建议：① 4条肺静脉很难于同一切面显示；② 左肺静脉是偏前后关系，大动脉短轴切面显示左侧肺静脉的较佳切面；③ 心尖五腔心切面是显示右上肺静脉较好的切面；④ 心尖四腔心切面可见右下肺静脉与房间隔平行；⑤ 当发生肺静脉异位引流时，肺静脉通常采用就近原则引流到相应的心腔或静脉内。

（孙　洋　吴伟春　刘梦怡）

第十三节　冠状动脉与超声

冠状动脉（coronary artery）是供应心脏血液的动脉，起始于主动脉根部，故冠脉循环流速快、血流量大，血压较高，输出血量占心输出量的4%～5%，血流受心肌收缩的影响大。冠状动脉系统在心脏供血和供氧方面具有十分重要的作用。由于冠状动脉管腔很细且走行复杂，普通经胸壁超声心动图对冠状动脉显示十分有限，在透声较好的情况下，如婴幼儿心脏的检查可以观察到部分的心外膜冠状动脉的走行及血流信号。

一、正常冠状动脉的位置和解剖

1.冠状动脉概述

冠状动脉系统包括心外膜冠状动脉和心肌内冠状动脉。临床上冠状动脉造影所能显像的冠状动脉即为心外膜冠状动脉；心肌内冠状动脉发自心外膜冠脉血管，进入心肌呈树枝状分布，为心肌供血。

冠状动脉起源于升主动脉根部的主动脉窦内，分左右2支，行于心脏表面，其主要包括：①左主干，左主冠状动脉（left main coronary artery，LMCA）；②左前降支（left anterior descending artery，LAD）及其主要对角支；③回旋支（left circumflex artery，LCX）及其主要左室支；④右冠状动脉（right coronary artery，RCA）及后降支。

左冠窦发出左主干，右冠窦中发出右冠状动脉，无冠窦中没有冠状血管发出。左主干一般分成前降支和回旋支，左前降支走行在前室间沟，发出许多到间隔的穿隔支和多条供应左室前侧壁的对角支。回旋支沿着二尖瓣环走行在左房室沟，发出不同数目的左缘支给侧壁供血。回旋支在房室沟行走距离并不恒定。在左优势型患者中，回旋支到达后室间沟，发出后降支。

右冠状动脉起源于右冠状窦，沿着三尖瓣环走行在右房室沟，发出心房支（到右心房）和右缘支（到右心室）。圆锥支作为第一支从右冠状动脉近端发出的分支血管供应右室流出道。约60%的右冠状动脉发出窦房结分支，另一些人的窦房结由回旋支的左心房支提供。在右优势型患者中，右冠状动脉远端发出的最主要的分支是后降支。后降支走行在下室间沟，发出穿隔支供血下间隔（图1-13-1）。

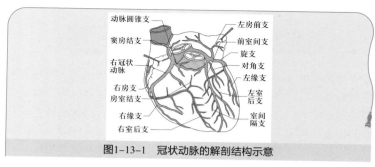

图1-13-1　冠状动脉的解剖结构示意

2.冠状动脉的分型

冠状动脉的主要分支通常在心外膜的下方，近端直径1.5～5.5 mm。左右冠状动脉的分支及其终末支，在心脏胸肋面变异较小，而在膈面变异较大。采用Schlesinger等的分类原则，将冠状动脉的分布分为3型：①右优势型：右冠状动脉在膈面除发出后降支外，还有分支分布于左室膈面的部分或全部；②均衡型：两侧心室的膈面分别由本侧的冠状动脉供血，它们的分布区域不越过房室交点和后室间沟，后降支为左或右冠状动脉末梢，或同时来自两侧冠状动脉；③左优势型：左冠状动脉除发出左前降支外，还发出分支供应右心室膈面的一部分。

3.冠状动脉的分支

右冠状动脉起自主动脉右冠窦，经肺动脉根部及右心耳之间，沿右冠状沟行走，绕过心右缘，继续在膈面的冠状沟内行走，在房室交点附近发出后降支，走行于后室间沟内。右冠状动脉分3段：近段（1段）为右冠状动脉开口到第一个较大的右心室支动脉发出处或右冠状动脉的第一个弯曲部，中段（2段）为第一右心室支发出处到锐缘支发出处，远段（3段）为锐缘支发出处到后降支（4段）。右冠状动脉沿途发出：①动脉圆锥支；②右缘支；③窦房结支；④房室结支；⑤后室间支，又称后降支，为右冠状动脉的终支，与左冠状动脉的前室间支相吻合，沿途分支至左右心室后壁，以及分室间隔支至室间隔后1/3。

左冠状动脉从主动脉左冠窦发出后，形成一短的左主干（5段），在肺动脉起始部和左心耳之间，沿冠状沟向左前方行3～5 mm后，立即分为前降支和左旋支。前降支沿前室间沟下行，绕过心尖切迹至心的膈面与右冠状动脉的后降支相吻合。左冠状动脉分3段：近段（6段）为前降支起始段到第一对角支或间隔支发出处，中段（7段）为第一对角支发出处到前降支动脉转角处，远段（8

段）为前降支动脉转角以下部分。前降支沿途发出：①动脉圆锥支；②对角支（第一对角支，9段；第二对角支，10段）；③外侧支；④室间隔支。

左旋支沿冠状沟左行，长短不一，与右冠状动脉分布区域相配合，供血给左室侧壁、前壁、后下壁和左心房。左旋支分2段：近段（11段）为从开口到第一钝缘支（12段），远段（13段）为第一钝缘支发出处到回旋支动脉终末，发出后侧支（14段）后，延续为后降支（15段）（图1-13-2）。

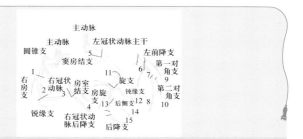

图1-13-2　冠状动脉及主要分支的详细图解
（资料来源：1975年美国心脏协会发布的《冠状动脉15节段分法》）

4.侧支循环

在冠状动脉及其分支之间存在着许多侧支或吻合支，其是一种潜在的管道，平时在冠状动脉供血良好的生理情况下，这些侧支或吻合支并不参与冠状动脉的循环，只有当冠状动脉主干发生狭窄或阻塞，而侧支血管两端出现压力差时，或某些足够强的刺激出现时（如严重缺氧），它们才开放并得以发展。此时，血液便可通过这些侧支绕过阻塞部位将血液输送到远侧的区域。这些吻合支逐渐变粗，血流量逐渐增大，便可取代阻塞的冠状动脉以维持对心脏的供血，这些通过侧支或吻合支重新建立起来的循环称为侧支循环。但吻合支或侧支血管的存在并不能说明侧支循环能完全代替原血管，这是因为侧支循环的发展成熟需要较长的时间，且血流量较小，对心肌的保护作用有限。

二、冠状动脉超声与解剖相关知识点

（1）超声能显示的冠状动脉及分支：心脏表面冠状动脉的主要分支有左主干、左前降支、左旋支、右冠状动脉、后降支等，超声对冠状动脉的显示主要集中在以上这些动脉。

（2）左右冠状动脉起始段：左右冠状动脉多位于主动脉窦

内，其至窦底的距离为8～26 mm，其中，左冠状动脉口的位置一般比右冠状动脉口高2～4 mm。左冠状动脉开口呈椭圆形，左主干内径约3～5 mm，左前降支与回旋支之间有20°～120°的夹角；右冠状动脉开口小，呈漏斗状，经肺动脉与右心耳之间，沿着冠状沟右行，内径通常＜5 mm。左右冠状动脉起始段主要在胸骨旁大动脉短轴切面显示。

（3）主要冠状动脉分支超声显示切面技巧：①右冠状动脉主要有3种显示方法：左胸骨旁、剑突下及右胸骨旁切面。②右冠状动脉中段：左胸骨旁、剑突下及右胸骨旁切面均可显示。③左冠状动脉主干：左胸骨旁与剑突下切面可显示。④左前降支显示切面主要有5个：心前区主动脉瓣水平短轴切面、左室长轴切面（上切）、左室短轴切面、心尖四腔心切面（前切）及心尖左室长轴切面。⑤左回旋支沿冠状沟左行：常在左心耳附近显示。

（4）冠状动脉心肌桥：是一种先天性的冠状动脉发育异常。通常心外膜冠状动脉血管走行于心肌表面心外膜下脂肪中或心外膜深面，脏层心包之下，在冠状动脉发育过程中，冠状动脉或其分支的某个节段可被浅层心肌覆盖，导致冠状动脉在心肌内走行，被心肌覆盖的冠状动脉段称壁冠状动脉，覆盖在冠状动脉上的心肌称为心肌桥。心肌桥多数出现在左前降支中段（60%），其次为后降支和左缘支。心肌桥可能引起心肌缺血，因为心脏收缩时被心肌桥覆盖的这段冠状动脉受到压迫，出现收缩期狭窄，而心脏舒张时冠状动脉血流可以恢复通畅。

三、超声切面与对应的冠状动脉

超声切面与对应的冠状动脉见表1-13-1。

表1-13-1　超声切面与冠状动脉

超声切面	显示的冠状动脉	超声图
胸骨旁左室长轴切面	右冠状动脉开口	

超声切面	显示的冠状动脉	超声图
胸骨旁大动脉短轴切面	左、右冠状动脉开口	
胸骨旁大动脉短轴切面向左平移切面	左前降支与左冠状动脉回旋支	
右室流入道切面	右冠状动脉扩张时，右冠状动脉中段	
心尖四腔心切面变形	左冠状动脉回旋支	
剑突下切面	扩张的右冠状动脉中段	

四、临床经验总结

（1）冠状动脉内径及冠状动脉瘤：冠状动脉发生局部性或弥漫性扩张，超过局部原来直径的2倍以上，呈单发性或多发性的"瘤样"改变，称为冠状动脉瘤。常用冠状动脉Z值诊断冠状动脉瘤。正常情况下，冠状动脉Z值<2；轻微扩张：2≤Z值<2.5；小型冠状动脉瘤：2.5≤Z值<5；中型冠状动脉瘤：5≤Z值<10，同时绝对值<8 mm；大型冠状动脉瘤：Z值≥10或绝对值≥8 mm。

（2）冠状动脉多普勒频谱特征：冠状动脉主要为舒张期血流，舒张期开始冠状动脉血流快速充盈，迅速达到最高血流速度。在达到最大血流速度后，其血流速度缓慢下降，形成一缓慢下降的阶段，收缩期开始时，血流速度迅速降低。一般认为正常冠状动脉血流速度<40 cm/s（图1-13-3）。

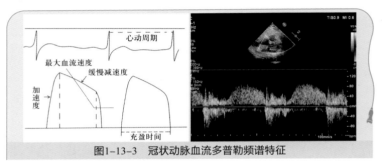

图1-13-3 冠状动脉血流多普勒频谱特征

（3）冠状动脉血流储备（coronary flow reserve，CFR）：作为反映冠状动脉循环供血能力的重要指标，指当心肌耗氧量增加时，冠状动脉血流量增加的能力，其反映冠状动脉循环的潜在储备能力。冠状动脉血流储备为冠状动脉最大充血时流量与基础状态下流量的比。超声可以采用最大充血时和基础状态下的速度比反映冠状动脉储备能力。有研究认为，腺苷–经胸多普勒超声心动图以CFR<2.0和CFR<1.8，作为诊断冠状动脉狭窄（50%）和显著狭窄（70%）的标准。

（孙　洋　吴伟春　刘梦怡）

第十四节　冠状静脉窦与超声

冠状静脉窦（coronary sinus，CS）也称冠状窦，是冠脉循环的一部分，主要的功能是收集心脏静脉的血液，并将其引流入右心房。超声经常观察到的冠状静脉窦异常是冠状静脉窦的扩张，常见原因是永存左上腔静脉（persistent left superior vena cava，PLSVC），其他少见原因见于冠状静脉窦间隔缺损、肺静脉异位引流入冠状静脉窦等。

一、正常冠状静脉窦的位置和解剖

冠状静脉窦是心大静脉的延续膨大部分，起自心大静脉和左心房斜静脉的交界处，位于心脏的膈面，走行于左心房、左心室间的冠状沟附近，表现为平均长度约32 mm的囊状扩张。开口在下腔静脉瓣与右房室口间，开口处的瓣膜，称冠状窦瓣（图1-14-1）。

冠状静脉窦的主要功能是汇集心脏中的静脉血液，并集中回流至右心房，在心脏自身的血液循环中具有非常重要的作用。冠状静脉窦主要接收来自于心大静脉、心中静脉和心小静脉的血液回流，还接收较多属支的静脉血液回流，通过右心房中的开口，将静脉血注入右心房中，至少有5条心脏静脉流入冠状静脉窦。

二、冠状静脉超声与解剖相关知识点

（1）冠状静脉窦入口：观察冠状静脉窦入口在超声诊断方面有重要的意义。冠状静脉窦入口位于下腔静脉口和右房室口之间，下腔静脉入口前下方，三尖瓣口上方，大小不定。

冠状窦口下缘有冠状窦瓣，又称Thesbesian瓣。冠状窦瓣和下腔静脉瓣是由胚胎时期的右静脉窦瓣发育而来的，内有少量心肌纤维；也可以认为是下腔静脉瓣的延续部分，如其与冠状窦瓣会合，可形成欧氏嵴。此嵴分隔下腔静脉口和冠状窦口。

（2）界嵴、下腔静脉瓣、冠状静脉窦瓣、欧氏嵴、Todaro腱与Koch三角的关系：冠状静脉窦瓣与下腔静脉瓣、欧氏嵴、Todaro腱与Koch三角都是密切相关的，故本章节将它们的关系进行了详细描述。在超声上部分患者可以清晰显示界嵴、欧氏瓣、欧氏嵴、冠状静脉窦瓣，这些都是心脏中的正常结构，超声医师应该认识这些结构，不要误以为是异常的心脏结构，如肿瘤或血栓等。

界嵴在右心房解剖中提及，是在上下腔静脉之间的纵向肌肉，其下端延续于下腔静脉瓣（欧氏瓣），同时向前延伸形成冠状静窦瓣；Todaro腱为下腔静脉口前方向中心纤维体方向延伸形成心内膜下的腱性结构，走行于欧氏嵴结构中，故欧氏嵴即为冠状窦口和卵圆窝的分界。冠状静脉窦瓣与Todaro腱及Koch三角相连。Koch三角位于右房室瓣膈侧尖附着缘、Todaro腱和冠状窦口前内侧缘间，其指示了房室结和心房传导纤维联结区的位置，在心脏的电生理治疗中有着重要的作用（图1-14-2）。

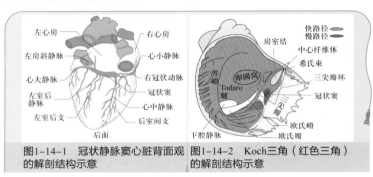

图1-14-1　冠状静脉窦心脏背面观的解剖结构示意　　图1-14-2　Koch三角（红色三角）的解剖结构示意

三、超声切面与对应的冠状静脉窦

超声切面与对应的冠状静脉窦见表1-14-1。

表1-14-1　超声切面与冠状静脉窦

超声切面	冠状静脉窦	超声图
胸骨旁左室长轴切面	显示扩张的冠状静脉窦的短轴切面，位于左心房后方	
心尖两腔心切面	显示扩张的冠状静脉窦，位于左心房侧后方	

续表

超声切面	冠状静脉窦	超声图
右室流入道切面	显示冠状静脉窦长轴及冠状窦口，位于三尖瓣环与下腔静脉之间	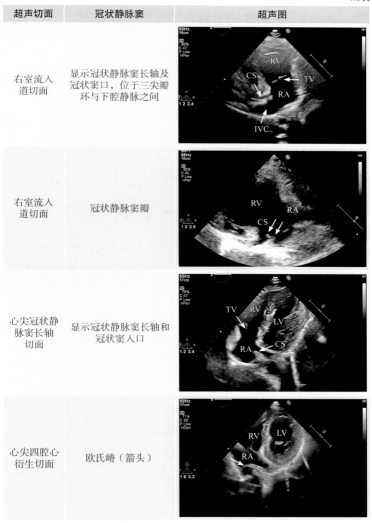
右室流入道切面	冠状静脉窦瓣	
心尖冠状静脉窦长轴切面	显示冠状静脉窦长轴和冠状窦入口	
心尖四腔心衍生切面	欧氏嵴（箭头）	

四、临床经验总结

（1）冠状静脉窦在没有扩张时，超声常常显示不清；冠状静脉窦在切面中能够被观察到，大多数就认为可能存在扩张，正常冠状静脉窦内径一般＜10 mm。

（2）冠状静脉窦扩张的几种可能：①永存左上腔静脉；②冠状静脉窦间隔缺损（或称无顶冠状静脉窦）；③肺静脉异位引流

至冠状静脉窦；④冠状动脉–冠状静脉窦瘘；⑤右心房压力（right atrial pressure，RAP）升高（肺动脉高压/重度三尖瓣反流/三尖瓣闭锁等）；⑥冠状静脉窦"瘤样"扩张或憩室；⑦冠状静脉窦内血栓等。

（3）冠状静脉窦与胸降主动脉的区别：冠状静脉窦走行于心脏后方，左侧房室沟处，而胸降主动脉也位于心脏后方，呈圆形。两者的区别在于：冠状静脉窦位于心包腔内，左侧房室沟区，紧贴心脏，内径较小（但在扩张时也可能超过胸主动脉）。胸降主动脉位于心包以外，与心脏距离较远，内径较宽（图1–14–3）。

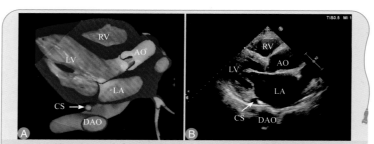

A.人体模拟器于胸骨旁左室长轴切面显示冠状静脉窦和胸降主动脉；
B.二维灰阶超声显示冠状静脉窦和胸降主动脉。

图1–14–3　冠状静脉窦和胸降主动脉

（孙　洋　吴伟春　刘梦怡）

第十五节　心包与超声

心包（pericardium）是超声观察的难点，正常心包很薄（厚度<2 mm），并且受肺气回声干扰，超声通常无法直接观察到，一般可以表现为薄的强回声线，包绕心肌，若无心包积液的存在，几乎无法区分心包的脏层和壁层。心包内有积液或明显增厚时才能被超声分辨出来。

一、正常心包的位置和解剖

1.心包的位置和解剖

心包是包裹在心脏和出入心脏的大血管根部外面的纤维浆膜囊。上腔静脉、下腔静脉、肺动脉、升主动脉和肺静脉的根部均位于心包内，故每条血管可分为心包内、外两段。心包将心脏固定于正常位置，防止心脏过度扩张，避免心脏在搏动时与周围器官摩擦；作为屏障，使胸腔内器官和膈下感染不致蔓延至心脏（图1-15-1）。

纤维性心包由坚韧的致密结缔组织构成，其上部在出入心脏的大血管根部与血管外膜相移行，底部附着于膈肌的中心腱上。纤维性心包由浅、中、深3层致密的胶原纤维和弹性纤维交织而成。纤维性心包的伸缩性很小，若心包腔内存在大量积液时，则不易向外扩张，以致压迫心脏而限制其舒张，影响静脉血的回流。

浆膜性心包由间皮和其下方的薄层纤维结缔组织构成，分为脏、壁两层。壁层紧贴于纤维性心包的内面，共同构成心包膜的壁层；脏层紧贴于心肌的外面，即心外膜（epicardium）。脏、壁两层在出入心脏的大血管根部反折而相互移行，故两层之间便形成一个密闭的浆膜隙，称为心包腔。腔内含有少量液体（浆液），称为心包液，是血清的滤出液，含有少量的蛋白质，起润滑作用，可减少心脏运动时的摩擦。

2.心包窦的位置和解剖

心包窦是心包反折在浆膜性心包内形成的较大间隙。在心底部有许多大血管出入心包，浆膜壁层与脏层反折处，形成心包斜窦、心包横窦。两窦均为心包腔的一部分，在心脏外科中具有一定实用意义。

（1）心包横窦（transverse sinus of pericardium，TS）：位于升主动脉和肺动脉干的后方，上腔静脉和左心房的前方。心包横窦长约6.6 cm，中部高约4.2 cm，可通过一手指。在心脏直视手术阻断心脏血流时，可在心包横窦处用无损伤控制钳夹闭升主动脉和肺动脉的根部。

（2）心包斜窦（oblique sinus of pericardium，OS）：位于左心房后壁与心包后壁之间，左侧有左肺静脉的根部，右侧有右肺静脉和下腔静脉的根部。心包斜窦呈向左前下方开口的盲囊，与心包横窦不直接相通。心包斜窦与心包横窦之间有心包横襞相隔。左肺上下静脉之间，右肺上下静脉之间和右肺下静脉与下腔静脉之间有心包纵襞。心包斜窦入口宽约4.0 cm，高约4.4 cm。心脏直视手术时，可经心包斜窦在右肺下静脉和下腔静脉之间的心包纵襞穿过纱带，以便控制下腔静脉的血流（图1-15-2）。

（3）心包前下窦（anteroinferior sinus of pericardium，AS）：位于心包前壁与下壁反折处，深1～2 cm，是心包腔的最低部位，心包积液首先积聚于此，是心包穿刺的比较安全部位。从剑突与左侧第7肋软骨交角处进行心包穿刺，恰可进入该窦。

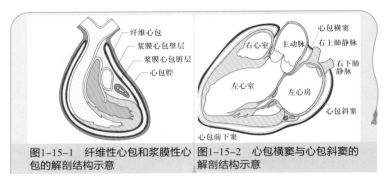

图1-15-1　纤维性心包和浆膜性心包的解剖结构示意

图1-15-2　心包横窦与心包斜窦的解剖结构示意

3.心包隐窝的位置和解剖

心包隐窝（pericardial recess，PR）是浆膜性心包反折形成的较小间隙。心包腔积液时，心包隐窝引流不畅，此处心包易发生粘连。主要的心包隐窝如下（图1-15-3）。

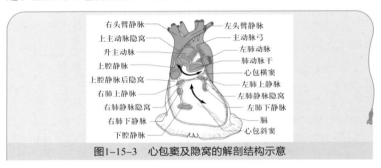

图1-15-3　心包窦及隐窝的解剖结构示意

（1）上腔静脉后隐窝（postcaval recess，PR）：位于上腔静脉右后方，右肺动脉与右肺上静脉之间，凹向右。

（2）左肺静脉隐窝（left pulmonary venous recess，LPVR）：位于左心房后方，左肺上静脉、下静脉之间，凹向右上方。

（3）右肺静脉隐窝（right pulmonary venous recess，RPVR）：位于左心房后方，右肺上静脉、下静脉之间，凹向左上方。

（4）上主动脉隐窝（superior aortic recess，SAR）：由心包横窦伸展形成，位于升主动脉右后方，向上至胸骨角高度。

（5）下主动脉隐窝（inferior aortic recess，IAR）：由心包横窦伸展形成，位于升主动脉下部与右心房之间。

（6）左肺动脉隐窝（left pulmonary arterial recess，LPAR）：位于左肺动脉与左肺上静脉之间，凹向右。

（7）右肺动脉隐窝（right pulmonary arterial recess，RPAR）：

位于右肺动脉根部下缘与左心房上缘之间。

4.心包的比邻结构和解剖

心包位于中纵隔。心包的前外侧、外侧及后外侧都与胸膜相接，两侧的膈神经、心包膈血管位于纤维性心包与纵隔胸膜之间。心包前壁为心包裸区，直接与胸骨及左侧第2至第6肋骨的胸肋肌相接触。该区域直径约5 cm。在两侧纵隔胸膜围成的心包区，心包直接与胸骨体下半部和左侧第4至第6软骨相邻。在心包上端，前壁与胸腺相贴。心包前壁借两条胸骨心包韧带与胸骨相连，该韧带对心包起固定作用。上胸骨心包韧带起自胸骨体上端的后面，向后止于心包前壁。下胸骨心包韧带起自胸骨的剑胸结合处，斜向后上止于心包前壁。心包后方有主支气管、食管、胸主动脉、奇静脉、半奇静脉等，两侧为纵隔胸膜，膈神经和心包膈血管下行于心包与纵隔胸膜之间。上方有上腔静脉、升主动脉和肺动脉。心包下壁与膈中心腱及小部分肌部附着，与腹部的肝和胃底相邻。心包膈韧带起自膈的胸肋部，止于心包前壁。

二、心包超声与解剖相关知识点

（1）要了解心包窦和隐窝的解剖位置，否则可能误认为积液、主动脉夹层或纵隔囊肿。熟悉心包隐窝位置，包括其常见形态和回声可避免误诊。

（2）心包横窦：在胸骨旁左室长轴和动脉短轴，可观察到心包横窦位于主动脉与左心房之间，或者肺动脉与左心房之间的间隙（图1-15-4）。

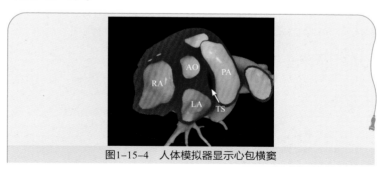

图1-15-4 人体模拟器显示心包横窦

三、超声切面与对应的心包

超声切面与对应的心包见表1-15-1。

表1-15-1　超声切面与心包

超声切面	显示的心包	超声图
胸骨旁左室长轴切面	显示右心室前方及左心室后方的心包	
胸骨旁左室长轴衍生切面	心包横窦（TS）	
心尖四腔心切面	左、右心室侧方及心尖处的心包腔	
剑突下四腔心切面	膈面心包及积液	
心尖四腔心切面	右心房顶部心包横窦延续区（下主动脉隐窝，箭头），容易聚集积液	

四、临床经验总结

（1）心包厚度：正常心包厚度1～2 mm，心包厚度＞3 mm为心包增厚。

（2）超声测量心包积液的方法：测量舒张末期壁层和脏层心包间的无回声区域的垂直距离，TTE测量心包厚度受肺气干扰不准确。

（3）心包脂肪：心包脂肪从外至内可分为心包旁脂肪组织、心外膜脂肪组织和血管周围脂肪组织，超声常观察到的是心外膜脂肪组织，它是沉积在心肌和脏层心包之间的脂肪组织，主要位于心脏房室沟和心室沟，沿冠状动脉一直延伸至心尖，具有棕色脂肪和米色脂肪特征。心外膜脂肪组织贴附在心肌表面，没有肌肉筋膜分隔，由冠状动脉分支供血。生理条件下，心外膜脂肪具有产热、代谢和保护冠脉/心肌的作用，而病理状态下心外膜脂肪组织表型及功能发生明显改变，脂肪细胞体积增大并伴有炎症反应的增加，很多研究证明其与冠心病发病相关。超声观察到的心外膜脂肪是心包脏、壁层之间的低回声区，其内可见点状回声（图1-15-5）。不同人群心外膜脂肪组织厚度形态不同，需要与心包积液和肿瘤相鉴别。

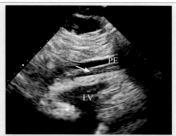

箭头：心包内脂肪组织，PE：心包积液。
图1-15-5　心包脂肪

（孙　洋　吴伟春　刘梦怡）

第十六节　上腔静脉、下腔静脉与超声

腔静脉是全身静脉血汇集后回流心脏的通道，分为上腔静脉和下腔静脉，上腔静脉主要收集头颈部、上肢和胸壁的静脉血，下腔静脉收集下半身的静脉血。上下腔静脉在超声心动图上并非观察的重

点，并且受脏器遮挡较多，常常只能显示一部分血管走行，故容易被忽略。但是对于某些疾病来说，腔静脉是需要关注的重要结构。

一、正常腔静脉的位置和解剖

1.上腔静脉的位置和解剖

上腔静脉（superior vena cava，SVC）及其属支构成上腔静脉系。凡来自头颈部、上肢和胸部（除心脏外）的静脉，都属于上腔静脉系，最后都通过上腔静脉注入右心房。

上腔静脉是一条粗而短的静脉干，长为5～7 cm，其中心包外段长约3.9 cm，心包内段长约1.8 cm，在右侧第1胸肋关节的后方由左右无名静脉汇合而成，沿升主动脉的右侧垂直下降，在穿心包前，奇静脉绕左肺根后方注入上腔静脉。穿心包后至右侧第3胸肋关节下缘高度注入右心房上部。上腔静脉直径为1.7～1.9 cm，略向右凸。

上腔静脉前方有胸膜和肺，一部分与隔胸腺和右胸膜相邻，一部分与胸壁相邻。后方为右肺根，有气管和右迷走神经，左侧有升主动脉和主动脉弓，右侧有膈神经和心包膈血管。其下段位于纤维性心包内，前面和两侧被心包的浆膜层所覆盖（图1-16-1）。

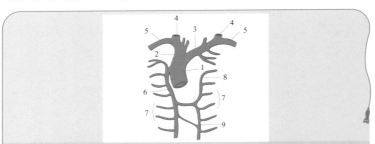

1：上腔静脉；2：右头臂静脉；3：左头臂静脉；4：颈内静脉；5：锁骨下静脉；6：奇静脉；7：肋间后静脉；8：副半奇静脉；9：半奇静脉。

图1-16-1　上腔静脉及其属支的解剖结构示意

2.下腔静脉的位置和解剖

下腔静脉（inferior vena cava，IVC）及其属支构成下腔静脉系。收集来自下肢、盆部和腹部的静脉血，注入右心房。

下腔静脉是人体最大的一条静脉干，在平第4至第5腰椎水平，由左右髂总静脉汇合而成。下腔静脉位于脊柱的右前方，沿腹主动脉的右侧上行，经肝的腔静脉沟，穿膈的腔静脉孔进入胸腔，再穿心包注入右心房。自下而上与小肠系膜根部、右精索内动脉、十二指肠第三段、胰、门静脉和肝相邻；后方与脊柱腰段、右肾动脉、右腰动脉、右肾上腺动脉和右膈下动脉相邻；左侧下部与腹主动脉相邻而伴行，上部与肝尾叶和右膈脚相邻。下腔静脉的膈上段长约1.8 cm，心包内段约1.2 cm，口径约2.7 cm。其入口处的左前方有一不太明显的下腔静脉瓣。上下腔静脉不在一条垂直线上，向后成140°夹角（图1-16-2）。

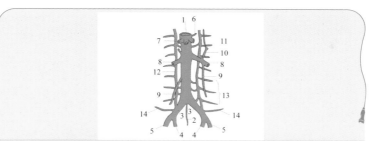

1：下腔静脉；2：骶正中静脉；3：髂总静脉；4：髂内静脉；5：髂外静脉；6：膈下静脉；7：肝静脉；8：肾静脉；9：睾丸/卵巢静脉；10：肾上腺静脉；11：肋间后静脉；12：腰升静脉；13：腰静脉；14：髂腰静脉。

图1-16-2 下腔静脉及其属支的解剖结构示意

二、腔静脉超声与解剖相关知识点

（1）超声主要观察上腔静脉及左右无名（头臂）静脉的走行和汇集点，左右无名静脉在右侧汇集为上腔静脉，上腔静脉在升主动脉右侧走行，在进入心包之前奇静脉通常在上腔静脉右后壁进入，相当于9~11点方位汇入。上腔静脉通常形状不规则。

（2）胸骨上窝切面显示上腔静脉位于升主动脉右侧，其下方对应右心房及下腔静脉（图1-16-3A）。大动脉短轴衍生切面显示上腔静脉走向左侧，在右肺动脉附近（图1-16-3B）。心尖五腔心切面显示右心耳及附近的上腔静脉（图1-16-3C）。心尖四腔心衍生切面显示上腔静脉入右心房的位置（图1-16-3D）。

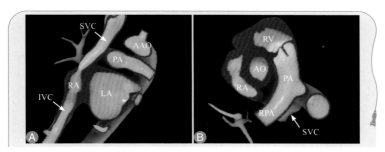

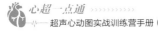
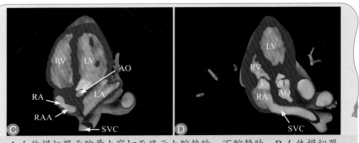

A.人体模拟器于胸骨上窝切面显示上腔静脉、下腔静脉；B.人体模拟器
于大动脉短轴衍生切面显示上腔静脉及比邻关系；C.人体模拟器心尖
五腔心切面显示上腔静脉及比邻关系；D.人体模拟器于心尖四腔心衍
生切面显示上腔静脉及比邻关系。

图1-16-3　上下腔静脉及比邻关系

三、超声切面与对应的上腔静脉、下腔静脉

超声切面与对应的上腔静脉、下腔静脉见表1-16-1。

表1-16-1　超声切面与上腔静脉、下腔静脉

超声切面	显示的腔静脉	超声图
胸骨旁大动脉短轴衍生切面（向肝侧倾斜）	下腔静脉和肝	
胸骨旁右室流入道切面	下腔静脉	
胸骨旁右室流入道衍生切面	上腔静脉和下腔静脉	

续表

超声切面	显示的腔静脉	超声图
心尖四腔心衍生切面	上腔静脉	
剑突下下腔静脉长轴切面	下腔静脉与部分肝静脉	
胸骨上窝上腔静脉长轴切面	上腔静脉血流信号	

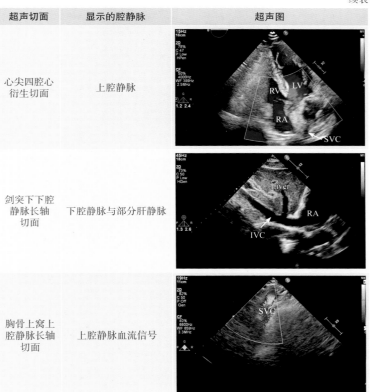

四、临床经验总结

（1）上腔静脉血流频谱：将脉冲波多普勒探头放置于上腔静脉中部，脉冲波多普勒记录到上腔静脉频谱波形为2个较大的标志向心流动的波和几个波幅较低的向心及离心方向的波。向心方向的波为收缩期S波、舒张期D波。在平静呼吸状态下，吸气相S波、D波速度较呼气相加快，其他小波则减慢，呼气相各波速度则反之（图1-16-4）。

（2）下腔静脉血流频谱：在剑突下四腔心切面，取样点位于下腔静脉管腔轴线，可探及典型三相静脉血流频谱，由负向的S峰、D峰及一较小的正向波AR峰组成。S峰是由于心脏收缩期右心房压力迅速下降血流加速所致；D峰是由于心室快速充盈期右心房血流迅速进入右心室所致；正向小波则是由于右心房收缩造成下腔静脉内血流短暂逆向所致。但也常探及不典型下腔静脉血流，其呈连续性，随呼吸变化较大（图1-16-5）。

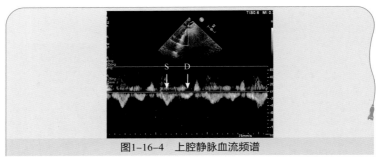

图1-16-4　上腔静脉血流频谱

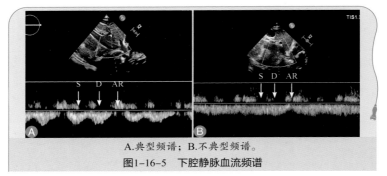

A.典型频谱；B.不典型频谱。

图1-16-5　下腔静脉血流频谱

　　腔静脉血流速度测值受呼吸影响较大，呼吸引起胸腔内压力变化，导致下腔静脉及属支随呼吸运动。吸气时血流速度加快，呼气时则减慢，下腔静脉的收缩波S波、舒张波D波的大小和持续时间均在吸气时增加，呼气时减小。

　　（3）永存左上腔静脉：左上腔静脉是胚胎期左右前主静脉间的吻合支（也就是后来的左无名静脉）发育障碍，导致左前主静脉未能退化而形成的。左上腔静脉大多回流至右心房，其中经冠状静脉窦回流至右心房的约占90%，对血流动力学无明显影响，不需要手术矫治；约10%可直接或间接回流入左心房，从而引起右向左分流，导致发绀，需手术矫治。永存左上腔静脉在正常人群中发病率低，在先天性心脏病患者中发病率增加，了解永存左上腔静脉对先天性心脏病手术有重要意义，术中若漏诊左上腔静脉，可能会导致术中回心血量增多。此外，永存左上腔静脉的存在为起搏电极导线植入带来风险。

　　超声诊断技巧：冠状静脉窦增宽是提示是否存在永存左上腔静脉的重要线索，对于永存左上腔静脉经冠状静脉窦流入右心房类型的诊断准确性很高。在主动脉弓左侧与右侧上腔静脉对称的部位探查永存左上腔静脉，其超声表现类似右侧上腔静脉，需与左肋间上静脉（left superior intercostal vein，LSIV）相鉴别。左肋间上静脉是左侧第二、第三或第四肋间后静脉汇成的静脉。向前斜行上升，跨过主动脉弓左侧，于左迷走神经的外侧和左膈神经的内侧上行，汇入左头臂静脉。此外，左侧上腔静脉分流了右上腔静脉的血量，导致右侧上腔静脉普遍变细，也是诊断的技巧之一。

（4）奇静脉、半奇静脉及副半奇静脉与上下腔静脉通路：奇静脉是右腰升静脉向上延续至胸部的纵行静脉，其主要收纳胸壁和后纵隔器官的静脉回流，是沟通上下腔静脉的重要通道之一。当上腔静脉或下腔静脉回流受阻时，上述通道即成为重要的侧支循环途径之一。奇静脉、半奇静脉和副半奇静脉的变异较多。一般来说，奇静脉汇入右侧上腔静脉，半奇静脉自左侧在第8至第10胸椎间汇入奇静脉，半奇静脉由左侧下部肋间静脉及副半奇静脉汇合而成，副半奇静脉则收集左侧中上部肋间静脉；副半奇静脉也可直接注入奇静脉。奇静脉和半奇静脉的下方又可借腰升静脉与髂总静脉（属下腔静脉系）相连，由此即形成沟通上下腔静脉的重要通路之一。这些广泛的吻合具有重要的临床意义（图1-16-6）。

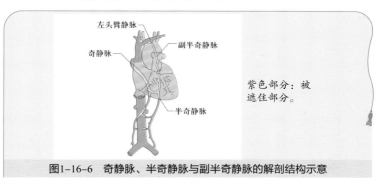

图1-16-6　奇静脉、半奇静脉与副半奇静脉的解剖结构示意

（孙　洋　吴伟春　刘梦怡）

第十七节　肺动脉与超声

肺动脉是肺血管的主要血管段，其起于右心，沿着支气管逐级分支下行，与肺泡毛细血管前端相连。血液从右心室进入肺动脉，经其分支达肺毛细血管，在此进行气体交换，静脉血变成动脉血，再经肺静脉回流入左心房，进入左心室。超声对肺动脉的观察较为局限，往往只能探查到主肺动脉（或肺动脉干）及左右肺动脉起始段。

一、正常肺动脉的解剖

肺动脉是输送静脉血至肺的一条粗而短的大动脉，由右心室肺动脉圆锥发出后至主动脉弓下方，约在第4胸椎体下缘至第5胸椎高度分为左右肺动脉。在分叉处稍左侧，肺动脉与主动脉弓下缘之间有一条结缔组织纤维索相连，称为动脉韧带，是胚胎时期的动脉导管闭锁后所遗留的痕迹。在胚胎时期，肺动脉内的血液通过动脉导管直接进入主动脉。此动脉导管在生后不久即闭锁，若没有闭锁，则称为动脉导管未闭。

左肺动脉较短，向左侧横过胸主动脉和左支气管的前方至左肺门，分为上下两支进入左肺的上下两叶；右肺动脉较长，向右侧经升主动脉和上腔静脉的后方、右支气管和食管的前方至右肺门，分为三支进入右肺的上、中、下三叶。左右肺动脉经肺门入肺后，随支气管的分支而反复分支，越分越细，最后形成包绕肺泡壁的毛细血管网，气体交换即在此进行（图1-17-1）。肺动脉是输送静脉血至肺的功能血管，营养肺的血管来自胸主动脉的分支，称为支气管动脉。

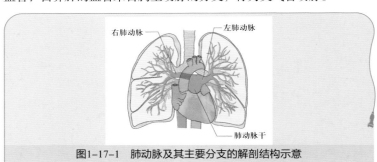

图1-17-1　肺动脉及其主要分支的解剖结构示意

二、肺动脉超声与解剖相关知识点

（1）肺动脉长轴切面是显示肺动脉干和左右肺动脉近段的重要切面，主要观察肺动脉管腔内径狭窄、增宽及腔内是否有异常回声。肺动脉干平均长度约4.5 cm、外径3.0 cm、内径2.8 cm。左右肺动脉内径相差不大（图1-17-2）。

（2）左右肺动脉的特点（左2右3）：左侧肺动脉发出上下2支分支，右肺动脉发出上中下3支分支，提示内脏位置正常。右肺动脉前邻升主动脉及上腔静脉，其前壁被遮掩，使手术时暴露范围受到一些限制。右肺动脉后邻食管及右主支气管，奇静脉弓绕右主支气管及右肺动脉上方汇入上腔静脉。左肺动脉虽较右肺动脉短，但其前面没有大血管遮掩，故手术可暴露的范围较大，也较易结扎。

（3）肺动脉的走行结构：肺动脉干又称主肺动脉，是心脏发出的大血管中最靠前方的动脉，肺动脉发出点在胸骨的后方。肺动脉自肺动脉瓣起始后，向左上后行至主动脉弓下方，分为左右肺动脉。左右肺动脉下方是左右肺静脉（图1-17-3）。

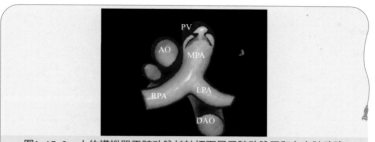

图1-17-2　人体模拟器于肺动脉长轴切面显示肺动脉干和左右肺动脉

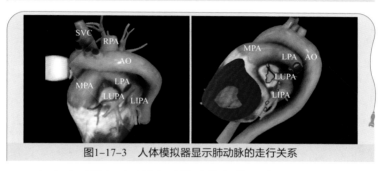

图1-17-3　人体模拟器显示肺动脉的走行关系

（4）主动脉与肺动脉与动脉导管/韧带的关系：动脉韧带为一纤维结缔组织索，是胚胎时期动脉导管的遗迹，多连于主动脉弓下缘和左肺动脉的起始部之间。动脉韧带的主动脉端附着于主动脉弓下缘的为80%，附着于胸主动脉起始端的右前壁的为20%。

三、超声切面与对应的肺动脉

超声切面与对应的肺动脉见表1-17-1。

表1-17-1　超声切面与肺动脉

超声切面	显示的肺动脉结构	超声图
胸骨旁主肺动脉长轴切面	主肺动脉和左、右肺动脉近心段	

续表

超声切面	显示的肺动脉结构	超声图
剑突下近大动脉短轴切面	右室流入道、右室流出道、主肺动脉、左肺动脉、右肺动脉	
胸骨上窝主动脉弓短轴切面	右肺动脉长轴	
胸骨上窝主动脉弓长轴左倾切面	左肺动脉长轴（蓝色为细小动脉导管未闭）	

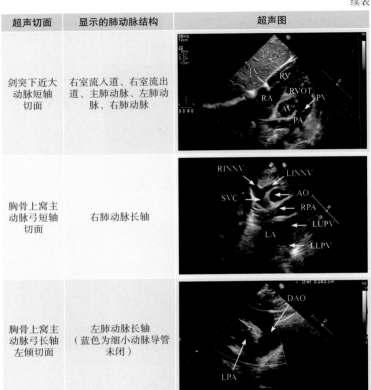

四、临床经验总结

（1）肺动脉在肺外部分的异常较少，偶见起源变异、肺动脉缺如或发育不全。异常起源的肺动脉可起自升主动脉、胸主动脉、腹主动脉、锁骨下动脉等。

（2）肺动脉扩张：原发性肺动脉扩张指肺动脉总干扩大而无其他畸形，可能是肺血管壁发育薄弱造成，研究证明这种异常对患者一般影响不大，显著肺动脉扩张才会压迫周围结构造成症状。有学者认为，肺动脉直径超过40 mm定义为肺动脉"瘤样"扩张。手术推荐指征包括：当肺动脉绝对直径≥55 mm，6个月之内动脉瘤直径增加≥5 mm，压迫比邻结构，动脉瘤内血栓形成，出现临床症状，存在瓣膜病变或分流证据，确诊肺动脉高压及出现动脉瘤破裂或夹层征象等。

（3）肺动脉发育不良（或狭窄）的诊断方法：肺动脉发育情

况对手术治疗的选择有重要意义，分为定性和定量两种方法。

1）定性方法：①婴儿期肺动脉总干<7 mm，儿童期肺动脉总干<13 mm，认为肺动脉重度狭窄；②根据主肺动脉与升主动脉的比值判断，>1/2为轻度狭窄，1/3 ~ 1/2为中度狭窄，<1/3为重度狭窄。

2）定量方法：McGoon指数，Nakata指数。

McGoon指数：是左右肺动脉近第一分支处内径之和与膈肌平面降主动脉内径的比值，正常值>2.0，当McGoon指数>1.2时可考虑行矫治手术，否则术后往往出现严重低心排出量综合征，危及生命。

Nakata指数：是左右肺动脉近第一分支处横截面积之和除以体表面积。NaKata指数正常值≥330 mm^2/m^2，当NaKata指数≥150 mm^2/m^2时可考虑行矫治手术。

（孙　洋　吴伟春　刘梦怡）

第十八节　主动脉与超声

主动脉是自心脏向全身泵出动脉血的主干血管，也是全身最大的动脉。全身各级动脉均直接或间接自主动脉发出，主要分为升主动脉、主动脉弓和降主动脉，降主动脉又被膈肌分为胸主动脉和腹主动脉，通常自升主动脉至腹主动脉管径逐渐变细。超声对主动脉显示是有限的，可以较好地显示升主动脉起始段，在患者声窗条件较好时，升主动脉远端及主动脉弓部也可以充分显像。此外还可以显示部分胸主动脉和腹主动脉及分支。

一、正常主动脉的位置和解剖

主动脉自左心室起始，向前上右侧上升，至右侧第2肋软骨处，呈弓形转向左后上方，达第4胸椎体下缘的左侧转向下，沿脊柱前面下降至第12胸椎体高度。经膈的主动脉裂孔至腹腔，到第4腰椎体下缘高度分为左右髂总动脉（图1-18-1）。

升主动脉位于肺动脉干与上腔静脉之间，长约5 cm，外径平均为2.8 ~ 3.0 cm，与肺动脉干共同被心包包绕。

主动脉弓呈弓形弯向左后方，跨过气管前面，由于其在胸骨角平面凸缘向上、向左，形成弓状。主动脉弓全长约5 ~ 6 cm，其下壁与肺动脉分叉部之间有动脉韧带相连，并与左支气管相邻。主动脉弓的前方为胸骨柄，左肋间上静脉、左头臂静脉横过主动脉弓前面的上方。左后方有气管、食管、胸导管、左喉返神经、心深

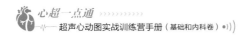
丛等。下方有气管杈和左主支气管、肺动脉干及其分支、左喉返神经、动脉韧带、心浅丛等。主动脉弓凸缘从右前向左后方，发出头臂干、左颈总动脉、左锁骨下动脉三大分支。

降主动脉又以膈的主动脉裂孔为界，分为胸主动脉和腹主动脉，胸主动脉是降主动脉的胸段，自第4胸椎主动脉弓下缘，至膈肌裂孔。腹主动脉是降主动脉的腹段，自膈的主动脉裂孔起始，下降至第4腰椎下缘处分为左右髂总动脉（图1-18-2）。

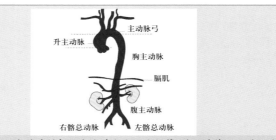

升主动脉：从主动脉瓣起始向右前上方至右侧第2胸肋关节后方移行为主动脉弓；主动脉弓：向左后方走行，发出3个主要分支，在脊柱左侧走行，达第4胸椎体下缘左侧接续为胸降主动脉；胸主动脉：降主动脉的胸段至膈肌裂孔；腹主动脉：降主动脉的腹段，自膈的主动脉裂孔起始，下降至第4腰椎下缘处分为左右髂总动脉。

图1-18-1　主动脉的解剖结构示意

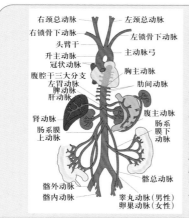

主动脉窦发出左右2支冠状动脉。胸主动脉分支分出壁支和脏支两类。壁支有肋间后动脉和肋下动脉；脏支细小，主要有支气管支、食管支和心包支。腹主动脉也可分为脏支和壁支。壁支主要有4对腰动脉；脏支分成对和不成对的两类。成对的脏支共有3对，分别是肾上腺中动脉、肾动脉、睾丸动脉（女性称卵巢动脉）；不成对的脏支包括腹腔干，肠系膜上动脉和肠系膜下动脉。

图1-18-2　主动脉主要分支的解剖结构示意

二、主动脉超声与解剖相关知识点

（1）正常主动脉弓也称左位主动脉弓，即主动脉弓位于气管左侧，沿着脊柱左侧下行；右位主动脉弓与左位主动脉弓呈对称影像，主动脉弓位于气管右侧，其发生分支的排列顺序亦呈正常的镜影，右位主动脉弓可在脊柱偏左或偏右侧下行延续为降主动脉。

（2）主动脉根部是主动脉与心脏交接的顶端部分，通常包括主动脉瓣环、主动脉瓣叶、主动脉窦和窦管结合部（窦管交界区）。主动脉瓣环、主动脉瓣叶和窦管交界在维持瓣膜功能方面都起着重要作用，也是主动脉疾病的多发部位。广义的主动脉根部也可包括升主动脉近心段（图1-18-3）。

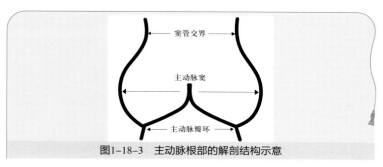

图1-18-3　主动脉根部的解剖结构示意

（3）主动脉弓部的分支：主动脉弓部的3个主要分支由右向左分别为头臂干（分出右颈总动脉、右锁骨下动脉），左颈总动脉及左锁骨下动脉。偶见右锁骨下动脉自主动脉弓发出的病例，出现4个分支，也称为迷走右锁骨下动脉（是较常见的主动脉弓畸形，即右锁骨下动脉直接起源于主动脉弓，开口位于左锁骨下动脉的远端，然后绕着食管后方进入右上肢，故有时会压迫食管，见图1-18-4）。

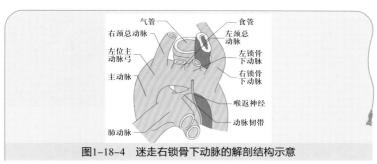

图1-18-4　迷走右锁骨下动脉的解剖结构示意

（4）腹主动脉的主要分支：穿过膈肌约10 cm处有4个主要分支，为腹腔动脉、肠系膜上动脉、左肾动脉及右肾动脉。

三、超声切面与对应的主动脉

超声切面与对应的主动脉见表1-18-1。

表1-18-1　经胸超声切面与对应的主动脉

超声切面	显示的主动脉结构	超声图
胸骨旁左室长轴切面	主动脉根部及测量	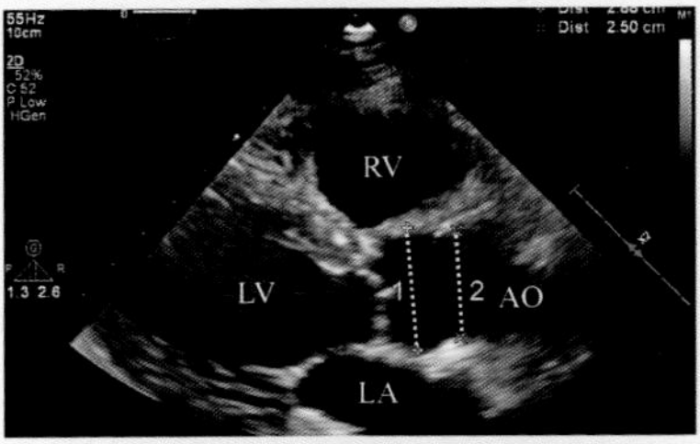
胸骨旁升主动脉长轴切面	升主动脉（AAO）	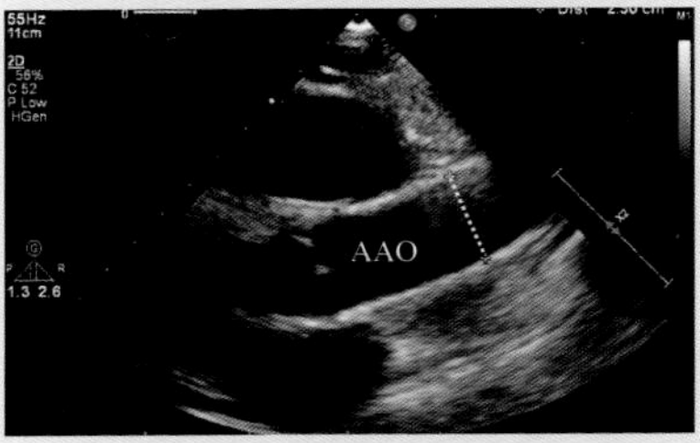
胸骨上窝主动脉弓长轴切面	主动脉弓（AOAR）及分支头臂干（IA），左颈总动脉，左锁骨下动脉	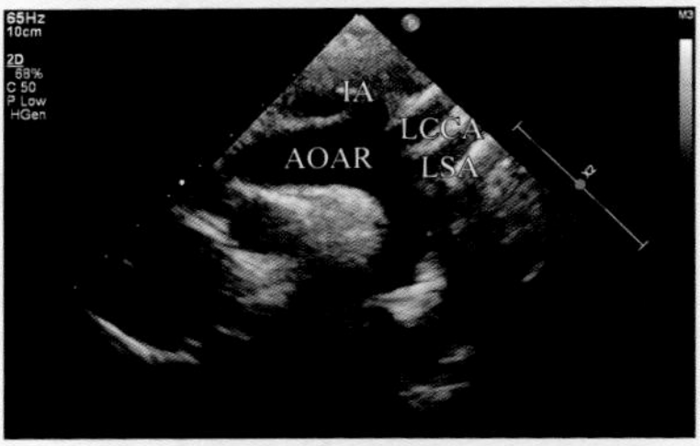
胸骨旁左缘－胸主动脉长轴切面	胸降主动脉（DAO）	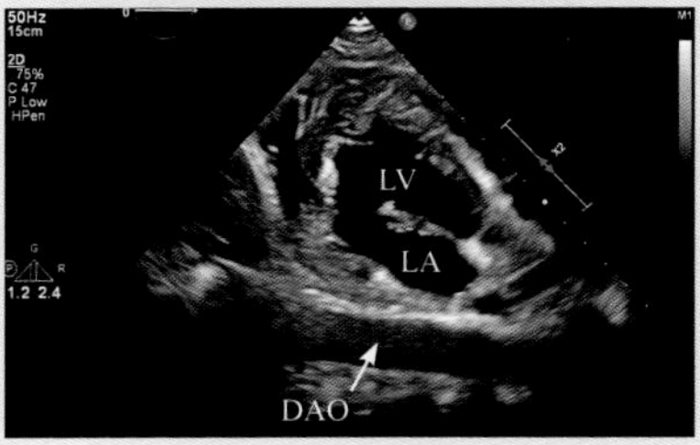

四、临床经验总结

根据临床经验，总结了几点主动脉超声诊断特点供大家参考。

（1）主动脉根部及主动脉瓣功能是超声评估的重点。对于拟行经导管主动脉瓣置入术的患者，超声尤其需要对主动脉根部进行精准评估。

（2）胸骨上窝主动脉弓长轴切面及其衍生切面是超声诊断动

脉导管未闭和主动脉缩窄的必要切面。

（3）主动脉弓分支和腹主动脉分支病变是超声诊断的难点。

（4）超声对主动脉瘤、主动脉夹层诊断有重要意义，但敏感度和特异性有限，需要结合CT检查。

（5）正常主动脉内径因切面和年龄而异，一般认为升主动脉长约7～11 cm，平均内径在（35±2）mm，主动脉管壁厚度1～2 mm，主动脉弓部内径22～36 mm，降主动脉内径20～30 mm。临床上，升主动脉内径＞50 mm、降主动脉＞40 mm就可以诊断为主动脉瘤。

（孙　洋　吴伟春　刘梦怡）

本章节英文缩写表

英文名称	中文名称	英文名称	中文名称
A	前侧	LV	左心室
AAO	升主动脉	LVOT	左室流出道
AO	主动脉	MV	二尖瓣
apex	心尖部	N	无名侧
APM	前外乳头肌	OS	心包斜窦
AS	心包前下窦	P	后侧
AV	主动脉瓣	PA	肺动脉
CA	腹腔动脉	PE	心包积液
CS	冠状静脉窦	PPM	后内乳头肌
CT	界嵴	PV	肺动脉瓣
DAO	降主动脉	R	右侧
IS	房间隔	RA	右心房
IVC	下腔静脉	RAA	右心耳
IVS	室间隔	RCA	右冠状动脉
L	左侧	RLPV	右下肺静脉
LA	左心房	RPA	右肺动脉
LAA	左心耳	RUPV	右上肺静脉
LAD	左前降支	RV	右心室
LCA	左冠状动脉	RVOT	右室流出道

续表

英文名称	中文名称	英文名称	中文名称
LCCA	左颈总动脉	S	室间隔侧
LCX	左回旋支	SMA	肠系膜上动脉
LINNV	左无名静脉	SPINE	脊柱
LLPV	左下肺静脉	SVC	上腔静脉
LPA	左肺动脉	TS	心包横窦
LSA	左锁骨下动脉	TV	三尖瓣
LUPV	左上肺静脉		

参考文献

[1] 罗鹰瑞，杨清源.心脏医学全接触.上海：复旦大学出版社，2007.

[2] 戴维斯.冠状动脉疾病彩色图谱.天津：天津科技翻译出版公司出版，2007.

[3] 隋鸿锦.介入治疗解剖学图谱.沈阳：辽宁科学技术出版社，2007.

[4] 王海杰，谭玉珍.实用心脏解剖学.上海：复旦大学出版社，2007.

[5] 宋一璇，姚青松.心脏传导系统解剖与组织病理学彩色图谱.广州：广东科技出版社，2000.

[6] 纪荣明.心脏的临床应用解剖学图谱.上海：上海第二军医大学出版社，2004.

[7] 凌凤东.心脏解剖与临床.北京：北京大学医学出版社，2005.

[8] 朱晓东.心脏外科解剖学：临床标本剖析.北京：人民卫生出版社，2011.

[9] SAREMI F，SÁNCHEZ-QUINTANA D，MORI S，et al.Fibrous skeleton of the heart：anatomic overview and evaluation of pathologic conditions with CT and MR imaging. Radiographics，2017，37（5）：1330–1351.

[10] KHAN A A，LIP G Y H.The prothrombotic state in atrial fibrillation：pathophysiological and management implications. Cardiovascular Research，2019，115（1）：31–45.

[11] DE PAULIS R，SALICA A.Surgical anatomy of the aortic valve and root-implications for valve repair.Ann Cardiothorac Surg，2019，8（3）：313–321.

[12] MORI S，TRETTER J T，SPICER D E，et al.What is the real cardiac anatomy?Clin Anat，2019，32（3）：288–309.

[13] DE ALMEIDA M C，SPICER D E，ANDERSON R H.Why do we break one of the first rules of anatomy when describing the components of the heart?Clin Anat，2019，32（4）：585–596.

[14] ANDERSON R H，BOLENDER D，MORI S，et al.Virtual reality perhaps，but is this real cardiac anatomy?Clin Anat，2019，32（4）：468.

[15] JENSEN B，SPICER D E，SHEPPARD M N，et al.Development of the atrial septum in relation to postnatal anatomy and interatrial communications.Heart，2017，103（6）：456–462.

[16] TAVERNE Y J H J，SADEGHI A，BARTELDS B，et al.Right ventricular phenotype，function，and failure：a journey from evolution to clinics.Heart Fail Rev，2021，26（6）：1447–1466.

[17] BUCKBERG G D，NANDA N C，NGUYEN C，et al.What is the heart?anatomy，function，pathophysiology，and misconceptions.J Cardiovasc Dev Dis，2018，5（2）：33.

[18] PICAZO-ANGELIN B，ZABALA-ARGÜELLES J I，ANDERSON RH，et al.Anatomy of the normal fetal heart：the basis for understanding fetal echocardiography.Ann Pediatr Cardiol，2018，11（2）：164–173.

[19] BAUER M.Cardiovascular anatomy and pharmacology.Basic Sciences in Anesthesia，2017，195–228.

[20] ROBINSON S，RING L，AUGUSTINE D X，et al.The assessment of mitral valve disease：a guideline from the British Society of Echocardiography.Echo Res Pract，2021，8（1）：G87–G136.

第 2 章

超声心动图与血流动力学训练营

>>>>>>>>>>>>>>>>>>>>>>>>>

第一节 引言及常见原理

超声心动图具有非侵入性、成像实时便捷和诊断准确率高等特点，在心血管疾病的诊疗中起着重要作用。超声医师应全面系统地认识和理解在各种疾病状态下的血流动力学改变，这也是超声心动图诊断疾病的基础，其在疾病的转归和预后中也有重大意义。本章将对血流动力学基本原理，常见的心脏瓣膜病、心肌病、先天性心脏病的血流动力学进行详细阐述。

一、心脏的血液循环

根据血液在人体内的循环途径，将全身的血液循环分为体循环（图2-1-1）和肺循环（图2-1-2）。

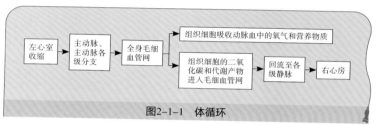

图2-1-1 体循环

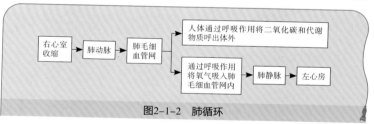

图2-1-2 肺循环

体循环又称为大循环，由于左心室收缩，将左心室内含有氧气和营养物质的动脉血射入主动脉，再随着主动脉各级分支、毛细血管运输到全身各个组织器官。组织物质交换的场所位于毛细血管网，细胞吸收利用动脉血中的氧气和营养物质，同时将产生的二氧化碳及代谢产物排出，经毛细血管回流至各级静脉，最后汇入右心房。

肺循环又称为小循环，静脉血回流至右心房后，经三尖瓣流入右心室，最后通过右心室的收缩，将含有二氧化碳及代谢产物的静脉血射入肺动脉。肺动脉再通过肺内毛细血管网进行气体交换，人体通过呼吸作用将二氧化碳和代谢物质呼出体外，同时将氧气吸入肺毛细血管网内，将静脉血变成含氧的动脉血，最终经过4支肺静脉汇入左心房。

二、心内血流模式

1.实际流体的流动状态

（1）层流：当血管腔各段直径基本一致时，血液在管腔中以相同方向做规则的分层流动，无横向交错运动。其特征为中心处流速最快，边缘处流速最慢，中心与边缘之间的血流速度依次递减，即血管腔中的每一层流动的血液都具有超声可以测量的方向和流速（图2-1-3）。

（2）湍流：当雷诺数（Re）＞2000时，稳定的层流开始变成湍流。雷诺数（Re）与血液流速（v）、管腔直径（d）和血液密度（ρ）呈正相关，而与黏度（η）呈负相关，公式表示为$Re=(vd\rho)/\eta$。湍流是指血流方向和速度都紊乱的血流。在心血管疾病中，湍流常发生在瓣膜狭窄口、反流口及心内分流口。血液流经狭窄处流线集中，当进入下游宽大的管腔时，则会发生血流方向和速度的分散，即表现为流线具有多种方向且血流速度分布紊乱（图2-1-4）。

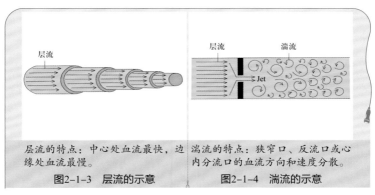

图2-1-3　层流的示意

层流的特点：中心处血流最快，边缘处血流最慢。

图2-1-4　湍流的示意

湍流的特点：狭窄口、反流口或心内分流口的血流方向和速度分散。

（3）涡流：当血流通过重度狭窄口时，其流线发生显著变化。以多种方向和速度做无规律的运动，并形成多个小的旋涡，速度有快有慢，方向杂乱。

2.血流速度轮廓图

血流速度轮廓图是指在心内特定位置和心脏周期特定横断面速度的空间分布。当血流轮廓图"平坦"时（图2-1-5），代表层流中所有的平行线流均为相同的流速；当图像为"抛物线"时（图2-1-6），则表示血管中央的流速高，靠近血管壁的地方流速低。

心内血流轮廓图的影响因素主要包括血流逐渐变细、流量加速及入口处几何形态改变。通常正常的心内血流速度轮廓图为相对平坦的图形。近端主动脉、肺动脉、二尖瓣及三尖瓣的血流速度轮廓图相对平坦，而其下游血流空间分布会发生变化，如升主动脉的血流速度轮廓图会变得倾斜，主动脉弓内侧是高速血流，而外侧是低速血流。

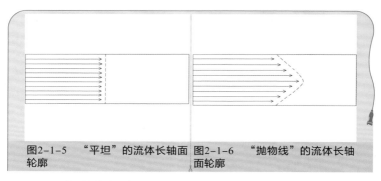

图2-1-5 "平坦"的流体长轴面轮廓　图2-1-6 "抛物线"的流体长轴面轮廓

三、多普勒超声原理及常见分类

波源与接收器之间的相对运动而引起的接收频率与发射频率之间的差异称为多普勒频移，这种物理效应被称为多普勒效应。多普勒技术指根据多普勒方程计算出声源与反射体之间的相对运动速度（图2-1-7）。多普勒方程式如下。

$$F_d = 2f_0 v\cos\theta/c$$

式中，F_d：多普勒频移；f_0：发射频率；v：血流速度；θ：声速与血流夹角；c：超声波在人体组织中的传播速度，即1540 m/s。

在心脏超声心动图检查中，能产生多普勒信号的成分有2种：血液中流动的红细胞和运动的心肌。因血流和心肌运动速度不同，血流表现为高频移、低振幅，而心肌则表现为低频移、高振幅。在临床应用中，多普勒超声主要包括彩色多普勒血流成像、频谱多普勒成像、组织多普勒成像。

1.彩色多普勒血流成像

彩色多普勒血流成像（color Doppler flow imaging，CDFI）的基本原理是通过伪彩色编码技术，以红、蓝、绿为三基色显示血流颜色，朝向探头方向的为红色，背离探头方向的为蓝色，血流呈湍流时则表现为五彩镶嵌的花色血流。CDFI能动态观察血流的流动方向、速度、有无反流及分流等（图2-1-8）。

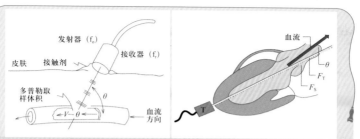

多普勒方程。血流速度 V 可以通过血流的声速（c）、探头频率（F_T）、背向散射频率（F_S）以及 $Cos\theta$（超声束和血流方向之间）来计算。T: 探头。

图2-1-7　人体血流多普勒测量示意

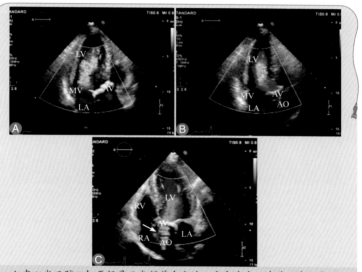

A.在心尖三腔心切面记录二尖瓣前向血流，方向为左心房进入左心室，CDFI显示为红色血流（朝向探头）；B.在心尖三腔心切面记录主动脉瓣前向血流，方向为左心室进入主动脉，CDFI显示为蓝色血流（背离探头）；C.在心尖五腔心切面记录主动脉瓣狭窄处的血流，CDFI显示为五彩镶嵌的花色血流（箭头）。LV: 左心室；RV: 右心室；RA: 右心房；AO: 主动脉；LA: 左心房；MV: 二尖瓣；AV: 主动脉瓣。

图2-1-8　CDFI表现

2.频谱多普勒成像

　　频谱多普勒成像能显示血流的方向与速度，其将多普勒频移大小以频谱曲线的方式显示，包括脉冲波多普勒（pulse wave，PW）和连续波多普勒（continuous wave，CW）。这两者的区别见表2-1-1。

　　PW的优势在于采用单个换能器即可对血流进行定位分析。一个脉冲波激发一组超声波发射到人体组织，间隔一定时间后，第二个脉冲波激发下一组超声波发射。每秒所发射的脉冲数为脉冲重复频率。受脉冲重复频率限制，PW不能准确测量高速血流（图2-1-9）。

CW主要用于高速血流的定量分析，包括发射超声波和接收反射波的两组换能器，记录的是取样线上的所有速度的集合。该技术不受深度和速度的限制，但是不能对高速血流进行定位（图2-1-10）。

表2-1-1 PW和CW的定义、特点及临床应用

	定义	特点	临床应用
PW	间断发射超声波，在间歇期接收回波以测定背向散射信号的深度	可测量取样处的血流速度，能对血流进行定位，但是测量速度有限	用于记录特定位置的低速血流，如正常的瓣膜处、左室流出道及流入道血流速度
CW	连续发射超声波，并在声束的整个路径接收多普勒信号	可测定声束方向上的最高流速，但是不能对其进行定位	用于测量高速血流，如瓣膜狭窄处或反流时的高速血流

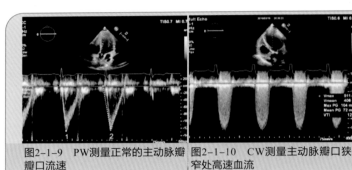

图2-1-9 PW测量正常的主动脉瓣瓣口流速　　图2-1-10 CW测量主动脉瓣口狭窄处高速血流

3.高脉冲重复频率多普勒

高脉冲重复频率多普勒主要应用于血流速度较高的情况，是一种介于PW和CW之间的技术。在实际工作中，其主要是通过提高频谱多普勒的量程来实现脉冲多普勒和高脉冲重复频率多普勒的切换。

4.彩色多普勒能量图

彩色多普勒能量图可以提取多普勒信号中的能量信号强度，主要显示的是血流中与散射相对应的能量信号。该技术主要用于显示微小血管，能较敏感地显示低速血流甚至平均速度为0的灌注区。

四、人体血流动力学原理

在超声心动图检查中，人体血流动力学的研究对象是血液。血液作为实际流体，由于其具有可压缩性、黏滞性及内摩擦的特点，会产生多种能量转化，分析起来较为复杂。因此为了便于分析，可将血液假想为一种不可压缩、无黏滞性的理想流体，从而根据能量

守恒的基本定律对血液进行一系列的力学分析。下面介绍超声心动图中常用的一些血流动力学分析原理。

1.连续方程

连续方程是质量守恒定律在流体力学中的应用。将血液假想为理想流体后，任取两个与管轴垂直的截面S_1和S_2，假设经过这2个截面的理想流体的速度为v_1和v_2，相同时间内流过两截面的流体流量相等，此为液体流动的连续性原理，方程式如下。

$$S_1v_1=S_2v_2$$

因此根据连续方程，当相同量的血液流经不同直径的截面时，截面越小，则该处速度越大。

2.伯努利方程

根据机械能守恒定律，一定质量的理想流体，在稳定流动时的压强（P）、动能（$1/2\rho v^2$）、势能（ρgh）之和为一常量（C），方程式如下（图2-1-11，表2-1-2）。

$$P_1+1/2\rho v_1^2+\rho gh_1=P_2+1/2\rho v_2^2+\rho gh_2$$
$$或 P+1/2\rho v^2+\rho gh=C$$

当液体在一水平管道中流动时，其高度（h）可记为0，因此伯努利方程中的ρgh为0，此时方程式如下。

$$P_1+1/2\rho v_1^2=P_2+1/2\rho v_2^2$$
$$\Delta P=P_1-P_2=1/2\rho（v_2^2-v_1^2）$$

在临床应用中，伯努利方程主要用于测量狭窄处前、后两端的压差。假设狭窄前的流速为v_1，动能为$1/2\rho v_1^2$，压强为P_1，狭窄处或狭窄稍后的流速为v_2，动能为$1/2\rho v_2^2$，压强为P_2。因为在狭窄处血流为高速射流，因此v_1远小于v_2，将v_1忽略不计后，伯努利方程可简化为$\Delta P=1/2\rho v_2^2$。将压强和流速单位换算为毫米汞柱（mmHg）和米/秒（m/s）后，则简化的伯努利方程式如下。

$$\Delta P\approx 4v_2^2$$

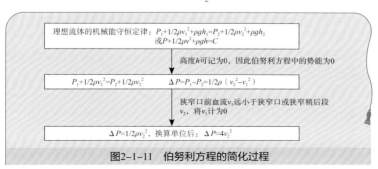

图2-1-11　伯努利方程的简化过程

表2-1-2　连续方程和伯努利方程的常见临床应用及原理

临床应用	血流动力学原理
三尖瓣反流估测肺动脉收缩压	当右室流出道无梗阻、无心室及动脉水平分流时，肺动脉主干收缩压（PASP）=右心室的收缩压=三尖瓣反流（$4v_{TR}^2$）+右心房压（P_{RA}），因此超声心动图可用三尖瓣反流来估测肺动脉压。计算公式：$PASP=4v_{TR}^2+P_{RA}$
二尖瓣反流估测左心室压	根据理想流体力学原理，当心脏为正常血流动力和解剖结构的情况下，在左心系统中，肱动脉收缩压=左心室收缩压=二尖瓣反流压差+左心房压；梗阻性肥厚型心肌病常伴有二尖瓣反流，超声心动图可以利用伯努利方程计算出二尖瓣反流压差，从而计算得到左心室收缩压和左室流出道压差。计算公式：左心室收缩压=左心房压差+二尖瓣反流压差（$4v_{max}^2$）=左室流出道压差+肱动脉收缩压
主动脉瓣跨瓣压差	根据简化后的伯努利方程，$\Delta P \approx 4v^2$，超声心动图可根据主动脉瓣口前向血流速度，计算主动脉平均跨瓣压差，从而对主动脉瓣狭窄病变进行分级
主动脉瓣口面积	根据连续方程，经过左室流出道的血流量等于经过主动脉瓣的血流量。计算公式：主动脉瓣口面积（AVA）=左室流出道面积（CSA_{LVOT}）×左室流出道速度时间积分（VTI_{LVOT}）/主动脉瓣速度时间积分（VTI_{AV}）
房室水平分流压差	在测得分流峰值流速后，可利用伯努利方程计算得出房室水平分流压差，从而进行肺动脉收缩压的估测及其他方面的应用。计算公式：水平分流压差=$4v_{分流}^2$

（隆吉俐）

第二节　心脏瓣膜病与血流动力学

　　心脏瓣膜病是我国常见的心血管疾病之一，常见的病因为风湿热、退行性改变、黏液样变性、先天性畸形、缺血性改变、创伤、感染等。随着社会的发展、人口老龄化加剧，瓣膜病的病因谱正在发生变化。退行性瓣膜病变的比例逐渐增加，风湿性病变的发生率则在不断减少。目前，退行性瓣膜病变已经成为瓣膜狭窄、关闭不全的主要病因之一。此外，缺血性心脏病也引发了瓣膜病变的增加。随着病因方面的改变，瓣膜病的诊断和治疗策略也发生了变化。

　　超声心动图是检测心脏瓣膜病的重要方法，主要通过彩色和频谱多普勒成像对心脏瓣膜病进行诊断、评估和分度。因此，充分了解心脏瓣膜病的血流动力学表现，对于超声心动图的正确使用具有重要的指导意义。

　　人体的心脏瓣膜分为四组：二尖瓣、三尖瓣、主动脉瓣和肺动脉瓣。瓣膜病出现血流动力学障碍的形式分为狭窄和反流，或者两种状态同时并存。每组瓣膜都可能存在狭窄和（或）反流，可以仅为单组瓣膜病变，也可以有多组瓣膜受累。

瓣膜病的狭窄和反流会引起心脏负荷增加，心脏排血受阻，如果不加以干预，终将导致心力衰竭（简称心衰）。瓣膜狭窄主要引起心脏后负荷增加，半月瓣狭窄主要引起室壁的肥厚，房室瓣狭窄主要引起心房的扩大；瓣膜反流主要引起心脏前负荷增加，导致相邻房室的扩大。本节将按照狭窄和反流对四组瓣膜进行血流动力学分析。

一、主动脉瓣狭窄

主动脉瓣狭窄（aortic valve stenosis，AS）多为慢性、渐进性的过程，临床表现较轻，当患者出现症状时，往往预后较差。

成年人主动脉瓣口面积约为 $3 \sim 4 \ cm^2$，在瓣口面积减半之前，血液顺流速度仍保持正常，并且跨瓣压差较小。当主动脉瓣口面积明显减少（<1/2）时，收缩期主动脉瓣跨瓣压差会显著增高，导致左心室射血阻力增加。

由于狭窄是逐渐出现和进展的，左心室可发生适应性改变。收缩期心室腔压力升高会导致室壁向心性肥大，这是室壁张力维持正常的代偿性适应机制。

在心室代偿期，射血分数、心输出量和左心室舒张末期容积可长时间保持正常。然而，随着狭窄和肥厚的不断加重，左心室顺应性下降，舒张末期压力逐渐升高，从而导致舒张功能受损。舒张功能异常可引发临床症状。由于持续肥厚和间质纤维化，解除狭窄后部分症状可能仍会持续。

在一些重度主动脉瓣狭窄患者中，左心室因室壁肥厚容积减小；为维持正常的心输出量，心室收缩加强，可能出现较高的射血分数。射血分数在正常偏低范围时，提示疾病已进入失代偿期（图2-2-1）；此时超声医师要引起注意，并提示临床医师。

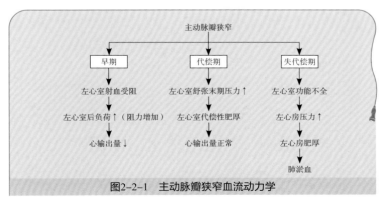

图2-2-1　主动脉瓣狭窄血流动力学

二、二尖瓣狭窄

二尖瓣狭窄（mitral stenosis，MS）的异常心室充盈动力学特点是二尖瓣跨瓣压差增加，继而引起左心房扩大。二尖瓣跨瓣压差取决于二尖瓣狭窄的严重程度、心输出量及心率，还有合并反流的程度。

正常二尖瓣口面积为4～6 cm²。一般而言，只有当瓣膜面积<2.5 cm²时，二尖瓣狭窄才能引起劳力性呼吸困难；当瓣膜面积<1.5 cm²时，才会在静息状态出现症状。

对于轻至中度二尖瓣狭窄患者，静息时左心房压力仅轻微增高，多无临床症状。但在运动或合并其他使心率加快的疾病时（如心房颤动），左心房压力可显著增加而引起症状。对于更严重的二尖瓣狭窄患者，通常在静息时左心房压力即显著升高。

单纯二尖瓣狭窄患者的左心室收缩压和舒张压通常正常。然而，如果狭窄十分严重，左心室充盈量和舒张末期容积（即前负荷）可能下降，导致每搏输出量和心输出量下降。此外，左心房压力长期升高可导致明显的心房重塑，而引起继发性的肺静脉压升高及肺动脉阻力增加。

左心房重塑：长期压力超负荷可导致一系列的左心房适应性改变，包括心肌肥厚、间质纤维化和几何结构重塑。这些变化容易造成机械性并发症，包括左心房心腔扩大、原位血栓形成和心房颤动。扩大的左心房可压迫左喉返神经，导致声音嘶哑（Ortner综合征）。

二尖瓣狭窄程度与左心房大小失匹配：如在良好的质量控制下，检查显示二尖瓣瓣口为重度狭窄，而左心房扩大程度较轻，与之不匹配时，提示心房扩张代偿能力弱，肺循环的排出阻力大，此时可检测到肺动脉压力显著增高（图2-2-2）。

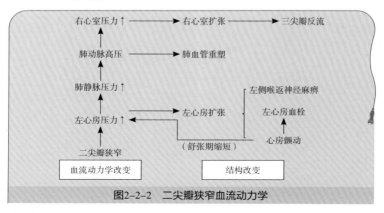

图2-2-2 二尖瓣狭窄血流动力学

三、三尖瓣狭窄

三尖瓣狭窄（tricuspid stenosis，TS）较为少见，多为器质性病变，将导致右心房与右心室之间持续存在舒张期压差。与二尖瓣相比，二维超声难以准确测量三尖瓣瓣口面积的横断面，因此瓣膜及瓣口的形态观察更为重要。

三尖瓣跨瓣压差随呼吸运动的变化较大。吸气和运动时，三尖瓣血流增加，压差随之增大；呼气时，三尖瓣血流减少，压差也随之减小。

三尖瓣明显狭窄一般都伴有右心房压力升高和体循环静脉淤血的临床特征，如颈静脉充盈、腹水和外周性水肿。

窦性心律下，三尖瓣狭窄患者的右心房压力升高，可能接近右心室收缩压。重度三尖瓣狭窄时（平均跨瓣压差＞5 mmHg），静息心输出量降低，且不能随呼吸运动增加。

三尖瓣狭窄时跨瓣压差的增加可能不显著，此时可参考以下指标。一般情况下，由于右心压力显著低于左心压力，因此与左心瓣膜狭窄时瓣口两侧压差明显增大不同，三尖瓣口两侧流速与压差增高均不够显著，但结构改变显著——右心房容积扩大，右心室容积减小（图2-2-3）。

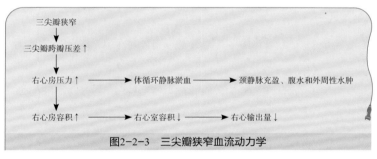

图2-2-3　三尖瓣狭窄血流动力学

四、肺动脉瓣狭窄

肺动脉瓣狭窄（pulmonary stenosis，PS）几乎均为先天性病变，可以单独存在也可以合并其他心脏畸形。

后天获得性肺动脉瓣狭窄极其罕见，类癌综合征是最常见的病因。肺动脉瓣狭窄主要表现为右心室排血受阻，肺动脉压力下降，右心室和肺动脉之间存在不同程度的压力阶差。右心室肥厚使心肌顺应性下降，舒张压升高。肺动脉瓣狭窄引起高速的过瓣血流，冲击肺动脉侧壁，引起肺动脉扩张。严重的肺动脉瓣狭窄可产生右心室心内膜下缺血、心肌梗死或纤维化（图2-2-4）。

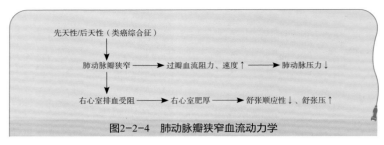

图2-2-4　肺动脉瓣狭窄血流动力学

五、主动脉瓣关闭不全

1.慢性主动脉瓣关闭不全

慢性主动脉瓣关闭不全（aortic regurgitation，AR）的血流动力学变化是舒张期血液从主动脉反流入左心室，导致左心室容量负荷额外增加。

机体代偿：为了能够适应左心室舒张末期容量负荷的增加，左心室内径和心脏包膜会充分扩张。这种扩张可以提高左心室腔的顺应性，从而减少充盈压的升高。扩大的舒张期容量允许左心室每搏输出量增加，维持正常的前向每搏量，以供应机体的正常血流。长期高负荷状态左心室壁将逐渐增厚、质量增加，以维持相对正常的左心室壁应力。

机体失代偿：随着病情的进展，左心室的心肌会受到明显损伤，导致它无法继续维持足够的机械应力，从而引起左心室收缩和舒张功能的失代偿，最终可能会导致心衰。

2.急性主动脉瓣关闭不全

在急性主动脉瓣关闭不全的情况下，舒张期左心室容量负荷会急剧增高，然而在短期内心室结构和心脏包膜无法迅速扩张，这限制了左心室容积的快速增加。因此，左心室的前向心输出量降低，左心室腔内压力急剧上升，特别是舒张期充盈压。

若关闭不全引起的反流量较大，在舒张末期左心室和主动脉腔内的压力将会达到平衡，左心室舒张压也会超过左心房压，引起二尖瓣提前关闭。这一现象防止了舒张期高压向左心房和肺循环系统传输。然而，如果合并了二尖瓣关闭不全，左心室舒张压将会传导至肺循环，结果是肺循环压力迅速增高并导致急性肺水肿。同时，左心室舒张压过高还会显著降低冠状动脉对心肌的血液供应。

急性主动脉瓣关闭不全发生时，心脏交感神经系统会增强兴奋，使心肌收缩力和心率增加，以保持心输出量相对正常。同时，交感神经的兴奋还会导致体循环血管阻力升高，从而维持相对正常的动脉灌注压力（图2-2-5）。

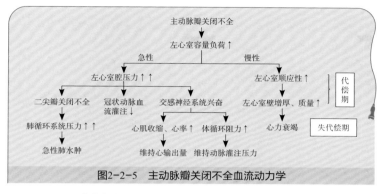

图2-2-5　主动脉瓣关闭不全血流动力学

六、二尖瓣关闭不全

1.慢性二尖瓣关闭不全

二尖瓣关闭不全（mitral regurgitation，MR）主要造成左心房和左心室容量负荷增加，导致血流动力学改变。机体通过调节左心房和左心室的容量-压力关系来进行代偿。

与左心功能的关系：左心室收缩功能的增强是二尖瓣关闭不全的初步结果。该病情会导致左心室在舒张末期的容量增加以及搏出量增加，同时左心房压力也会升高，左心室射血阻力减少。这种情况下，即使心肌收缩力下降，左心室功能仍然可以得到维持。此外，在收缩晚期，左心室的压力和室壁应力均会减少，从而导致左心室缩短分数的增加以及总输出量的增加。左心室的扩大程度取决于多个因素，包括反流量、左心室的泵血能力、周围压力水平、动脉阻力和顺应性等。如果持续存在容量和压力过载，最终会导致心肌功能受损，左心室收缩功能逐渐减弱，进入失代偿期。值得注意的是，在评估左心功能时，二尖瓣关闭不全中的反流量只是一个决定因素，其他因素如左心房的机械特性和反流口的大小同样重要。

对右心功能的影响：左心房平均压与肺静脉血流速度密切相关。无论二尖瓣关闭不全的程度如何，左心房压力越高，肺静脉血流速度下降的幅度就越大。当二尖瓣反流对准肺静脉时，肺静脉血流速度的下降更为显著，特别是在伴有左心房高压的情况下。多个因素决定了二尖瓣关闭不全对肺静脉血流速度的影响，包括反流口的方向、反流量以及左心房的压力等。当肺静脉血流速度减慢时，会导致肺静脉和肺毛细血管的压力升高，从而引起肺淤血，最终导

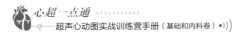

致肺动脉高压和右心衰竭的发生。左心室慢性扩大也会对右心室几何形态及功能产生一定影响。

2.急性二尖瓣关闭不全

急性二尖瓣关闭不全主要引起左心室扩张，心室收缩力严重下降，导致左心衰竭（图2-2-6）。

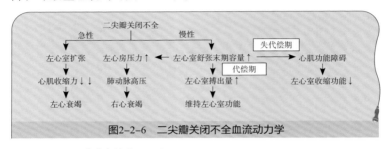

图2-2-6 二尖瓣关闭不全血流动力学

七、三尖瓣关闭不全

三尖瓣关闭不全（tricuspid regurgitation，TR）大多数为功能性的，少数是由器质性三尖瓣病变引起的，如获得性风湿性左心瓣膜病的合并病变。

三尖瓣关闭不全的程度取决于三尖瓣环内径大小、右心室收缩力和肺动脉高压程度。

功能性关闭不全的瓣叶形态基本正常，但瓣叶对合不良，通常是由肺动脉高压或右心室负荷增加导致的三尖瓣扩张所致。器质性三尖瓣关闭不全主要是由炎症、创伤及一些先天性疾病引起。原发性三尖瓣关闭不全较为罕见。

对于轻中度的三尖瓣关闭不全，患者机体多可代偿，无明显症状。当出现重度三尖瓣关闭不全时，右心室的收缩会导致血液主要流入右心房，从而增加右心房的容量负荷并使压力逐渐升高。这种情况逐渐引起代偿性的心房壁增厚和扩大，同时也使右心室逐渐增厚和扩大。长期负荷的加重最终导致心力衰竭的发生。

功能性三尖瓣关闭不全，反流速度快时，提示右心室收缩压增高，如可能存在右心室流出道狭窄、肺动脉瓣狭窄或肺动脉高压等。

功能性三尖瓣关闭不全是超声上常用的评估肺动脉压力的方法，做好质量控制可满足临床监控肺动脉压变化趋势的需要。

功能性三尖瓣关闭不全的反流速度减慢，与右心功能降低的疾病相关，例如右心室型心肌病。通常情况下，这种疾病会伴随右心房-腔静脉扩大、中心静脉压力增高以及右心功能的严重降低。在整个心动周期中，右心房压力始终高于右心室压力，而三尖瓣则会持续处于开放状态。由于右心室收缩能力不足，肺动脉血流速度也会下降。

器质性三尖瓣反流如果与左心瓣膜病变并存，三尖瓣关闭不全的反流速度不恒定，与是否存在肺动脉高压及其程度相关。如不合并明显的左心瓣膜病变，反流流速一般不高，结构改变包括腱索断裂、瓣叶脱垂、感染性心内膜炎的瓣叶损害、三尖瓣叶缺如或部分缺如等（图2-2-7）。

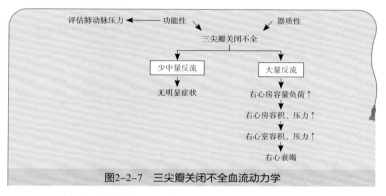

图2-2-7　三尖瓣关闭不全血流动力学

八、肺动脉瓣关闭不全

肺动脉瓣关闭不全（pulmonary regurgitation，PR）是指由于肺动脉瓣结构和功能异常，导致心室舒张期血液由肺动脉反流至右心室的心脏瓣膜病变。

肺动脉瓣关闭不全主要以功能性为主，引起本病的原因较多，以继发于肺动脉高压最常见。

肺动脉瓣少中量的反流很少引起明显的临床症状，重度肺动脉瓣反流会引起右心室负荷的加重，右心室扩大，右心房的压力也会增高，晚期会出现右心衰竭（图2-2-8）。

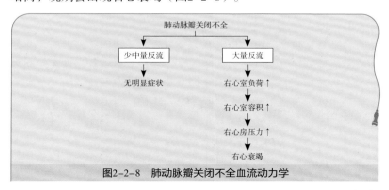

图2-2-8　肺动脉瓣关闭不全血流动力学

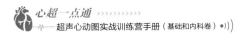

九、二尖瓣、主动脉瓣联合瓣膜病

1.二尖瓣狭窄合并主动脉瓣关闭不全

二尖瓣狭窄合并主动脉瓣关闭不全是最常见的联合瓣膜病。这两种病变会引起相应的病理生理改变，并对左心室容量负荷产生相反的影响。

通常情况下，二尖瓣狭窄较为严重，而主动脉瓣关闭不全较轻。这种组合病变的病理生理改变与单纯二尖瓣狭窄相似。如果主动脉瓣关闭不全也比较严重，血流动力学会发生复杂的改变。二尖瓣狭窄限制了左心室充盈，缓解了主动脉瓣关闭不全对左心室容积的影响。相反地，主动脉瓣关闭不全减少了二尖瓣狭窄导致的左心室缩小，所以左心室室壁变化发生得比较晚。

患者可能只有轻度左心室扩大，并且通常伴有肺动脉高压。

2.主动脉瓣狭窄合并二尖瓣关闭不全

风湿性心脏病通常导致主动脉瓣狭窄合并二尖瓣关闭不全，这是一种严重的联合瓣膜病变。

主动脉瓣狭窄严重时，常伴有不同程度的继发性二尖瓣关闭不全。具体表现为左心室收缩期，血液通过关闭不全的二尖瓣反流至左心房，导致左心房压力和肺静脉压力升高。同时，大量血液逆流至左心房会减少进入主动脉的血液量，降低心排出量，从而导致周围组织灌注不足。

此外，二尖瓣关闭不全还可降低左心室排血阻力，掩盖了主动脉瓣狭窄引起的早期左心室收缩功能不全。

如果心房颤动合并存在，左心房收缩能力减弱，前向的血流速度将进一步下降，从而导致心功能不全。

3.二尖瓣狭窄合并主动脉瓣狭窄

这种联合瓣膜病变与单独存在的二尖瓣狭窄和主动脉瓣狭窄在病理生理上有所不同。常见表现为左心室肥厚和舒张功能障碍，导致左心室顺应性显著下降。

主动脉瓣狭窄引起的压力负荷会导致左心室向心性肥厚，并使左心室心腔变小。而二尖瓣狭窄则会导致左心室在舒张期无法充盈充分，也减小了左心室与主动脉瓣之间的压差。因此，病变结果为低流量和低压差，患者可能出现胸闷、晕厥等症状。

同时，左心房压力的升高也可能导致左心房扩大和肺淤血的迅速进展。心房颤动和左心功能不全的发生率也较高。当心率增快或发生快速心房颤动时，不仅舒张期缩短，心房收缩功能也会受到影响，增加了急性左心衰竭的风险。

4.二尖瓣关闭不全合并主动脉瓣关闭不全

二尖瓣关闭不全合并主动脉瓣关闭不全是一种常见的组合病变。这两种病变都会给左心室增加严重的容量负荷，降低排血阻力使心室更容易排空。二尖瓣关闭不全减少了左心室的后负荷，对心脏起到了相对保护作用。同时，左心室壁张力减小，使心室收缩速度增快。

长期承受左心室容量负荷会导致左心室扩张。主动脉瓣关闭不全的患者通过增加每搏输出量来保持心输出量，但与此同时存在二尖瓣关闭不全会使增加的血流量返回到左心房和肺静脉中。急性发作的二尖瓣关闭不全合并主动脉瓣关闭不全会使这种代偿机制失效。

急性二尖瓣关闭不全合并主动脉瓣关闭不全的患者往往比单一病变的患者更早出现肺水肿，而且肺水肿的程度更为严重、难以控制。如果这种联合瓣膜病缓慢进展，患者就会出现严重的肺淤血。

（杨　帅）

第三节　心肌病与血流动力学

心肌病的传统定义是指除外冠心病、高血压性心脏病、瓣膜性心脏病、肺源性心脏病、先天性心脏病和心包疾病等，以心肌病变为主要表现的一组心脏病。1995年世界卫生组织（World Health Organization，WHO）/国际心脏病学会和联合会（International Society and Federation of Cardiology，ISFC）的专家委员会对心肌病进行了重新定义和分类，将心肌病定义为伴有心功能障碍的心肌病变，分为扩张型心肌病、肥厚型心肌病、限制型心肌病、致心律失常型右室心肌病及未分类的心肌病。

心肌病也有一些特征性的血流动力学改变，常见的如梗阻性肥厚型心肌病存在特征性的高速狭窄血流信号，限制型心肌病表现为特征性的双心房扩大，扩张型心肌病表现为左心腔或全心腔的扩大。本节将讨论这些特征的形成原因，同时要注意心脏受负荷、药物和器械治疗影响比较大，在此过程中血流动力学也会产生动态变化。

一、扩张型心肌病

扩张型心肌病以左心室或双心室扩张及心肌收缩功能障碍为特

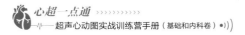

征，同时伴有心腔容量增加，表现为充血性心力衰竭。

扩张型心肌病表现为高容量、低动力特征，主要为心脏泵血功能衰竭，排血功能降低，残余血量增多，舒张末期压力增高，心脏扩大。

扩张型心肌病心腔逐渐扩大，瓣环逐渐扩张，导致二尖瓣、三尖瓣反流量增加，继而加重心脏容量负荷。

左心扩大导致全心扩大的机制：当心脏出现左心泵血功能衰竭，表现为左心扩大时，左心室舒张末压增高，继而引起左心房压力增加，形成逆行性肺动脉高压，从而引起右心扩大，右心衰竭，最终导致全心扩大。

由于心脏排血量减少引起相应的心力衰竭症状，心腔内血流缓慢，容易引起心脏内血栓形成（图2-3-1）。

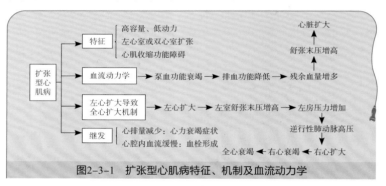

图2-3-1　扩张型心肌病特征、机制及血流动力学

二、肥厚型心肌病

肥厚型心肌病特点为左心室或右心室肥厚，通常是左室壁呈非对称性肥厚，以室间隔肥厚最为多见。根据血流动力学，肥厚型心肌病可分为梗阻性和非梗阻性两种类型。由于梗阻性肥厚型心肌病有明显的血流动力学改变，在此主要讨论这种肥厚型心肌病的血流动力学特点。

左室流出道梗阻的发生机制复杂，主要包含室间隔基底段增厚、二尖瓣前叶收缩期前向运动（systolic anterior motion，SAM）、二尖瓣及瓣下装置的结构或功能异常。流出道梗阻主要表现为心脏泵血功能障碍，肥厚的室间隔运动幅度减小，后壁心肌运动代偿性增强，整体心肌收缩力增强。晚期收缩功能降低，心搏量减少。

左心室中部梗阻原因通常有乳头肌肥厚、心室中部肥厚、乳头肌直接插入二尖瓣前叶或心尖–室间隔异常肌束等。心尖部透壁心肌瘢痕和室壁瘤形成可导致节段性心肌收缩功能受损、局部或整体血流动力学改变，从而导致心室扩张（类似于心肌梗死后出现的重构机制）及收缩功能障碍，最终发展为扩张型表现。

SAM征指在二尖瓣M型超声心动图中，收缩期CD段向室间隔方向（前方）移动，可能由血流动力学和解剖结构的因素共同造成。梗阻性肥厚型心肌病患者通常出现二尖瓣前叶冗长、乳头肌前移、室间隔突出、心腔狭小等。这些改变造成左室流出道狭窄，血流速度加快，流出道相对负压，吸引或推动二尖瓣前叶及腱索向前运动，同时SAM征导致收缩晚期二尖瓣前叶与后叶对合不良，并引起反流。但SAM征不是梗阻性肥厚型心肌病的特有征象，其他原因造成的室壁肥厚、心腔狭小都可能引起这种现象。

舒张功能障碍：心肌肥厚使心肌顺应性下降，心室舒张末压增高，心搏量减少，引起左心功能降低。如果病情进一步加重，舒张末压持续增高继发性引起肺动脉压力增高，可致全心衰竭（图2-3-2）。

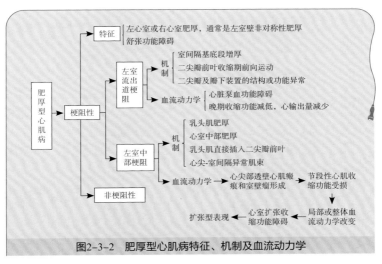

图2-3-2　肥厚型心肌病特征、机制及血流动力学

三、限制型心肌病

限制型心肌病是一种比较少见、类型特殊的心肌病。其特点为一侧或两侧心室存在限制性充盈及舒张期容量减少，其收缩功能正常或接近正常，心室壁增厚，可能伴增生的间质纤维化。临床上，限制型心肌病可以是特发性的，也可以伴发于其他疾病。

限制型心肌病的病理改变为心室内膜和（或）心肌纤维化，病变可累及左心室和（或）右心室，心室壁硬化，心室腔缩小或闭

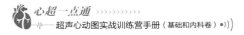

塞，心室舒张功能受损，心室肌收缩功能可正常或轻度降低。

右室心内膜心肌纤维化占优势的患者，右心室舒张末压增高；左室心内膜心肌纤维化占优势者，左心室舒张末压增高。心室充盈受限，导致左右心房压增高，双心房扩大，肺循环、体循环淤血等病理生理改变，包括肺动脉高压、下腔静脉扩张、心包积液等。

双心房扩大，可引起房室瓣环扩大，进而引起继发性反流。

限制型心肌病晚期，可引起收缩功能降低（图2-3-3）。

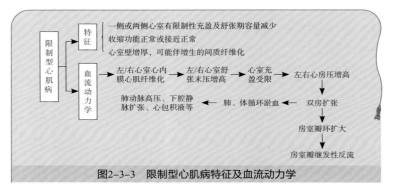

图2-3-3　限制型心肌病特征及血流动力学

四、致心律失常型右室心肌病

致心律失常型右室心肌病的病理特征为右心室心肌被纤维或脂肪组织取代，通常表现为局限性右心室病变，可逐渐进展为弥漫性右心室病变，偶可侵及左心室，最终导致左心功能不全。

右室壁变薄、功能障碍，引起右心室局部或整体扩大，并造成右心室功能不全，体循环淤血（图2-3-4）。

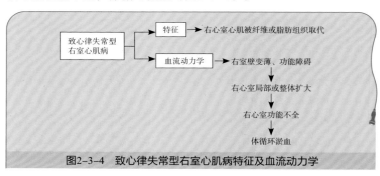

图2-3-4　致心律失常型右室心肌病特征及血流动力学

（陶　佳）

第四节　先天性心脏病与血流动力学

先天性心脏病的血流动力学相对复杂，由于心血管畸形会单独或者复合存在，因此其血流动力学取决于多种因素，其中不仅包括心血管畸形的类型、病变大小，还有年龄、发育情况、体循环及肺循环阻力、心脏功能，以及就诊时机等。虽然如此，先天性心脏病的血流动力学仍遵循心内血流动力学的基本原理，并需要从多方面进行思考和分析。

先天性心脏病病种繁杂，根据血流动力学特点可以对主要的先天性心脏病进行简单的分组。根据有无左右心之间血流交通分为有分流型和无分流型，前者又可根据分流方向分为左向右分流型和右向左分流型（图2-4-1）。

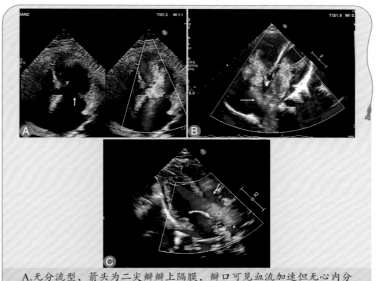

A.无分流型，箭头为二尖瓣瓣上隔膜，瓣口可见血流加速但无心内分流；B.左向右分流型，箭头为房间隔缺损处左向右分流；C.右向左分流型，箭头为法洛四联症中右心室向主室流出道的右向左分流。

图2-4-1　先天性心脏病分型的CDFI表现

（1）无分流型：先天性房室瓣及半月瓣病变（瓣膜狭窄或关闭不全）；流入道及流出道梗阻病变，如二尖瓣瓣上隔膜、右室流出道狭窄、主动脉瓣下狭窄、主动脉缩窄、矫正型大动脉转位等。

（2）左向右分流型：常见畸形有房间隔缺损、室间隔缺损、动脉导管未闭，少见的复杂畸形包括主动脉窦瘤破裂入右心、部分型心内膜垫缺损等。当患者发展为肺动脉高压时，可以转变为右向左分流型。

（3）右向左分流型：常见畸形包括法洛四联症、法洛三联症、右室双出口等，少见的畸形有完全型大动脉转位、三尖瓣闭锁、肺动脉闭锁、单心室等。

在先天性心脏病的诊断和分析中，分流量的差异是患者疾病程度、临床表现迥异的重要原因，其会受到多种因素的影响，且不同方向的分流类型所受到的主要影响因素也有所不同。

左向右分流型先天性心脏病主要表现为体循环向肺循环进行分流，导致体循环血减少而肺循环血增多，在未发展为肺动脉高压时血氧仍可保持正常。影响这类先天性心脏病分流量的主要因素包括：①体循环与肺循环阻力，对于室水平的分流，在没有大动脉交通和流出道梗阻时，分流量与体肺循环阻力比值呈正比，对于房水平的分流，其分流量与双心房间的瞬时压差有关，而这则取决于心房容量、心室顺应性等因素；②年龄与发育情况，正常情况下，胎儿从出生后到进行呼吸运动开始，肺动脉内阻力会逐渐下降直至达到成年人水平，当存在肺循环内血量增多的情况时，由于反应性的肺血管痉挛和中层增厚，肺动脉内阻力缓慢下降甚至逐渐上升，从而间接影响心内分流量；③分流部位，如房间隔缺损时，分流位于心房水平，主要导致右心容量增加，经三尖瓣血流增多，但较少引发肺血管病变，而室间隔缺损时，分流位于室水平，主要导致肺循环及左心血流量增加，更易引发肺血管改变，这些最终都影响着肺循环阻力，继而影响分流量。

右向左分流型先天性心脏病，分流既可以发生在心房水平，也可以是心室水平及大动脉水平，其主要使患者出现发绀症状，分流量的不同引起的发绀程度也不相同。影响这类先天性心脏病分流量的主要因素包括：①肺血流梗阻程度，当出现右室流出道肌性狭窄、痉挛或低氧造成肺血管收缩而体循环血管扩张时，患者会出现骤然的右向左分流量增加，引发"缺氧发作"；②胸腔内压力，当出现哭闹、屏气等动作或者使用机械通气时，胸腔内压力会升高，引起右向左分流量增加，肺循环血减少；③其他因素，如心动过速或脱水，会引发体循环阻力下降，继而导致右向左分流量的增加。表2-4-1列出部分常见先天性心脏病的血流动力学特征。

表2-4-1　部分常见先天性心脏病的血流动力学特征

先天性心脏病的类型	血流动力学简述	示意图
房间隔缺损	左心房→右心房分流（低速分流）→部分左心腔血进入右心→肺动脉（肺循环血量增加，肺动脉压力增高）；主要形态或继发改变：右心扩大，很多也伴有左心房增大，肺动脉增宽；提示：右心容量负荷增加，且低速分流，临床症状轻，肺动脉压力增高有限	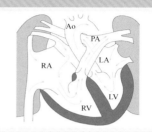
室间隔缺损	左心室→右心室分流（高速分流）→肺动脉→肺循环→左心房→左心室；主要形态或继发改变：左心扩大，肺动脉增宽多见；提示：①室水平分流速度很高，且在收缩期进入右室，对右室扩大影响有限，但对肺循环影响大，并使左心容量迅速增加，引起左心扩大；②出现室水平分流减少甚至双向分流，意味着肺动脉压力和阻力增高	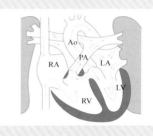
动脉导管未闭	主动脉→肺动脉→肺循环→肺静脉→左房→左室；主要形态或继发改变：左心扩大，粗大导管可引起肺动脉高压；提示：动脉水平分流速度高，且呈连续性，血流增加主要在肺循环、左心房和左心室内，故引起左心扩大，肺循环压力增高	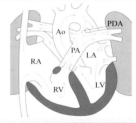
完全型心内膜垫缺损	由心房和心室水平的分流、房室瓣的反流所致；主要形态或继发改变：全心增大，较早出现肺动脉高压，发绀；提示：完全型心内膜垫缺损会同时存在心房、心室及房室瓣反流，造成全心负荷增加、肺血流量增加，且血液混合在一起，容易在肺动脉高压升高时造成发绀	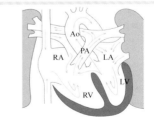

续表

先天性心脏病的类型	血流动力学简述	示意图
矫正型大动脉转位	心房、心室和大动脉连接均异常，但右房腔静脉血仍进入肺动脉，左房肺静脉血仍进入主动脉，血流动力学维持正常；主要形态或继发改变：单独存在时，既没有容量负荷过重也没有发绀症状，晚期可出现解剖右心室扩大；提示：由于解剖右心室承受主动脉压力，部分患者晚期会出现解剖右心室功能降低、解剖右室壁肥厚三尖瓣关闭不全；其他临床表现主要与合并畸形造成的病理生理有关	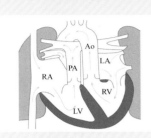
完全型大动脉转位	体肺循环相互独立，右心房→右心室→主动脉，左心房→左心室→肺动脉，体循环血液不能进入肺循环以进行气体交换获得氧气（单循环体系），如不存在交通，患儿将无法生存；主要形态或继发改变：主要是发绀，肺动脉压力增高，可伴有左心室退化，右心室扩大；提示：房、室和（或）动脉之间的交通是患儿存活的必要前提；由于右心室与高阻力的主动脉连接，胎儿期较厚的右室壁不仅不退化变薄，并且可进一步增厚，右心室可扩大，而左心室连接肺动脉，如无明显的肺动脉瓣或瓣下的狭窄，左心室面对低阻低压力的肺循环，随着时间的推移，左室壁可退化，其收缩强度下降；而肺动脉血流量大，肺动脉压力增高，大多数患者在新生儿期即可出现临床症状	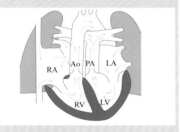
法洛四联症	主要改变是漏斗间隔向前移位，导致右室流出道狭窄，室间隔缺损和主动脉骑跨；右心室→肺动脉（血流减少）→左心（血流减少）→与右室血一起射入主动脉→右房室负荷增加；主要形态或继发改变：右心室增大，右室壁肥厚，右向左分流引起发绀，肺血流量减少，左心腔变小；提示：法洛四联症临床症状与右室流出道和肺动脉狭窄程度、室间隔缺损大小相关，当右室流出道狭窄较轻时，室水平可保持一定的左向右分流，发绀可不严重	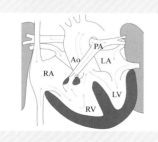

续表

先天性心脏病的类型	血流动力学简述	示意图
右心室双出口	病理分型较为复杂，由于血流出口均在右心室，左心室血流需通过室间隔缺损进入右心室（左向右分流），最后两心室血流均汇集于右心室，一般右心室双出口根据室间隔位置、肺动脉瓣有无狭窄进行分型，不同分型血流动力学不尽相同；主要形态或继发改变：右心增大（合并右室发育不良时可不增大），发绀，肺血少或多；提示：右心室双出口的临床症状根据有无肺动脉瓣狭窄而不同。①伴肺动脉瓣狭窄者，临床表现与室间隔缺损合并肺动脉瓣狭窄类似；②肺动脉瓣狭窄重者，主动脉血氧饱和度低，与法洛四联症相似，均可出现发绀；③无肺动脉狭窄者，临床症状与大量左向右分流伴肺动脉高压者相似，生长发育滞缓，早期可发生心力衰竭，易患呼吸道感染，如室间隔缺损在主动脉下，临床无发绀或轻度发绀，室间隔缺损在肺动脉下，则自幼即发绀	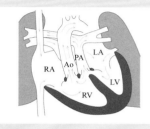
肺动脉闭锁（室间隔完整）	右心房→右心室→肺动脉，主动脉→动脉导管 / 体肺侧支→肺动脉→左心房→左心室→主动脉，同时右心血→房间隔→左心房→变为混合血（乏氧），右心腔压力力增高可能引起右室心肌冠状窦间隙开放，合并冠状动脉狭窄或阻塞累及 2 支以上血管时，心肌靠右心室供血；主要形态或继发改变：类似法洛四联症；提示：动脉导管的存在是患者生存的重要原因，90% 的患儿出生时或出生短时间内出现青紫，并呈进行性加重，发绀的程度与通过动脉导管或其他体肺侧支的血流量有关，约半数患者在 2 周内死亡与导管关闭有关，存活者体 – 肺分流量小，则发绀重伴杵状指（趾），生长发育迟缓，体 – 肺流量大，则发绀较轻，易患呼吸道疾病或心力衰竭，三尖瓣明显关闭不全者可发生肝大、外周水肿等右心衰竭的症状	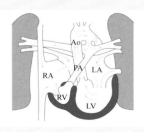

续表

先天性心脏病的类型	血流动力学简述	示意图
肺动脉闭锁（室间隔缺损）	肺动脉闭锁合并室间隔缺损的患者，可因有良好平衡的肺血供应而无症状或症状轻微，或因肺血过多而导致充血性心力衰竭，但临床最常见的是因肺血供应不足而出现发绀与杵状指（趾）	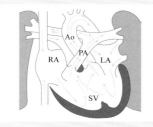
单心室	属于较为复杂的一种畸形，左/右心房血流→单心室→狭窄肺动脉（肺血少）或是正常肺动脉（肺动脉高压）→左心房→单心室→主动脉（混合血，发绀）；主要形态或继发改变：整体心脏扩大，心力衰竭，发绀；提示：①图示为双流入道单心室畸形，由于同一心室腔接受来自腔静脉心房与肺静脉心房的血液，其病理生理取决于体静脉血流与肺静脉血流在主心室腔内混合的程度，但血流的混合程度受向大动脉排血阻力的影响，无主动脉或肺动脉狭窄的患者容易造成心力衰竭；②主动脉瓣及周围狭窄的患者发绀症状最重；③肺动脉瓣及周围轻中度狭窄的患者能较好地平衡肺动脉压力和血流量的影响，而重度狭窄者患者发绀较重	
主动脉弓离断	缺损→右心室→肺动脉；主要形态或继发改变：肺动脉明显增粗，肺动脉高压，差异性发绀（下半身有发绀，上半身无发绀）；提示：①图示为A型主动脉弓离断，左心室血射入主动脉时，由于存在主动脉弓中断，在不同位置中断了从左心室来的血液供应，这些部位主要靠主肺动脉经过未闭的动脉导管进行逆向供血；②该类畸形通常合并较大的室间隔缺损，使得左心室的动脉血更易经右心室进入主肺动脉，患者多伴有差异性发绀	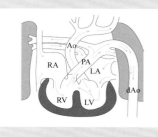

注：蓝箭头：体静脉乏氧血流；红箭头：来自肺静脉富氧血；LA：左心房；LV：左心室；RA：右心房；RV：右心室；PA：肺动脉；AO：升主动脉；PDA：动脉导管；SV：单心室；DAO：降主动脉。

超声医师理解先天性心脏病的血流动力学，对于该类疾病的诊治具有非常重要的价值。当患者心脏结构的病变情况与血流动力学、临床情况不符时，超声医师需要仔细求证是否存在诊断错误、遗漏或者忽略了某些疾病的诊断；当同一种先天性心脏病由于患者代偿或个体影响表现出稍有差异的血流动力学变化时，超声医师需要熟悉常见的先天性心脏病血流动力学改变和影响因素，做到心中有数，处事不乱。

（孟庆龙）

参考文献

[1] 姜玉新，冉海涛.医学超声影像学.2版.北京：人民卫生出版社，2016.

[2] 杨舒萍，沈浩霖.临床心脏超声影像学.北京：人民卫生出版社，2011.

[3] 吴伟春.超声心动图规范化诊断精要.北京：中国医药科技出版社，2020.

[4] 胡盛寿.阜外心血管外科手册.北京：人民卫生出版社，2006.

[5] 王新房，谢明星.超声心动图学.5版.北京：人民卫生出版社，2016.

[6] 马宁，金兰中.实用小儿心血管超声诊断.北京：科学技术文献出版社，2019.

[7] 里见元义.先天性心脏病超声精细讲解：切面解剖、血流动力学和诊断详要.王建华，赵映，译.北京：科学出版社，2018.

[8] 孟庆龙，王浩.心脏瓣膜病诊治进展及超声心动图的应用探索.中华医学超声杂志（电子版），2021，18（10）：913-916.

[9] 尹立雪.主动脉瓣关闭不全的超声心动图量化评估及临床应用.中华医学超声杂志（电子版），2021，18（10）：921-925.

[10] 吴兰平，孙锟.二尖瓣病变的血流动力学研究进展.国外医学：心血管疾病分册，2004，31（3）：148-150.

[11] MEMBERS W C，OTTO C M，NISHIMURA R A，et al.2020 ACC/AHA guideline for the management of patients with valvular heart disease：executive summary：a report of the American college of cardiology/American heart association joint committee on clinical practice guidelines.J Am Coll Cardiol，2021，77（4）：450-500.

[12] NISHIMURA R A，O'GARA P T，BAVARIA J E，et al.2019 AATS/ACC/ASE/SCAI/STS expert consensus systems of care document：a proposal to optimize care for patients with valvular heart disease：a Joint Report of the American Association for Thoracic Surgery，American College of Cardiology，American Society of Echocardiography，Society for Cardiovascular Angiography and Interventions，and Society of Thoracic Surgeons.Catheter Cardiovasc Interv，2019，94（1）：3-26.

[13] BAUMGARTNER H，FALK V，BAX J J，et al.2017 ESC/EACTS Guidelines for the management of valvular heart disease. Eur Heart J，2017，38（36）：2739-2791.

[14] VESELKA J，ANAVEKAR N S，CHARRON P.Hypertrophic obstructive cardiomyopathy.Lancet，2017，389（10075）：1253-1267.

[15] STOUT K K，DANIELS C J，ABOULHOSN J A，et al.2018 AHA/ACC guideline for the management of adults with congenital heart disease：a report of the American college of cardiology/American heart association task force on clinical practice guidelines.J Am Coll Cardiol，2019，73（12）：e81-e192.

第 **3** 章

超声心动图常用指标测量训练营

>>>>>>>>>>>>>>>>>>>>>>>>

引言

本章将以"文字+视频"的形式讲解和归纳指南中临床常用的超声心动图指标的规范化测量方法，内容主要参考2016年《中国成年人超声心动图检查测量指南》，并补充参考了2019年美国超声心动图学会（American Society of Echocardiography，ASE）发布的《成人经胸超声心动图指南》、2020年中华医学会超声医学分会发布的《超声心动图评估心脏收缩和舒张功能临床应用指南》、2020年英国超声心动图学会（British Society of Echocardiography，BSE）发布的《超声心动图检查中心脏尺寸和功能的正常参考范围》《成人右心超声心动图检查》等指南。

第一节　采集建议及注意事项

（1）体位选择：在采集胸骨旁切面、心尖切面时，建议采用左侧或平卧位；采集胸骨上窝切面、剑突下切面时，建议采用平卧位。

（2）心动周期及时相的选择：建议以心电图T波终点定义为心室收缩末期，以QRS波R波峰尖定义为心室舒张末期，但是为了确定心室舒张末期和收缩末期，超声医师在参考心电图的同时，应同时参考二尖瓣运动和腔室内径变化。测量时相：心室舒张末期为房室瓣关闭的前一帧或心室腔内径最大时，心室收缩末期为房室瓣开放的前一帧或心室腔内径最小时，主动脉瓣环内径及左室流出道内径是在收缩中期的瓣膜开放最大时。

（3）所有径线测量的取样线都应当尽可能与被测量界面垂直。

（4）肺动脉内径在舒张末期测量，此时所测内径并非肺动脉最大内径。

（蔡雨琪　刘彦芳）

第二节　常用指标的测量

一、主动脉内径和血流速度测量

需要注意的是，男性主动脉内径的测值明显高于女性，且随着年龄的增长，主动脉内径会逐渐增加。主动脉内径和血流速度测量见表3-2-1。

表3-2-1　主动脉内径和血流速度测量

测量指标	切面和时相	测量要点	正常值
主动脉瓣环内径	胸骨旁左心室长轴切面，收缩中期	①调节图像显示主动脉瓣环、聚焦主动脉瓣环；②测量点取自右冠瓣附着点内缘到无冠瓣附着点内缘	男性为 16.4 ~ 26.2 mm 女性为 15.1 ~ 24.1 mm
主动脉窦部内径		①采用前缘到前缘的测量方法；②主动脉窦部内径测量时应避开右冠状动脉开口的漏斗部；③在冠状动脉窦与升主动脉起点的交界处测量主动脉窦管交界内径	男性为 23.8 ~ 36.4 mm 女性为 21.3 ~ 33.5 mm
主动脉窦管交界内径	胸骨旁左心室长轴切面，舒张末期		男性为 26 ~ 32 mm 女性为 23 ~ 29 mm
升主动脉内径	胸骨旁左室长轴切面，舒张末期	①窦管交界处上方 2 cm 处测量；②采用前缘到前缘方法测量	男性为 20.4 ~ 35 mm 女性为 19 ~ 32.8 mm
主动脉弓内径	胸骨上窝主动脉弓长轴切面，收缩末期	测量位置为无名动脉与左颈总动脉开口位置之间	男性为 17.1 ~ 31.7 mm 女性为 16.4 ~ 29.8 mm
降主动脉内径		测量位置为左锁骨下动脉远心端 1 cm 处	男性为 12.8 ~ 27 mm 女性为 12.4 ~ 25 mm
主动脉瓣血流频谱：①主动脉瓣峰值流速；②主动脉瓣速度 – 时间积分	心尖五腔心切面，收缩期	①取样容积 1 mm，放置在主动脉瓣尖水平，测量光标置于血流频谱信号顶点得到主动脉瓣收缩期血流峰值速度，用 trace 描记血流频谱外侧边缘得到主动脉瓣速度 – 时间积分，在描记血流频谱信号外缘应勾勒明显的血流信号边界，排除弱的、不均匀的、低幅度的杂波；②若主动脉瓣存在反流，可用连续多普勒测量反流峰值流速和压力半降时间	主动脉瓣收缩期峰值流速（m/s）：男性为 0.79 ~ 1.65 女性为 0.84 ~ 1.74
降主动脉收缩期峰值血流速度	胸骨上窝主动脉弓长轴切面，收缩期	PW 的取样容积 3 ~ 5 mm，放置在左锁骨下动脉开口远心端 1 cm 降主动脉内	

注：*请扫二维码观看视频。

二、左心室径线、容积及功能测量

左心室径线、容积的测值，男性明显高于女性，随着年龄的增长，室间隔厚度、左室后壁厚度、左室质量也逐渐增加，而左心室舒张末期内径和左心室舒张末期容积随着年龄增长略减小，左室射血分数在不同年龄和不同性别间的差异无统计学意义（表3-2-2）。

表3-2-2　左心室径线、容积及功能测量

测量指标	切面和时相	测量要点	正常值
室间隔厚度	胸骨旁左室长轴切面，舒张末期	①此切面无明显乳头肌；②测量垂直于左心室长轴，在二尖瓣腱索水平或紧贴二尖瓣瓣尖进行测量；③测量室间隔时应尽量避免将右室肌小梁、调节束或三尖瓣结构包括进测量径线；④测量左室后壁时应避免将二尖瓣和乳头肌纳入测量径线	男性为 6.4 ～ 11.4 mm 女性为 5.6 ～ 10.6 mm
左心室舒张末期内径			男性为 38.4 ～ 54 mm 女性为 36.7 ～ 49.7 mm
左室后壁厚度			男性为 6.3 ～ 11.1 mm 女性为 5.5 ～ 10.3 mm
左心室收缩末期内径	胸骨旁左室长轴切面，收缩末期	①在左心室腔容积最小时测量；②垂直于左心室长轴，在二尖瓣腱索水平或紧贴二尖瓣瓣尖测量（如果室间隔存在孤立的隆起，测量位置应稍向心尖部移动，避开隆起部位）	男性为 22.6 ～ 38.4 mm 女性为 20.8 ～ 35.4 mm
M 型超声：室间隔厚度，左心室舒张末期内径，左心室后壁厚度，左心室收缩末期内径，左心室质量指数	胸骨旁左室长轴切面	①测量线经过二尖瓣腱索水平或紧贴二尖瓣瓣尖，且垂直于心内膜测量；②避免测量乳头肌及左室内肌束；③计算左心室质量指数时，需提前输入患者身高、体重	由于 M 型超声测量左心室质量指数时是利用公式计算的，因此在左心室过大或过小、室壁节段性运动异常、心腔形变时，计算结果不准确，此时不推荐使用。左心室质量指数：男性为77.6 ～ 194 g/m² 女性为57.1 ～ 157.5 g/m²
左室流出道内径	胸骨旁左室长轴切面，收缩中期	测量点取自室间隔左室面内缘到二尖瓣前叶内缘，在主动脉瓣环下方 3 ～ 10 mm 处测量	男性为 13.6 ～ 25 mm 女性为 12 ～ 23 mm
左心室容积（舒张末期和收缩末期）、左心室射血分数		采用二维双平面 Simpson 法和三维法进行测量。①二维双平面 Simpson 法：连接心电图确定舒张末期和收缩末期时相，聚焦左心室，只显示左心室、二尖瓣和左心房的一小部分，左室心尖应在视野中居中，且使腔室的长轴达最大，分别在舒张末期和收缩期的心尖四腔和两腔心对心腔 – 内膜边界进	左心室舒张末期容积（mL）：男性为45.9 ～ 127.5 女性为37.7 ～ 106.7 左心室收缩末期容积（mL）：男性为12.4 ～ 50 女性为8.4 ～ 43.6 左心室射血分数（%）：男性为52.6 ～ 76.2 女性为52.8 ～ 77.2

测量指标	切面和时相	测量要点	正常值
		行勾画，乳头肌、肌小梁作为心腔的一部分，两腔和四腔心切面之间的左室长度差异应 < 10%；②三维法：聚焦左心室，调整图像清晰完整并使帧频达到 16 Hz 以上 [a]	
左心室流出道峰值血流速度、左心室流出道速度时间积分	心尖五腔心切面，收缩期	①取样容积（5 ~ 10 mm）置于左室流出道中央距离主动脉瓣近心端 5 mm 处（我国指南建议左心室流出道收缩期速度和速度时间积分应在主动脉瓣下 1 cm 处测量，取样线尽量与左心室流出道长轴平行）；②频谱信号狭窄，呈快速上冲式，若频谱信号增宽，可能是取样容积太靠近主动脉瓣，应该重新定位；③若存在狭窄，左室流出道直径应在获得最高流速的同一位置测量	左心室流出道峰值血流速度： 男性为 0.56 ~ 1.46 m/s 男性为 0.57 ~ 1.43 m/s
二尖瓣口 E 峰血流速度	心尖四腔心切面，舒张期	① PW 的取样容积 1 ~ 3 mm，放置在开放的二尖瓣尖水平尽可能与血流方向平行；②二尖瓣 E 峰减速时间：从 E 波峰值到 E 波基线之间的时间，A 波持续时间：A 波从起始点到回到基线的时间 [b]；③如果二尖瓣狭窄，或为人工瓣膜、成形术后，则用连续多普勒测量血流峰值流速、平均跨瓣压差和压力减半时间；④若二尖瓣存在反流，可用连续多普勒获得二尖瓣反流频谱，测量二尖瓣反流峰值流速、反流速度时间积分	男性为 0.44 ~ 1.18 m/s 女性为 0.48 ~ 1.3 m/s
二尖瓣口 A 峰血流速度			男性为 0.28 ~ 1.06 m/s 女性为 0.27 ~ 1.17 m/s
二尖瓣口 E 峰血流减速斜率			
二尖瓣 E 峰减速时间			男性为 79 ~ 264 ms 女性为 81 ~ 254 ms
A 波持续时间			男性为 61 ~ 240 ms （40 ~ 49 岁：39 ~ 271 ms） 女性为 49 ~ 262 ms （40 ~ 49 岁：27 ~ 296 ms）
E/A			男性为 0.42 ~ 2.22 女性为 0.36 ~ 2.36
二尖瓣环间隔侧 e 峰速度	心尖四腔心切面，舒张期	组织多普勒取样容积 5 ~ 10 mm，使其能充分的捕捉到瓣环的运动，测量角度尽量与多普勒光束平行	男性为 4 ~ 15.8 cm/s 女性为 3.8 ~ 16.4 cm/s
二尖瓣环间隔侧 a 峰速度			男性为 5.3 ~ 13.5 cm/s 女性为 4.8 ~ 13 cm/s
二尖瓣环侧壁侧 e 峰速度			男性为 5.7 ~ 15.9 cm/s 女性为 5.5 ~ 15.3 cm/s
二尖瓣环侧壁侧 a 峰速度			男性为 5.4 ~ 20.6 cm/s 女性为 5.2 ~ 21.2 cm/s
M 型超声：二尖瓣波群	胸骨旁左室长轴切面	取样线经过二尖瓣前后叶，观察二尖瓣前后叶随时间变化曲线	梗阻性肥厚型心肌病可见二尖瓣 SAM 现象

续表

测量指标	切面和时相	测量要点	正常值
二尖瓣环内径	心尖四腔心切面，舒张末期	建议用于评估二尖瓣环大小的方法包括：在心尖四腔心切面上测量左右径，在胸骨旁长轴切面上测量前后径；舒张早期心室充盈峰值时的最大直径，应在瓣叶最大程度开放的一帧图像上，于瓣叶铰链点的内缘至内缘进行测量；三尖瓣环内径测量同二尖瓣环内径测量	

注：a表示2015年美国超声心动图协会指南建议，有条件时优先使用三维法测量左心室容积；b某些心脏传导阻滞的患者可能出现E波和A波融合，A波的起始点在E波的减速线上，E波＞20 cm/s，此时无法测量DT减速时间，此时E/A减低，A波升高。请扫码观看视频。

注：*请扫二维码观看测量视频。

三、左心房径线、容积及功能测量

左心房增大反映舒张功能障碍的严重程度、病程及左心房压力增高。我国汉族成年人左心房内径、容积参数的测值，男性明显高于女性，在男女两性中均随着年龄的增长而增加（表3-2-3）。

表3-2-3　左心房径线、容积及功能测量

测量指标	切面和时相	测量要点	正常值
左心房前后径	胸骨旁左室长轴切面，收缩末期	①首选二维线性测量；②从主动脉远端后壁取垂直线到左心房后壁，测量游标置于主动脉根部主动脉窦和左心房后壁前缘；③采用内缘对内缘的方法；④测量时避开膨大的无冠窦窦壁和肺静脉开口	左心房前后径的测量重复性好，心房重构时是不均匀的扩大，因此前后径不应作为左心房大小的单一测量法，正常值范围： 男性为23.5～38.7 mm 女性为22～36.8 mm
左心房长径	心尖四腔心切面，收缩末期	在二尖瓣环的中点向心房顶部中心心房内缘的连线，避免右上肺静脉开口（不一定垂直于二尖瓣环平面）	男性为35.2～58.4 mm 女性为33.7～56.5 mm
左心房横径		在左心房中段水平测量横径，并与长径垂直	男性为26.7～44.7 mm 女性为26.2～43 mm
左心房面积	心尖四腔心切面，收缩末期	在心尖四腔心切面，从二尖瓣环的一侧开始沿着心内膜描记，直到另一侧瓣环，不包含左心耳和肺静脉入口	男性为8.4～21 cm² 女性为8.4～19.4 cm² 左心房容积在临床上比较常用，因此常规测量左心房面积的必要性不大

续表

测量指标	切面和时相	测量要点	正常值
左心房容积	心尖四腔心切面、心尖两腔心切面，收缩末期	采用双平面Simpson法和面积长度法（面积长度法的测值大于双平面Simpson法，首选双平面Simpson法），分别在四腔心、两腔心切面，确定左心房长径，不包含肺静脉和左心耳	男性为15.3 ~ 60.7 mL 女性为13.8 ~ 55.8 mL 左心房容积/体表面积 > 34 mL/m² 时，提示左心房增大，左室顺应性降低

注：*请扫二维码观看测量视频。

四、右心室径线、容积及功能测量

右心室径线、容积及功能测量见表3-2-4。

表3-2-4 右心室径线、容积及功能测量

测量指标	切面和时相	测量要点	正常值
右心室前壁厚度	胸骨旁左室长轴切面，舒张末期	右心室前壁厚度和右心室前后径测量应与左心室舒张末径测量在同一水平	男性为2.1 ~ 6.1 mm 女性为2.2 ~ 5.8 mm
右心室前后径			男性为14.7 ~ 29.9 mm 女性为14 ~ 28.2 mm
右心室流出道近端前后径	胸骨旁左室长轴切面，舒张末期	垂直于右心室长轴，测量游标置于右心室前壁和室间隔基底部与主动脉交界处	20 ~ 30 mm*
右室流出道近端内径	胸骨旁大动脉短轴切面，舒张末期	在肺动脉瓣环瓣下2 cm处测量	21 ~ 35 mm*
右室流出道远端内径		在肺动脉瓣近端使用内边缘至内边缘方法测量	17 ~ 27 mm*
右心室基底段横径	心尖四腔心切面、聚焦右心室的心尖四腔心切面，舒张末期	聚焦右心室，切面能完整显示右心室，右心室基底段横径：在右心室基底段1/3处测量的最大横径	男性为22.2 ~ 42.2 mm 女性为19.6 ~ 39.2 mm
右心室中段横径		在右心室中段（乳头肌水平）测量中段横径	男性为16.5 ~ 36.9 mm 女性为14.8 ~ 33.6 mm
右心室长径		在三尖瓣环中点向心尖做一条直线	男性为37.1 ~ 75.1 mm 女性为34.8 ~ 68.6 mm
右心室面积、右心室面积变化分数	聚焦右心室的心尖四腔心切面，舒张末期、收缩末期	①聚焦右心室，切面能完整显示右心室；②分别在舒张期和收缩期沿右心室血液组织界面从三尖瓣环到心尖再回到三尖瓣环勾画一圈，包含乳头肌、肌小梁和调节束；③右心室面积变化分数=（右心室舒张末期面积–右心室收缩末期面积）/右心室舒张末期面积×100%	推荐右心室面积变化分数的正常值范围为42% ~ 56%，右心室面积变化分数<35%，提示右心室收缩功能障碍*

续表

测量指标	切面和时相	测量要点	正常值
右心室游离壁厚度	剑突下四腔心切面，舒张末期	在三尖瓣腱索水平测量，可在局部放大确定心内膜和心外膜后测量	右室游离壁厚度正常值范围：男性为 2.2 ~ 6.6 mm 女性为 2.2 ~ 6.2 mm 超过即为右心室增厚，提示右心室压力负荷过重
M 型超声：三尖瓣环收缩期位移	心尖四腔心切面	①光标沿右室游离壁对齐，尽可能垂直于侧壁三尖瓣环；②测量三尖瓣环从舒张末期至收缩末期向心尖移动的距离	推荐三尖瓣环收缩期位移正常值范围为 20.5 ~ 27.5 mm，当＜17 mm 时，提示存在右室收缩功能降低 *
右心室流出道峰值流速	胸骨旁右心室流出道切面，收缩期	① PW 的取样容积 4 ~ 5 mm，放置在右室流出道中心，在肺动脉瓣瓣下 2 cm 处测量；②若肺动脉瓣存在反流，应用 CW 测量舒张期血流信号，舒张末期速度即为反流流速，以估测肺动脉平均压	右室流出道峰值流速（m/s）：男性为 0.41 ~ 1.07 女性为 0.43 ~ 1.05
三尖瓣口 E 峰血流速度	心尖四腔心切面，舒张期	① PW 的取样容积 1 ~ 3 mm，放置在开放的瓣叶尖端；②呼吸对血流有显著影响，使用频谱多普勒记录至少 1 个呼吸循环的三尖瓣前向血流信号，在吸气末测量或取整个呼吸周期的平均值；③若三尖瓣存在反流，可用 CW 测量反流峰值流速，以估测肺动脉收缩压	男性为 0.31 ~ 0.81 m/s 女性为 0.32 ~ 0.86 m/s
三尖瓣口 A 峰血流速度			男性为 0.2 ~ 0.64 m/s 女性为 0.19 ~ 0.67 m/s
三尖瓣环侧壁瓣环 s' 速度	心尖四腔心切面，收缩期	游标经心尖测定三尖瓣收缩峰值速率，多普勒超声束需要与右室游离壁长轴运动方向平行	男性为 8.1 ~ 17.9 cm/s 女性为 8.1 ~ 17.5 cm/s

注：*LANG R M，BADANO LP， MOR-AVI V，et al.Recommendations for cardiac chamber quantification by echocardiography in adults：an update from the American Society of Echocardiography and the European Association of Cardiovascular Imaging.J Am Soc Echocardiogr.2015，28（1）：1-39.e14.https://doi.org/10.1016/j.echo.2014.10.003.

请扫码观看测量视频。

五、右心房径线、容积及功能测量

右心房径线、容积及功能测量见表3-2-5。

表3-2-5　右心房径线、容积及功能测量

测量指标	切面和时相	测量要点	正常值
右心房长径	心尖四腔心切面，收缩末期	在三尖瓣环连线中点向心房底部连线，避免上腔静脉口	男性为 35.2 ～ 53.6 mm 女性为 32.3 ～ 50.7 mm
右心房横径		在右心房中段水平测量横径，与长径连线垂直	男性为 26.4 ～ 44.4 mm 女性为 23.9 ～ 40.7 mm
右心房面积	心尖四腔心切面，收缩末期	从三尖瓣环的一侧开始沿着心内膜描记，直到另一侧瓣环，确定右心房长径，不包含右心耳和上腔静脉、下腔静脉	[a] 男性 ≤ 22 cm² 女性 ≤ 19 cm²
右心房容积		采用单平面碟片法	[b] 男性为 18 ～ 32 mL 女性为 15 ～ 27 mL

注：a　ZAIDI A，KNIGHT D S，AUGUSTINE D X，et al.Echocardiographic assessment of the right heart in adults：a practical guideline from the British Society of Echocardiography.Echo Res Pract，2020，7（1）：G19-G41.

b　LANG R M，BADANO LP，MOR-AVI V，et al.Recommendations for cardiac chamber quantification by echocardiography in adults：an update from the American Society of Echocardiography and the European Association of Cardiovascular Imaging.J Am Soc Echocardiogr.2015，28（1）：1-39.e14.https://doi.org/10.1016/j.echo.2014.10.003.

请扫码观看视频。

六、其余大血管径线测量

其余大血管的径线测量见表3-2-6。

表3-2-6　其余大血管的径线测量

测量指标	切面和时相	测量要点	正常值
主肺动脉内径	胸骨旁大动脉短轴切面，舒张末期	肺动脉瓣环远端 1 cm 处测量	男性为 15.2 ～ 26.2 mm 女性为 15.1 ～ 24.1 mm
左、右肺动脉内径		在肺动脉分叉远端 1 cm 处测量，采用内缘至内缘的方法进行测量	右肺动脉内径： 男性为 7.6 ～ 17.4 mm 女性为 7 ～ 16.8 mm 左肺动脉内径： 男性为 8 ～ 17.4 mm 女性为 7.5 ～ 16.9 mm

续表

测量指标	切面和时相	测量要点	正常值
肺动脉瓣血流峰值速度、肺动脉瓣速度时间积分	胸骨旁大动脉短轴切面，收缩期	①取样容积置于肺动脉瓣瓣上远心端 1 cm 处管腔中央；②测量光标置于血流频谱信号顶点，得到肺动脉瓣收缩期血流峰值速度；③用 trace 描记血流频谱外边缘得到肺动脉瓣速度时间积分	肺动脉瓣血流峰值流速（m/s）：男性为 0.63 ~ 1.37女性为 0.62 ~ 1.32
肝静脉血流S 波、D 波及 A 波	剑突下肝静脉切面，全心动周期	① PW 的取样容积 3 ~ 5 mm，光标放置在肝静脉内，距离肝静脉与下腔静脉交汇处约 1 ~ 2 cm；②肝静脉血流受呼吸影响大，因此应采集至少 1 个呼吸循环，指南建议在呼气末测量 S 波和 D 波的峰值血流速度	
肺静脉血流 S 波、D 波及 A 波或 Ar 波	心尖四腔心切面，全心动周期	① PW 的取样容积 3 ~ 5 mm，放置在肺静脉与左心房交界处近端约 10 mm 处；②右上肺静脉或者右下肺静脉血流与多普勒取样线趋近平行；③每一波的实际峰值速度测量不是常规检查的一部分，但在某些情况下，可以测量肺静脉 A 波持续时间，以便与二尖瓣 A 波持续时间进行比较	S/D 与年龄相关，S/D 常＜1，提示左心顺应性较好，左心室充盈压较低，随着年龄的增长，S/D 常＞1
下腔静脉内径	剑突下下腔静脉切面	①患者取仰卧位；②测量位置在下腔静脉入右心房口近端 2 cm 处；③通常在深呼气末测量最大内径	见 M 型超声正常值
M 型超声：下腔静脉内径，下腔静脉吸气塌陷率	剑突下下腔静脉切面	① M 型超声取样线放置于下腔静脉汇入口远心端 2 cm 处并与下腔静脉前后管壁垂直；②在吸气末期和呼气末期测量下腔静脉内径；③下腔静脉吸气塌陷率=（呼气末内径－吸气末内径）/呼气末内径；④下腔静脉内径和吸气时内径塌陷率与右心房压相关	下腔静脉内径＜2.1 cm，吸气塌陷率＞50%，右心房的压力范围为 0 ~ 5 mmHg；如下腔静脉内径＞2.1 cm，吸气塌陷率＜50%，则右心压力增高（10 ~ 20 mmHg）；若下腔静脉内径和塌陷率不属上述两种情况，则右心房压力介于二者之间（5 ~ 10 mmHg）

注：*请扫二维码观看视频。

（蔡雨琪　刘彦芳）

参考文献

[1] 中华医学会超声医学分会超声心动图学组.中国成年人超声心动图检查测量指南.中华超声影像学杂志，2016，25（8）：645-666.

[2] 中华医学会超声医学分会超声心动图学组，中国医师协会心血管分会超声心动图专业委员会.超声心动图评估心脏收缩和舒张功能临床应用指南.中华超声影像学杂志，2020，29（6）：461-477.

[3] ZAIDI A，KNIGHT D S，AUGUSTINE D X，et al.Echocardiographic assessment of the right heart in adults：a practical guideline from the British Society of Echocardiography. Echo Res Pract，2020，7（1）：G19-G41.

[4] HARKNESS A，RING L，AUGUSTINE D X，et al.Normal reference intervals for cardiac dimensions and function for use in echocardiographic practice：a guideline from the British Society of Echocardiography.Echo Res Pract，2020，7（1）：G1-G18.

[5] MITCHELL C，RAHKO P S，BLAUWET L A，et al.Guidelines for performing a comprehensive transthoracic echocardiographic examination in adults：recommendations from the American society of Echocardiography.J Am Soc Echocardiogr，2019，32（1）：1-64.

[6] LANG R M，BADANO L P，MOR-AVI V，et al.Recommendations for cardiac chamber quantification by echocardiography in adults：an update from the American Society of Echocardiography and the European Association of Cardiovascular Imaging.J Am Soc Echocardiogr.2015，28（1）：1-39.e14.https://doi.org/10.1016/j.echo，2014，10，003.

第 **4** 章

超声心动图与心功能评估训练营

>>>>>>>>>>>>>>>>>>>>>>>>>>>>

引言

　　心腔大小和功能的定量测定是心脏影像学的基石。超声心动图具有独一无二的实时显示心脏的能力，加之其普及性和灵活性的优点，已成为最常用的评估心脏功能的诊断方法，尤其是在便捷、准确地评估左心室收缩功能方面起着非常重要的作用。此外，在临床上，超声心动图也担负着评估心室、心房的功能。本章将结合国内外指南，对心功能常用方法和指标进行详解，旨在指导超声医师学习超声心动图以正确评估心室及心房的功能。

第一节　左心室收缩功能的超声评估

　　左心室收缩功能包括整体收缩功能和局部收缩功能。临床所指的心脏收缩功能，主要是指左心室整体收缩功能。左心室整体收缩功能主要通过超声以各种方法和技术，计算出左心室舒张末期和收缩末期容积、左心室射血分数、衍生出来的每搏输出量和心输出量。同时，组织多普勒和心肌应变技术也可以通过房室瓣环的运动和整体心脏的各个不同方向的形变来评估左心室整体收缩功能。

　　左心室局部收缩功能的超声评估通常包括观察和测量局部心肌运动、室壁增厚率、应变或应变率值及组织多普勒的频谱波形，左心室局部功能的评估将在组织多普勒技术、心肌应变技术及冠状动脉粥样硬化性心脏病（简称冠心病）章节中详细讲解，此章不再重复叙述。

一、超声评估左心室整体收缩功能的常用技术和指标

　　目前指南推荐，M型超声、二维或三维超声通过分析图像来评估左心室整体收缩功能。一般通过测量左心室舒张末期和收缩末期内径或容积来推算左心室缩短分数、左心室射血分数、每搏输出量、心输出量和心指数。新近发展的斑点追踪技术中，左心室整体纵向应变值也被指南推荐为评估左心室整体收缩功能的有效指标之一。左心室射血分数是临床最常用的评估左心室整体收缩功能的指标，其测量方便、快捷、重复性高，但仍受患者心率与心律的影响，如持续性心房颤动、窦性心动过速、完全性左束支

传导阻滞，建议运用双平面Simpson法至少测量2次左心室射血分数并取平均值。

二、常用超声评估左心室整体收缩功能指标的采集要点

1.诊断指标：左心室缩短分数

测量要点：M型超声，胸骨旁左心室长轴切面，取样线尽量垂直于前间隔与左心室后壁，测量左心室舒张末期和左心室收缩末期内径（图4-1-1）。优点：重复性好，时间分辨率高。局限性：单维，左心室形态异常时不适用。

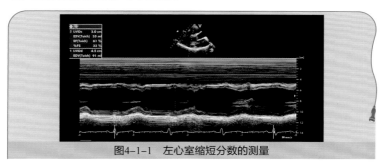

图4-1-1 左心室缩短分数的测量

2.诊断指标：左心室射血分数

（1）测量要点：二维双平面Simpson法，心尖四腔心切面与心尖两腔心切面（图4-1-2）。优点：测量方法较一维方法更准确；缺点：测量所需时间长，切面短缩，声窗影响大，心内膜显示不清时重复性差。

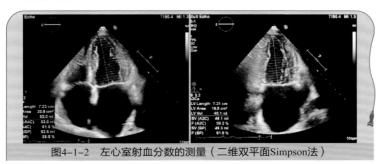

图4-1-2 左心室射血分数的测量（二维双平面Simpson法）

（2）测量要点：三维容积法，心尖四腔心切面（图4-1-3）。优点：无几何学假设，不受心腔短缩影响。局限性：依赖图像质量，测值低估。

3.诊断指标：左心室整体纵向应变

（1）测量要点：二维斑点追踪技术，心尖四腔心切面、心尖两腔心切面、心尖三腔心切面（图4-1-4）。优点：早期观察左心室功能。局限性：依赖图像质量，帧频；切面短缩。

（2）测量要点：三维斑点追踪技术，心尖四腔心切面（图4-1-5）。优点：简单方便，可信度高。局限性：依赖图像质量，帧频。

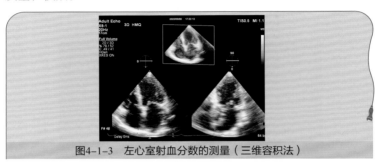

图4-1-3 左心室射血分数的测量（三维容积法）

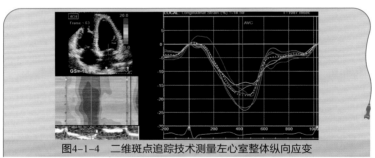

图4-1-4 二维斑点追踪技术测量左心室整体纵向应变

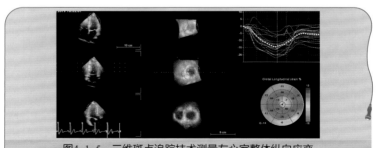

图4-1-5 三维斑点追踪技术测量左心室整体纵向应变

三、左心室整体收缩功能指标

左心室整体收缩功能指标的计算公式及正常值范围见表4-1-1。

表4-1-1　左心室整体收缩功能指标的计算公式及正常值范围

参数	公式	正常值	
		男性	女性
LVEF	LVEF=（LVEDV–LVESV）/ LVEDV	52% ~ 72%	54% ~ 74%
LVFS	LVFS=（LVIDD–LVIDS）/ LVIDD	≥ 25%	≥ 25%
GLS（LV）	GLS=（MLs–MLd）/MLd	< –20%（即其绝对值> 20%）	< –20%（即其绝对值> 20%）
SV	SV=LVEDV–LVESV	60 ~ 80 mL	60 ~ 80 mL
CO	CO= 心率 ×SV	4.5 ~ 6.0 L/min	4.5 ~ 6.0 L/min
CI	CI=CO/ 体表面积	3.0 ~ 3.5 L/（min·m²）	3.0 ~ 3.5 L/（min·m²）

注：LVEF：左心室射血分数；LVEDV：左心室舒张末期容积；LVESV：左心室收缩末期容积；LVFS：左心室缩短分数；LVIDD：左心室舒张末期内径；LVIDS：左心室收缩末期内径；GLS（LV）：左心室整体纵向应变；MLs：左心室心肌收缩末期长度；MLd：左心室心肌舒张末期长度；SV：每搏输出量；CO：心输出量；CI：心指数。
资料来源：LANG R M，BADANO L P，MOR-AVI V，et al.Recommendations for cardiac chamber quantification by echocardiography in adults：an update from the American Society of Echocardiography and the European Association of Cardiovascular Imaging.Eur Heart J Cardiovasc Imaging，2015，16（3）：233-270.

（马　红）

第二节　左心室整体舒张功能的超声评估

　　心力衰竭包括收缩性和舒张性心力衰竭，舒张性心力衰竭约占心力衰竭患者的一半，是指心室舒张功能异常导致心室充盈不良而引发的心力衰竭，其血流动力学的特点是左心室容积减少和舒张末压升高，左心室射血分数正常或轻度减小。考虑到舒张性心力衰竭存在一定的主观性，在2021年欧洲心脏病学会发布的《急慢性心力衰竭诊断和治疗指南》中将左心室射血分数正常的舒张性心力衰竭称为左心室射血分数保留的心力衰竭（heart failure with preserved ejection fraction，HFPEF），这种诊断方法比舒张性心力衰竭相对容易和客观。

　　超声心动图是目前在临床上评估左心室舒张功能的常用方法，当舒张功能出现异常时称为左心室舒张不全（left ventricular diastolic dysfunction，LVDD），也称为左心室舒张功能障碍/舒张功能降低，也就是心室松弛功能不全使心室充盈变慢或心室顺应性不良、膨胀受限导致心室充盈障碍。左心室舒张不全前期不一定会有症状，但可能会进展为症状性心力衰竭。在基于10 000人的研究中，左心室舒张不全的患病率为12.7%，其中11.5%是无症状的左心室舒张不全，1.3%患有HFPEF。

　　HFPEF和左心室舒张不全不尽相同，左心室舒张不全是反映左心室松弛或顺应性不良的状态，间接反映左心室充盈压的增高，而HFPEF需要有心力衰竭症状和脑钠肽的增高表现，具体诊断标准如下。所以，超声只能对左心室舒张不全进行诊断和异常分级，而不能单独做出HFPEF的诊断。

一、HFPEF的诊断标准

　　HFPEF的诊断标准主要为：①心力衰竭的症状或体征；②左心室射血分数≥50%；③左心室舒张功能不全或左心室充盈压升高相关的心脏结构及功能异常，包括脑钠肽的升高。

二、HFPEF的病理生理变化

　　心动周期包括收缩期和舒张期，心室回心血量的75%来源于心室舒张的抽吸作用，25%来源于心房收缩射血。当心室由于心肌增厚、僵硬度增加、缺血等情况引起心肌弹性下降，心室抽吸作用降低，心腔变得"又小又硬"，心脏的血液充盈受阻，左心室充盈压增高〔当平均肺毛细血管楔压（PCWP）>15 mmHg，或当左心室舒张末期压（LVEDP）>16 mmHg时〕，继而引起左心房压力增高、左心房扩大、连接左心房的肺静脉压力增高（图4-2-1）。

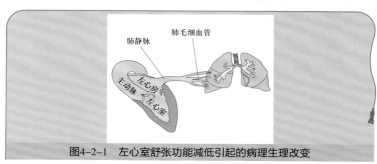

图4-2-1　左心室舒张功能减低引起的病理生理改变

三、左心室整体舒张功能减低的病因

　　（1）生理性减低：多见于老年人，心肌僵硬度下降。

　　（2）病理性减低：多见于高血压、糖尿病、冠心病、心肌病等。①影响左心室松弛性能的疾病，如肥厚型心肌病等；②影响左心室僵硬度的疾病，如限制型心肌病等；③影响心室间相互作用的疾病，如房间隔缺损等；④影响左心室充盈的疾病，如缩窄性心包炎等。

四、超声心动图评估左心室舒张不全的常用指标

2009年美国超声心动图学会（American Society of Echocardiography，ASE）和欧洲心血管影像协会（European Association of Cardiovascular Imaging，EACVI）联合发布超声心动图评估左心室舒张功能的建议，该建议应用PW、CW及组织多普勒等技术综合评估左心室舒张功能，并在2016年进行了更新，简化了评估参数及诊断流程，以期能早期发现左心室舒张功能受损，为临床诊疗提供新的线索。

1.左心室射血分数正常的患者

对左心室射血分数正常的患者，评估左心室舒张功能的指标主要为以下4个：①二尖瓣环的e'速度（室间隔侧e'<7 cm/s或侧壁侧e'<10 cm/s，两者满足其一）；②平均E/e'>14；③左心房最大容积指数>34 mL/m^2；④三尖瓣反流峰值流速>2.8 m/s，见图4-2-2。

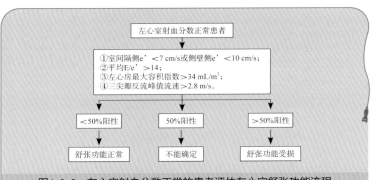

图4-2-2　左心室射血分数正常的患者评估左心室舒张功能流程

［资料来源：NAGUEH S F，SMISETH O A，APPLETON C P，et al.Recommendations for the evaluation of left ventricular diastolic function by echocardiography：an update from the American Society of Echocardiography and the European Association of Cardiovascular Imaging. J Am Soc Echocardiogr，2016，29（4）：277-314.］

2.左心室射血分数减小、左心室射血分数正常的心肌病患者

对左心室射血分数减小、左心室射血分数正常的心肌病患者，评估左心室舒张功能的指标主要为以下4个：①二尖瓣血流频谱E峰流速、E/A值；②平均E/e'>14；③左心房最大容积指数>34 mL/m^2；

④三尖瓣反流峰值流速＞2.8 m/s。该流程图不适用于心律失常、瓣膜病和起搏器植入等患者。据上述超声指标将左心室舒张功能受损分为3级，具体见图4-2-3和表4-2-1。

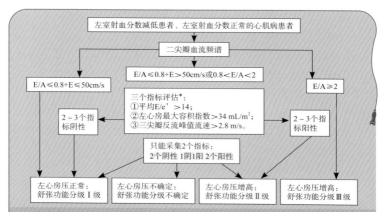

*左室射血分数减低患者中三个指标仅能采集一个，若肺静脉S/D<1，提示左房压增高。

图4-2-3　左心室射血分数减小、左心室射血分数正常的心肌病患者评估左心室舒张功能流程

［资料来源：NAGUEH S F，SMISETH O A，APPLETON C P，et al.Recommendations for the evaluation of left ventricular diastolic function by echocardiography：an update from the American Society of Echocardiography and the European Association of Cardiovascular Imaging. J Am Soc Echocardiogr，2016，29（4）：277-314.］

表4-2-1　超声心动图定量评估左心室舒张功能等级

因素	正常	Ⅰ级	Ⅱ级	Ⅲ级
左心室舒张功能	正常	受损	受损	受损
左心房压	正常	低或正常	升高	升高
二尖瓣血流 E/A 值	≥ 0.8	≤ 0.8	0.8 ~ 2	> 2
平均 E/e' 值	< 10	< 10	10 ~ 14	> 14
三尖瓣反流峰值流速（m/s）	< 2.8	< 2.8	> 2.8	> 2.8
左心房容积指数	正常	正常或增大	增大	增大

资料来源：NAGUEH S F，SMISETH O A，APPLETON C P，et al.Recommendations for the evaluation of left ventricular diastolic function by echocardiography：an update from the American Society of Echocardiography and the European Association of Cardiovascular Imaging.J Am Soc Echocardiogr，2016，29（4）：277-314.

3.常用超声评估左心室舒张功能指标的采集要点

（1）诊断指标：二尖瓣血流频谱，E峰、A峰及E/A值（图4-2-4）。测量要点：心尖四腔心切面。取样容积置于二尖瓣瓣尖。

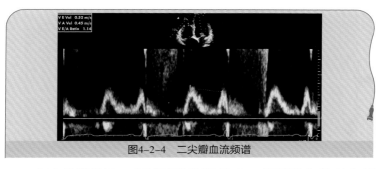

图4-2-4　二尖瓣血流频谱

（2）诊断指标：二尖瓣环室间隔侧e'、侧壁侧e'及E/e'值（图4-2-5）。测量要点：心尖四腔心切面。取样容积置于二尖瓣环室间隔侧及侧壁侧。

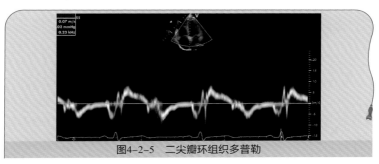

图4-2-5　二尖瓣环组织多普勒

（3）诊断指标：左心房最大容积指数（图4-2-6）。测量要点：心尖四腔心切面。

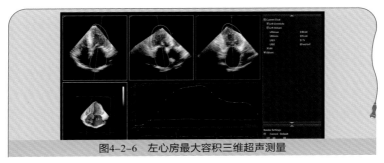

图4-2-6　左心房最大容积三维超声测量

（4）诊断指标：三尖瓣反流峰值流速（图4-2-7）。测量要点：取样线尽量与三尖瓣反流方向一致，反流频谱需显示清晰完整。

（5）诊断指标：肺静脉频谱S/D值（图4-2-8）。测量要点：心尖四腔心切面，取样容积置于右下肺静脉入左心房10 mm。

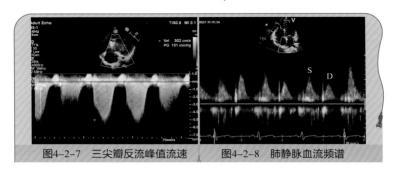

| 图4-2-7 三尖瓣反流峰值流速 | 图4-2-8 肺静脉血流频谱 |

（马　红）

第三节　左心房功能的超声评估

一、概述

2015年美国超声心动图学会和欧洲心血管影像协会联合发布《超声心动图定量评价成年人心脏构型指南》，2016年中华医学会超声医学分会超声心动图学组颁布《中国成年人超声心动图检查测量指南》，2018年美国超声心动图学会和欧洲心血管影像协会联合发布《超声二维斑点追踪技术评价心腔功能的规范化方法》。上述国内外最新指南为超声医师提供了规范化的超声心动图检查方法与标准化的实践操作流程，本节将结合国内外指南，主要阐述如何运用超声心动图常规指标来准确评估左心房的大小及功能。

二、超声心动图评估左心房

1.评估左心房大小常用的诊断指标

目前，指南推荐的评估左心房大小常用的方法是采集M型超声、二维或三维超声来进一步分析。通过测量左心房前后径、左心房面积与左心房容积来评估左心房的形态学变化。

2.左心房大小常用的诊断指标正常值范围

左心房大小常用的诊断指标正常值范围见表4-3-1。

表4-3-1　左心房大小常用的诊断指标正常值范围

因素	男性	女性
左心房前后径（cm）	3.0 ~ 4.0	2.7 ~ 3.8
左心房前后径指数（cm/m^2）	1.5 ~ 2.3	1.5 ~ 2.3

续表

因素	男性	女性
A4C 左心房面积指数（cm^2/m^2）	8.9 ± 1.5	9.3 ± 1.7
A2C 左心房面积指数（cm^2/m^2）	9.3 ± 1.6	9.6 ± 1.4
A4C 左心房容积指数 MOD（mL/m^2）	24.5 ± 6.4	25.1 ± 7.2
A4C 左心房容积指数 AL（mL/m^2）	27.0 ± 7.0	27.3 ± 7.9
A2C 左心房容积指数 MOD（mL/m^2）	27.1 ± 7.9	26.1 ± 6.7
A2C 左心房容积指数 AL（mL/m^2）	28.9 ± 8.5	28.0 ± 7.3

注：A4C：心尖四腔心切面；A2C：心尖两腔心切面；MOD：圆盘叠加模法；AL：面积长度模型法。

资料来源：LANG R M，BADANO L P，MOR-AVI V，et al.Recommendations for cardiac chamber quantification by echocardiography in adults：an update from the American Society of Echocardiography and the European Association of Cardiovascular Imaging.Eur Heart J Cardiovasc Imaging，2015，16（3）：233-270.

3.常用评估左心房功能的指标

左心房的生理功能一般分为3类：①储存功能：左心房汇集肺静脉回流的血入左心室；②通道功能：左心房储存的血流在左心室舒张早期流入左心室；③收缩功能：左心房可供15%～30%左心室舒张期充盈容量。左心房扩张是评估左心室舒张功能不全的重要指标之一。

表4-3-2总结了超声心动图目前常用评估左心房功能的指标，具体包括：①组织多普勒超声心动图中二尖瓣环室间隔侧及侧壁侧收缩期S'、舒张期早期E'与舒张晚期A'；②二维斑点追踪技术中左心房储备期纵向应变、左心房通道期纵向应变与左心房收缩期纵向应变，具体指标见图4-3-1；③三维超声心动图中容积指标：左心房总排空容积（LAV_t）、左心房总排空分数（LAV_tEF）、左心房膨胀指数（LAEI）、左心房被动排空容积（LAV_p）、左心房被动排空分数（LAV_pEF）、左心房主动排空容积（LAV_a）、左心房主动排空分数（LAV_aEF）及左心房收缩前容积（LAV_{pre}）。公式如下。

左心房总排空容积：$LAV_t=LAV_{max}-LAV_{min}$；

左心房总排空分数：$LAV_tEF=LAV_t/LAV_{max}$；

左心房膨胀指数：$LAEI=LAV_t / LAV_{min}$；

左心房被动排空容积：$LAV_p=LAV_{max}-LAV_{pre}$；

左心房被动排空分数：$LAV_pEF=LAV_p/LAV_{max}$；

左心房主动排空容积：$LAV_a=LAV_{pre}-LAV_{min}$；

左心房主动排空分数：$LAV_aEF=LAV_a/LAV_{pre}$。

表4-3-2　常用评估左心房功能的指标

左心房功能	左心房容积指标	组织多普勒指标	二维斑点追踪指标
整体功能：储备	左心房总排空分数		
储备功能	左心房膨胀指数	S'	左心房储存期纵向应变
通道功能	左心房被动排空分数	E'	左心房通道期纵向应变
收缩功能	左心房主动排空分数	A'	左心房收缩期纵向应变

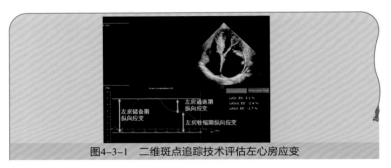

图4-3-1　二维斑点追踪技术评估左心房应变

三、评估左心房功能的临床应用

1.心房颤动

研究表明，心房储存功能、收缩功能与心房颤动的发生率及预后相关，左心房储存功能可预测射频消融术后心房颤动复发率。左心房功能的评估能否对心房颤动患者进行危险分层，目前仍缺乏大规模的前瞻性研究。

2.心肌病

心肌病主要为：①扩张型心肌病，表现为左心房扩大、储存功能和收缩功能受损；②肥厚型心肌病，表现为左心房扩大、储存功能和收缩功能受损；③射血分数保留心力衰竭，表现为左心房最大容积、左心房储存期纵向应变具有诊断与预后价值。

3.瓣膜病

二尖瓣反流、主动脉瓣狭窄等瓣膜病中，左心房储存期纵向应变均降低。

4.高血压

研究表明，左心房功能的改变在高血压病变早期即可出现，分析不同程度的高血压患者左心房功能变化对指导临床早期干预、减少高血压并发症具有十分重要的意义。

（马　红）

第四节　右心室功能的超声评估

一、评估右心室收缩和舒张功能的常用切面

由于右心室的形态不规则，评估右心室时需要获取一系列完整、标准的右心切面，包括胸骨旁长轴切面、胸骨旁右室流入道长轴切面、右室流出道及肺动脉长轴切面、右室基底段的胸骨旁大动脉短轴切面、肺动脉分叉处的大动脉短轴切面、胸骨旁二尖瓣水平或乳头肌水平短轴切面、标准心尖四腔心切面、改良的心尖四腔心切面、聚焦于右室的心尖四腔心切面、心尖五腔心切面、冠状窦心尖切面、剑突下四腔心切面及剑突下右室基底段短轴切面（表4-4-1）。

表4-4-1　评估右心室功能的常用超声切面

超声切面	可观察的室壁	示意图
胸骨旁右室流入道切面	右室前壁、下壁	
右室流出道及肺动脉长轴切面	右室流出道远端	
胸骨旁大动脉短轴切面	右室前壁基底段、右室流出道	

超声切面	可观察的室壁	示意图
胸骨旁左室短轴系列切面	右室前壁、下壁及侧壁	
四腔心切面(标准、改良、聚焦右心室、剑突下)	右室侧壁	
右室心尖五腔心切面	右室侧壁、调节束	
冠状窦心尖切面	右室后侧壁	

续表

超声切面	可观察的室壁	示意图
剑突下右室基底段短轴切面	右室基底段室壁、右室流入道、右室流出道	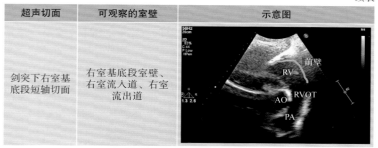

二、评估右心室收缩和舒张功能的参数

通过上述切面，可以观察右心室各个壁的运动，并获取一系列评估右心室收缩和舒张功能的参数。

超声评估右心室收缩功能的常用参数包括三尖瓣收缩期位移（tricuspid annular plane systolic excursion，TAPSE）、右心室面积变化分数（fraction of area change，FAC）、右室心肌做功指数（right ventricular index of myocardial performance，RIMP）、组织多普勒三尖瓣环收缩期峰值运动速度（s'）、三维超声心动图计算的右室射血分数（right ventricular ejection fraction，RVEF）和二维斑点追踪技术计算的右心室长轴应变。

超声评估右心室舒张功能的常用参数包括右心房大小（径线及面积）、三尖瓣舒张期血流频谱E峰与A峰比值（E/A）、E/e'值、三尖瓣E峰减速时间、组织多普勒三尖瓣环侧壁舒张早期运动速度（e'）、下腔静脉内径及吸气塌陷率、肝静脉的PW频谱等。指南推荐前3个参数作为首选检测指标。利用这些参数可对右心室舒张功能不全进行分级（表4-4-2）。需要注意的是，这些参数需要在患者平静呼吸状态的呼气末测量，三尖瓣大量反流会影响超声医师对右心室舒张功能的判断。

表4-4-2　右心室舒张功能不全的分级

右心室舒张功能不全分级	松弛受损	假性正常化	限制性充盈
指标	三尖瓣 E/A < 0.8	三尖瓣 E/A > 0.8 且 < 2.1，且 E/e' > 6 或肝静脉血流以舒张期为著	三尖瓣 E/A > 2.1，且 DT < 120 ms

三、评估右心室的参数测量方法及异常值

1.三尖瓣环收缩期位移

三尖瓣环收缩期位移通过测量收缩期基底段的运动，反映右心

室的纵向收缩功能。该参数测量简单，对图像质量依赖较少，可重复性好。但是在某些情况下，如存在右心室节段性运动异常或心脏外科手术后心包粘连影响三尖瓣环运动时，三尖瓣环收缩期位移并不能准确反映右心室整体收缩功能。

（1）测量方法：获取心尖四腔心切面，取样线平行于右室侧壁三尖瓣环运动方向，激活M型超声获取图像，测量三尖瓣运动曲线收缩期及舒张期之间的位移长度（图4-4-1）。

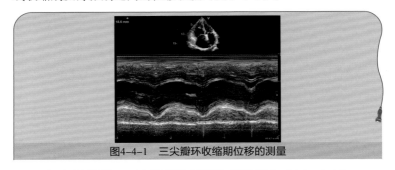

图4-4-1　三尖瓣环收缩期位移的测量

（2）异常值：三尖瓣环收缩期位移均值为（24±3.5）mm。三尖瓣环收缩期位移<17 mm，提示右心室收缩功能不全。

2.右心室面积变化分数

右心室面积变化分数利用四腔心切面舒张末期和收缩末期右心室面积的变化程度来反映右心室轴向及径向收缩力，从而反映右心室整体收缩功能。研究显示，该参数与磁共振测量的右心室射血分数相关性良好。但是右心室面积变化分数的面积测量仅包括流入部和小梁部，忽略了右室流出道对右心室整体收缩功能的影响。

（1）测量方法：获取聚焦于右室的心尖四腔心切面，分别勾画舒张末期右心室面积（right ventricular end-diastolic area，RVEDA）和收缩末期右心室面积（right ventricular end-systolic area，RVESA），通过公式计算出右心室面积变化分数：FAC=（RVEDA−RVESA）/RVEDA×100%。需要注意的是，图像需完整包括右心室尖和右室游离壁，切面上右室腔不要短缩，勾画面积时应将肌小梁、腱索、调节束和三尖瓣叶包含在右室腔内（图4-4-2）。

（2）异常值：右心室面积变化分数的均值为（49±7）%。右心室面积变化分数<35%，提示右心室收缩功能不全。

3.右室心肌做功指数

右室心肌做功指数又称为Tei指数，是同时评估右心室收缩和舒张功能的参数，具有一定的预后意义。RIMP为等容时间与射血时间（ejection time，ET）的比值，即右心室等容舒张时间（isovolumic relaxation time，IVRT）、等容收缩时间（isovolumetric systoly time，IVST）的和与射血时间的比值［（IVST+IVRT）/ET］，也可换算为三尖瓣关闭–开放时间（TCO）、ET的差值与ET的比值（TCO–ET）/ET。该参数可通过PW或组织多普勒来测量。如果利用PW测量，需要对不同心动周期的RR间期进行匹配。

（1）测量方法：利用PW测量时，分别获取三尖瓣前向血流频谱，测量TCO，获取肺动脉瓣前向血流频谱，测量ET，再通过公式计算RIMP。利用组织多普勒测量时，在心尖四腔心切面获取右室侧壁的三尖瓣环运动频谱，测量同一心动周期的IVST、IVRT、ET，或者TCO、ET，再通过公式计算RIMP（图4-4-3，图4-4-4）。

（2）异常值：提示右心室功能不全的RIMP异常值有两种方法。PW测量RIMP>0.43、组织多普勒测量RIMP>0.53，提示右心室功能不全。

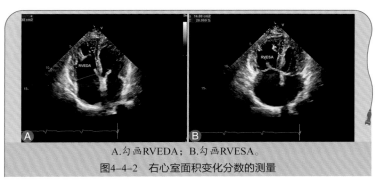

A.勾画RVEDA；B.勾画RVESA。

图4-4-2　右心室面积变化分数的测量

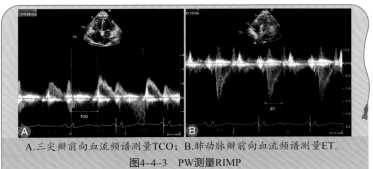

A.三尖瓣前向血流频谱测量TCO；B.肺动脉瓣前向血流频谱测量ET。

图4-4-3　PW测量RIMP

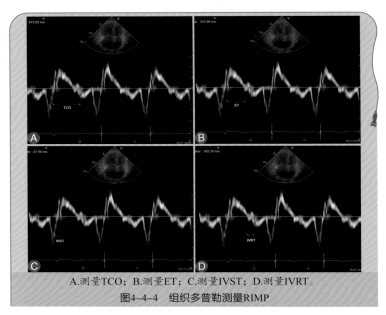

A.测量TCO；B.测量ET；C.测量IVST；D.测量IVRT。

图4-4-4　组织多普勒测量RIMP

4.三尖瓣环收缩期峰值运动速度

三尖瓣环收缩期峰值运动速度（s'）是右室侧三尖瓣环的纵向位移速度，直接反映右室游离壁基底段的运动，在无右室壁节段性运动异常的情况下可反映右心室整体收缩功能。该参数对右心室功能正常与否有良好的分辨能力，可简便反映右室收缩功能，可重复性好。值得注意的是，s'的测量具有角度依赖性，需在测量中注意调整切面和取样线。

（1）测量方法：获取心尖四腔心切面组织多普勒图像，调整切面使多普勒声束与右室游离壁长轴运动方向平行，将取样容积放置于三尖瓣环处，激活PW的功能，获取三尖瓣环的组织多普勒运动频谱图像，测量频谱图像中收缩期峰值运动速度（图4-4-5）。

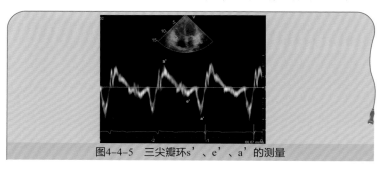

图4-4-5　三尖瓣环s'、e'、a'的测量

（2）异常值：s'均值为（14.1±2.3）cm/s。s'<9.5 cm/s，提示右心室收缩功能不全。

5.右心室射血分数

三维超声心动图可准确评估右心室容积，可重复性较好。利用三维超声心动图测量的右心室射血分数是通过右心室容积半自动边缘测量舒张末期右心室容积（right ventricular end diastolic volume，RVEDV）、收缩末期右心室容积（right ventricular end systolic volume，RVESV），并计算得出的。右心室射血分数的计算公式：RVEF=（RVEDV–RVESV）/RVEDV。

（1）测量方法：二维超声获取聚焦于右心室的心尖四腔心切面，激活三维超声功能，确认右心室包络完整，储存右心室三维超声图像。利用超声仪器后处理软件或后处理工作站软件半自动检测、追踪右室心内膜，人工调整、确认后软件计算出RVEDV、RVESV、RVEF（图4-4-6）。

（2）异常值：三维超声心动图测量右心室射血分数的参考值范围为51.5%～64.5%。右心室射血分数<45%，提示右心室收缩功能降低。

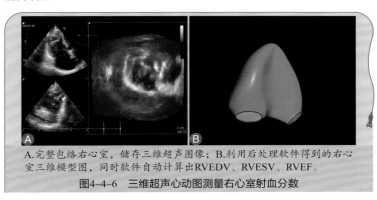

A.完整包络右心室，储存三维超声图像；B.利用后处理软件得到的右心室三维模型图，同时软件自动计算出RVEDV、RVESV、RVEF。

图4-4-6 三维超声心动图测量右心室射血分数

6.右心室长轴应变

二维斑点追踪技术可通过对超声图像中心肌回声斑点进行追踪、计算，从而获得心肌形变的力学信息。相比M型和组织多普勒等方法，二维斑点追踪技术具有无角度依赖性的优点。右心室长轴应变利用二维斑点追踪技术计算右室壁长轴应变，从而评估右心室整体功能。需要注意的是，该方法对超声切面和图像质量要求较高，且不同仪器平台的计算方法不同。

（1）测量方法：获取聚焦于右心室的心尖四腔心切面，确认右室游离壁各节段在全心动周期均显示清晰，储存二维动态图像。利用超声仪器后处理软件或后处理工作站软件的二维斑点追踪功能测量右室壁纵向应变，可获得右室游离壁的整体纵向应变（RV-FWS）、右心室整体纵向应变（RV-GLS）等参数（图4-4-7）。

（2）异常值：右室游离壁纵向应变均值为（–29±4.5）%。RV-FWS＞–20%（即其绝对值＜20%），考虑为右心室收缩功能降低。

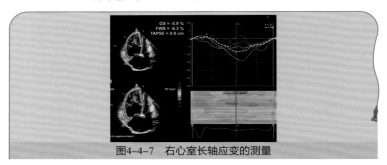

图4-4-7　右心室长轴应变的测量

7.右心房大小

右心房大小和面积的增大，可提示右心室舒张功能异常。

（1）测量方法：获取心尖四腔心切面，在收缩末期测量右心房左右径（横径）、上下径（长径）及右心房面积（图4-4-8）。

（2）异常值：右心房横径＞44 mm、长径＞53 mm，提示右心房增大。右心房面积＞18 cm²，可提示右心室舒张功能异常。

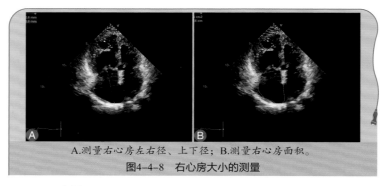

A.测量右心房左右径、上下径；B.测量右心房面积。
图4-4-8　右心房大小的测量

8.三尖瓣E/A

三尖瓣E/A是三尖瓣口舒张期频谱舒张早期峰值速度（E峰）和舒张晚期峰值速度（A峰）的比值。该参数可受到一些因素的影响，如年龄、呼吸、心率、右心室前负荷等。E/A值随年龄增加而减小；E/A值也可受到呼吸运动的影响，吸气时E峰增加，E/A值增加。心动过速和右心室前负荷增加时，E峰、A峰均增加，且以A峰为著，E/A减小。

（1）测量方法：获取心尖四腔心切面，调节取样线与右心室流入道平行，取样容积放置于三尖瓣尖水平的三尖瓣口，激活PW的功能获取三尖瓣舒张期血流频谱。在频谱曲线上测量舒张早期峰值血流速度（E峰）和舒张晚期峰值血流速度（A峰），计算E/A值。测量时需要在平静呼吸的呼气末或者取5个连续心动周期的平均值（图4-4-9）。

（2）异常值：E/A均值为1.4±0.3。E/A<0.8或>2.0为异常。

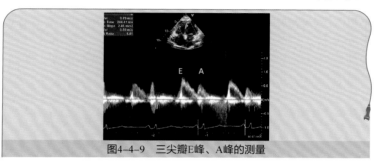

图4-4-9　三尖瓣E峰、A峰的测量

9.三尖瓣E/e'

（1）测量方法：首先测量获得E峰流速；然后获取心尖四腔心切面组织多普勒图像，调整切面使多普勒声束与右室游离壁长轴运动方向平行，将取样容积放置于三尖瓣环处，激活PW的功能，获取三尖瓣环的组织多普勒运动频谱图像，测量频谱图像中舒张早期峰值速度，即e'，计算E/e'值（见图4-4-5，图4-4-9）。

（2）异常值：E/e'均值为（4.0±1.0）cm/s。E/e'>6.0为异常。

10.三尖瓣E峰减速时间

（1）测量方法：获取心尖四腔心切面，调节取样线与右室流入道平行，取样容积放置于三尖瓣尖水平的三尖瓣口，激活PW的功能获取三尖瓣舒张期血流频谱。在频谱曲线上测量舒张早期速度（E峰）减速的时间，即E峰峰值时间点与E峰下降支（或其延长线）和基线相交点的时间间距。测量需要在平静呼吸的呼气末或者取5个连续心动周期的平均值（图4-4-10）。

（2）异常值：DT均值为（180±31）ms。DT<119 ms或>242 ms为异常。

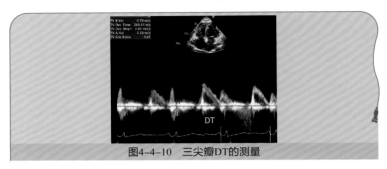

图4-4-10　三尖瓣DT的测量

11.三尖瓣环侧壁舒张早期运动速度

（1）测量方法：获取心尖四腔心切面组织多普勒图像，调整切面使多普勒声束与右室游离壁长轴运动方向平行，将取样容积放置于三尖瓣环处，激活PW的功能，获取三尖瓣环的组织多普勒运动频谱图像，测量频谱图像中舒张早期峰值速度，即e'（见图4-4-5）。

（2）异常值：三尖瓣环e'均值为（14.0±3.1）cm/s。三尖瓣环e'<7.8 cm/s为异常。

12.下腔静脉内径及吸气塌陷率

下腔静脉内径及吸气塌陷率可以间接反映右心房压的高低，从而反映右心室舒张功能。需要注意的是，该参数可以很好地评估右心房压增高或降低，但是在评估中间值时有所不足，且不能反映接受机械通气患者的右心房压。

（1）测量方法：获取剑突下下腔静脉长轴切面，静息状态下呼气末于距离右心房入口0.5～3 cm处，垂直于IVC长轴方向测量IVC内径，并在吸气时再次测量IVC内径，计算吸气塌陷率（图4-4-11）。

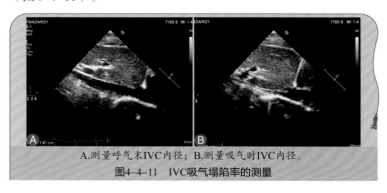

A.测量呼气末IVC内径；B.测量吸气时IVC内径。

图4-4-11　IVC吸气塌陷率的测量

（2）异常值：IVC内径≤21 mm且吸气塌陷率＞50%，提示右心房压正常（0～5 mmHg）。IVC＞21 mm且吸气塌陷率＜50%，为右心房压升高（10～20 mmHg）。如果居于两种情况之间，则右心房压位于中间值（5～10 mmHg）。

13.肝静脉血流

肝静脉血流是估测右心房压的一种补充方法。右心房压正常或降低时肝静脉收缩期血流占优势，而右心房压升高时肝静脉舒张期血流占优势。可通过肝静脉收缩充盈分数评估右心房压的升高。

（1）测量方法：剑突下切面获取清晰的肝静脉彩色血流图像，观察肝静脉收缩期及舒张期的彩色血流；利用PW测量肝静脉的血流频谱，测量收缩期峰值流速（v_s）和舒张期峰值流速（v_d），通过公式计算肝静脉收缩充盈分数$v_s/(v_s+v_d)$（图4-4-12）。

（2）异常值：$v_s/(v_s+v_d)$＜55%提示右心房压升高。

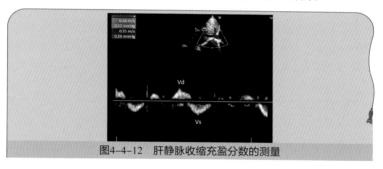

图4-4-12　肝静脉收缩充盈分数的测量

四、右心室功能评估应用举例

患者女性，24岁，因"特发性肺动脉高压"入住肺血管病房。超声心动图提示左心房室减小（左房前后径30 mm，左室舒张末期内径31 mm），右心房室增大（右心室舒张末期内径41 mm），三尖瓣中量反流，重度肺动脉高压（图4-4-13）。

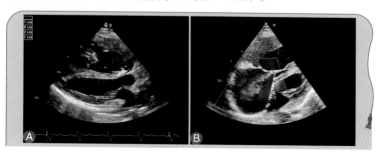

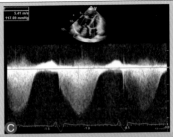

A.胸骨旁左室长轴切面显示左心减小，右心增大；B.胸骨旁四腔心切面显示三尖瓣中量反流；C.CW显示三尖瓣反流峰值流速达5.4 m/s，峰值压差117 mmHg。

图4-4-13　肺动脉高压的超声表现

可利用二维、多普勒及三维超声技术对患者的右心室功能进行评估。

利用多普勒法测量TCO=495 ms、ET=204 ms，计算RIMP=（495−204）/495=0.59；利用组织多普勒法测量TCO=420 ms、ET=194 ms，计算RIMP=（420−194）/420=0.54，提示右心室功能异常（图4-4-14D，图4-4-14E，图4-4-14F）。

M型超声显示TAPSE=11 mm（减低，图4-4-14A）。心尖四腔心切面描记右心室面积RVEDA=43.3 cm²，RVESA=35.4 cm²，计算右心室面积变化分数RVFAC=（43.3−35.4）/43.3×100%=18.2%，右心室面积变化分数减小（图4-4-14B，图4-4-14C）。组织多普勒测量三尖瓣环s'=8 cm/s（减低，图4-4-14G）。二维斑点追踪技术分析右室壁机械运动，测得右心室整体纵向应变RV-GLS=−5.9，右室游离壁的整体纵向应变RV-FWS=−8.3，右室壁长轴应变明显降低（图4-4-14H）。三维超声心动图计算RVEDV=272 mL、RVESV=224 mL、RVEF=17.7%（减低，图4-4-14I）。各参数综合评估考虑患者右心室收缩功能降低。

心尖四腔心切面显示右心房明显增大。三尖瓣前向血流频谱显示E峰、A峰基本融合，无法测量DT，但是可观察到E/A<1，测量e'=5 cm/s（减低），E/e'=11.4（增高）（图4-4-14J，图4-4-14K）。下腔静脉呼气末内径18.1 mm（<20 mm），吸气内径9.6 mm，吸气塌陷率47%（<50%），推测右心房压位于中间值（5～10 mmHg，图4-4-14L，图4-4-14M）。采集肝静脉血流频谱测得v_s=36 cm/s，v_d=31 cm/s，计算肝静脉收缩充盈分数为0.54（<0.55），提示右心房压增高。各参数综合评估考虑患者的右心室舒张功能降低。

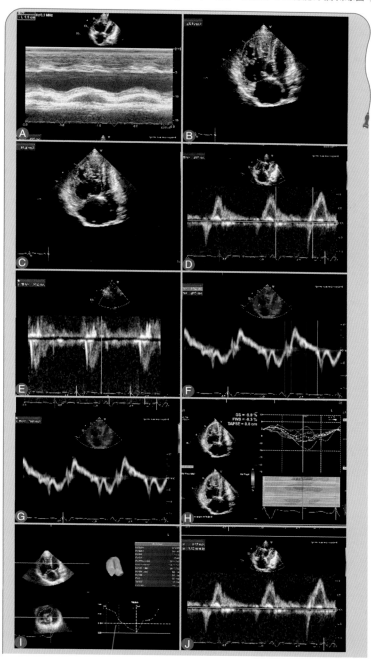

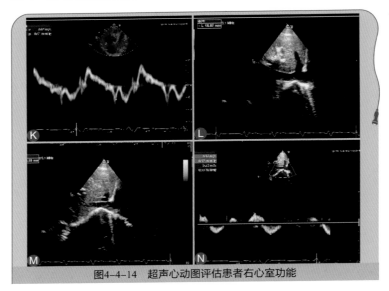

图4-4-14 超声心动图评估患者右心室功能

（万琳媛）

第五节 右心房功能的超声评估

一、右心房功能的评估参数

右心房起着维持右心室充盈的作用。与左心房类似，右心房在整个心动周期中也有储存、管道、收缩泵3个功能（表4-5-1）。超声心动图可以利用多普勒超声、二维斑点追踪和三维超声心动图技术对右心房的泵血功能和右房壁的机械功能进行评估。

表4-5-1 右心房功能

右心房功能	时相	内容
储存功能	三尖瓣关闭时	右心房储存经静脉回流入右心房的血液
管道功能	三尖瓣开放早期	右心室抽吸作用下静脉血经右心房进入右心室
收缩泵血功能	三尖瓣开放晚期，右心房收缩	右心房主动收缩作用下右心房内血液进一步进入右心室

常规二维超声心动图参数：右心房径线（左右径、上下径）、右心房面积。

多普勒超声参数：三尖瓣前向血流频谱E峰、A峰、E/A值；三尖瓣环运动频谱e'、a'、E/e'。

二维斑点追踪技术参数：右心房应变曲线正向应变峰值、负向应变峰值、右心房储存功能（RASr）、右心房管道功能（RAScd）、右心房收缩泵血功能（RASct）。

三维超声心动图右心房容积参数：右心房最大容积、右心房最小容积、收缩前容积、总排空容积、主动排空容积、被动排空容积、总排空分数、主动排空分数、被动排空分数，以及各容积参数经体表面积校正后的相应容积参数指数。主动排空分数反映右心房储存功能，被动排空分数反映右心房管道功能，主动排空分数反映右心房收缩泵血功能。

二、参数测量方法

1.常规二维及多普勒超声参数的测量

常规二维及多普勒超声参数的测量方法参见"本章第四节"的相关内容。

2.二维斑点追踪技术参数的测量

获取清晰的聚焦于右心室的心尖四腔心切面，调节图像使整个心动周期中右心房完整、清晰地显示，显示右心房最大截面，避免右心房缩短，嘱患者暂停呼吸，采集二维超声心动图动态图像。使用超声仪器后处理软件，软件自动检测或手动描记右房心内膜缘，软件自动追踪并生成右心房平均纵向应变曲线，自动计算出右心房正向应变峰值、负向应变峰值、右心房储存功能（RASr）、右房管道功能（RAScd）、右房收缩泵血功能（RASct）。二维斑点追踪技术评估右心房功能见图4-5-1。

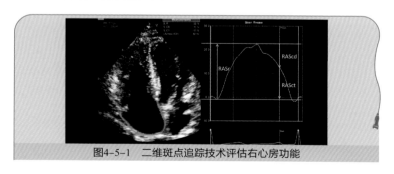

图4-5-1　二维斑点追踪技术评估右心房功能

3.三维超声心动图参数的测量

获取清晰的聚焦于右室的心尖四腔心切面，调节图像使整个心动周期中右心房完整、清晰地显示，嘱患者暂停呼吸，采集三维超声心动图动态图像。使用超声仪器后处理软件，软件自动检测或手动描记右房心内膜缘，软件自动追踪并生成右心房三维容积图像、右心房时间–容积曲线，自动计算出右心房最小容积（V_{min}）、最大容积（V_{max}）、收缩前容积（V_{pre}）、总排空容积（empty volume，EV）、排空分数（empty fraction，EF）。通过公式可计算出右心房主动排空容积（active empty volume，EV_{act}）、被动排空容积（passive empty volume，EV_{pas}）、主动排空分数（active empty fraction，EF_{act}）、被动排空分数（passive empty volume，EF_{pas}）。$EV_{act}=V_{pre}-V_{min}$，$EV_{pas}=V_{max}-V_{pre}$，$EF_{act}=（V_{pre}-V_{min}）/V_{pre}$，$EF_{pas}=（V_{max}-V_{pre}）/V_{max}$。各容积参数以体表面积校正后可得到相应的容积参数指数（图4-5-2）。

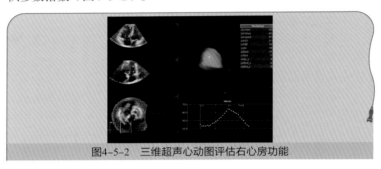

图4-5-2　三维超声心动图评估右心房功能

（万琳媛）

参考文献

[1] 吴伟春.超声心动图规范化诊断精要.北京：中国医药科技出版社，2020.

[2] 中华医学会超声医学分会超声心动图学组.中国成年人超声心动图检查测量指南.中华超声影像学杂志，2016，25（8）：645-666.

[3] 超声心动图评估心脏收缩和舒张功能临床应用指南.中华超声影像学杂志，2020，29（6）：461-477.

[4] LANG R M，BADANO L P，MOR-AVI V，et al.Recommendations for cardiac chamber quantification by echocardiography in adults：an update from the American Society of Echocardiography and the European Association of Cardiovascular Imaging.Eur Heart J Cardiovasc Imaging，2015，16（3）：233-270.

[5] NAGUEH S F, SMISETH O A, APPLETON C P, et al.Recommendations for the evaluation of left ventricular diastolic function by echocardiography.J Am Soc Echocardiogr, 2009, 22（2）: 107–133.

[6] NAGUEH S F, SMISETH O A, APPLETON C P, et al.Recommendations for the evaluation of left ventricular diastolic function by echocardiography: an update from the American Society of Echocardiography and the European Association of Cardiovascular Imaging.J Am Soc Echocardiogr, 2016, 29（4）: 277–314.

[7] HIROSE T, KAWASAKI M, TANAKA R, et al.Left atrial function assessed by speckle tracking echocardiography as a predictor of new-onset non-valvular atrial fibrillation: results from a prospective study in 580 adults.Eur Heart J Cardiovasc Imaging, 2012, 13（3）: 243–250.

[8] THOMAS L, MURARU D, POPESCU B A, et al.Evaluation of left atrial size and function: relevance for clinical practice.J Am Soc Echocardiogr, 2020, 33（8）: 934–952.

[9] BADANO L P, KOLIAS T J, MURARU D, et al.Standardization of left atrial, right ventricular, and right atrial deformation imaging using two-dimensional speckle tracking echocardiography: a consensus document of the EACVI/ASE/Industry Task Force to standardize deformation imaging.Eur Heart J Cardiovasc Imaging, 2018, 19（6）: 591–600.

[10] DENG Y, GUO S L, WU W F, et al.Right atrial evaluation in patients with pulmonary hypertension: a real-time 3–dimensional transthoracic echocardiographic study.J Ultrasound Med, 2016, 35（1）: 49–61.

[11] WENZEL J P, KELLEN R B, MAGNUSSEN C, et al. Diastolic dysfunction in individuals with and without heart failure with preserved ejection fraction. Clin Res Cardiol, 2022; 111（4）: 416-427.

第 **5** 章

超声心动图与肺动脉高压训练营

>>>>>>>>>>>>>>>>>>>>>>>>

引言

肺动脉高压（pulmonary hypertension，PH）是指由多种异源性疾病（病因）和不同发病机制所致肺血管结构或功能改变，引起肺血管阻力和肺动脉压力升高的临床和病理生理综合征，逐渐进展为右心衰竭，甚至导致患者死亡。肺动脉高压可以是一种独立的疾病，也可以是并发症，还可以是综合征。欧洲心脏病学会（European Society of Cardiology，ESC）发布的最新指南明确指出，肺动脉高压是右心衰竭致死、致残的最主要原因，是全球心血管科医师无法回避且越来越清晰的一个重要卫生保健问题。随着医学界对肺动脉高压认识的深入和"蓝嘴唇"公益活动的开展，肺动脉高压的临床诊治及基础研究在全球各国均成为热点问题。

一、肺动脉高压的诊断标准

（1）右心导管标准：海平面状态下、静息时，右心导管测量肺动脉平均压（mean pulmonary artery pressure，MPAP）≥25 mmHg。正常人肺动脉平均压为（14±3）mmHg，上限为20 mmHg。儿童肺动脉高压的定义为海平面状态下、静息时，>3个月龄的儿童右心导管测量肺动脉平均压≥25 mmHg。

（2）超声标准：根据国内的文献，普遍认为肺动脉收缩压>40 mmHg，肺动脉平均压>25 mmHg提示可能存在肺动脉高压。

二、肺动脉高压的分级标准

（1）右心导管分级标准：根据静息肺动脉平均压对肺动脉高压进行分级，轻度为26～35 mmHg；中度为36～45 mmHg；重度>45 mmHg。

（2）超声分级标准见表5-1。

表5-1　超声分级标准

分级	肺动脉收缩压	肺动脉平均压
轻度	40 ～ 50 mmHg	25 ～ 35 mmHg
中度	50 ～ 70 mmHg	35 ～ 50 mmHg
重度	> 70 mmHg	> 50 mmHg

国内多根据肺动脉收缩压或肺动脉平均压的高低进行严重程度的分级，但这种分级标准在2015年后已不再被国内外指南推荐，取而代之的是2015年ESC发表的指南，该指南明确指出超声检查不应局限于对肺动脉收缩压的评估（表5-2）。

表5-2 肺动脉高压的超声心动图诊断分级标准

超声心动图诊断标准	推荐级别	证据水平
超声心动图诊断：排除肺动脉高压 · 三尖瓣反流峰值速度 ≤ 2.8 m/s，无其他提示肺动脉高压的征象		
超声心动图诊断：肺动脉高压中度可能 · 三尖瓣反流峰值速度 ≤ 2.8 m/s，但是有其他肺动脉高压的征象 · 三尖瓣反流峰值速度为 2.9 ~ 3.4 m/s，无其他提示肺动脉高压的征象	Ⅱ a	C
超声心动图诊断：肺动脉高压高度可能 · 三尖瓣反流峰值速度为 2.9 ~ 3.4 m/s，有其他提示肺动脉高压的征象 · 三尖瓣反流峰值速度 ≥ 3.4 m/s，无论有无其他提示肺动脉高压的征象	Ⅰ	
· 不推荐使用运动多普勒超声筛选肺动脉高压患者	Ⅲ	

注：Ⅰ类，指已证实和（或）一致公认有益、有用和有效的操作或治疗；Ⅱ类，指有用和（或）有效的证据尚有矛盾或存在不同观点的操作或治疗；Ⅱa类，有关证据/观点倾向于有用和（或）有效，应用这些操作或治疗是合理的；Ⅱb类，有关证据/观点尚不能被充分证明有用和（或）有效，可考虑应用；Ⅲ类，指已证实和（或）一致公认无用和（或）无效，并对一些病例可能有害的操作或治疗，不推荐使用。对证据来源的水平表达如下：证据水平A，资料来源于多项随机临床试验或荟萃分析；证据水平B，资料来源于单项随机临床试验或多项非随机对照研究；证据水平C，仅为专家共识意见和（或）小型临床试验、回顾性研究或注册登记。

资料来源：2015年ESC/ERS发布的《肺动脉高压诊断和治疗指南》。

三、肺动脉高压的分类

（1）根据血流动力学性质的不同，肺动脉高压又分为毛细血管前肺动脉高压和毛细血管后肺动脉高压（单纯性或混合性，表5-3）。

表5-3 肺动脉高压的血流动力学分类

血流动力学分类	分类标准		临床分类
毛细血管前肺动脉高压	MPAP ≥ 25 mmHg PAWP ≤ 15 mmHg		动脉型肺动脉高压；肺部疾病和（或）低氧所致肺动脉高压；慢性血栓栓塞性肺动脉高压；未明和（或）多因素所致肺动脉高压
毛细血管后肺动脉高压	MPAP ≥ 25 mmHg PAWP > 15 mmHg		左心疾病所致肺动脉高压；未明和（或）多因素所致肺动脉高压
	单纯性	DPG < 7 mmHg 和（或）PVR ≤ 3 WU	
	混合性	DPG ≥ 7 mmHg 和（或）PVR > 3 WU	

注：MPAP：肺动脉平均压；PAWP：肺动脉楔压；DPG：肺动脉舒张压力阶差；PVR：肺血管阻力；WU：Wood单位。

（2）根据发病原因分为特发性（或原发性）和继发性肺动脉高压。

特发性肺动脉高压是指原因不明的肺血管阻力增加，引起持续性肺动脉压力升高，导致肺动脉压力在静息状态下≥25 mmHg，排除所有引起肺动脉高压的继发性因素。

继发性肺动脉高压主要是由心脏和呼吸系统疾病引起的，心脏疾病常见于先天性心脏病：室间隔缺损、动脉导管未闭、肺静脉异位引流、主肺动脉窗等，其他还包括左心受累型心肌病、二尖瓣狭窄等；呼吸系统疾病主要包括慢性阻塞性肺疾病、肺栓塞等。此外，还包括免疫系统和其他全身系统疾病。

（3）根据临床和治疗特点分为五大类：①动脉型肺动脉高压（pulmonary arterial hypertension，PAH）；②左心疾病所致肺动脉高压；③肺部疾病和（或）低氧所致肺动脉高压；④慢性血栓栓塞性肺动脉高压和（或）其他肺动脉阻塞性病变所致肺动脉高压；⑤未明和（或）多因素所致肺动脉高压（表5-4）。

表5-4　肺动脉高压的临床分类

分类	亚类
1. 动脉型肺动脉高压	1.1 特发性肺动脉高压 1.2 遗传性肺动脉高压 1.3 药物和毒物相关肺动脉高压 1.4 疾病相关的肺动脉高压 1.4.1 结缔组织病 1.4.2 HIV 感染 1.4.3 门脉高压 1.4.4 先天性心脏病 1.4.5 血吸虫病 1.5 对钙通道阻滞剂长期有效的肺动脉高压 1.6 具有明显肺静脉/肺毛细血管受累（肺静脉闭塞病/肺毛细血管瘤病）的肺动脉高压 1.7 新生儿持续性肺动脉高压
2. 左心疾病所致肺动脉高压	2.1 射血分数保留的心力衰竭 2.2 射血分数降低的心力衰竭 2.3 瓣膜性心脏病 2.4 导致毛细血管后肺动脉高压的先天性/获得性心血管病
3. 肺部疾病和（或）低氧所致肺动脉高压	3.1 阻塞性肺疾病 3.2 限制性肺疾病 3.3 其他阻塞性和限制性并存的肺疾病 3.4 非肺部疾病导致的低氧血症 3.5 肺发育障碍性疾病
4. 慢性血栓栓塞性肺动脉高压和（或）其他肺动脉阻塞性病变所致肺动脉高压	4.1 慢性血栓栓塞性肺动脉高压 4.2 其他肺动脉阻塞性疾病：肺动脉肉瘤或血管肉瘤等恶性肿瘤、肺血管炎、先天性肺动脉狭窄、寄生虫（包虫病）

续表

分类	亚类
5. 未明和（或）多因素所致肺动脉高压	5.1 血液系统疾病（如慢性溶血性贫血、骨髓增殖性疾病） 5.2 系统性和代谢性疾病（如结节病、戈谢病、糖原贮积病） 5.3 复杂性先天性心脏病 5.4 其他（如纤维性纵隔炎）

四、肺动脉高压的超声心动图诊断方法

超声心动图作为医学影像学的重要组成部分，具有非侵入性、成像实时快速和诊断准确率高等优点，是目前心血管疾病诊断的常规技术。自2015年ESC发布的《肺动脉高压诊疗指南》更新后，超声心动图已成为临床诊断肺动脉高压的首选检查方法。《中国肺动脉高压诊断与治疗指南（2021版）》延续了2015年ESC发布的《肺动脉高压诊疗指南》中对超声心动图的论述。

现行指南只保留了对两种肺动脉高压辅助检查方法的推荐——超声心动图和右心导管检查，即所有疑似肺动脉高压的患者诊断从超声心动图开始到右心导管检查结束，而对心电图、胸部X线片、肺血管CT、磁共振成像等其他检查方法均没有具体建议（慢性血栓栓塞性肺动脉高压除外）。另外，2015年之前的指南在询问病史、查体之后首先推荐进行心电图和胸部X线检查，检查结论没有肺动脉高压征象的不再推荐进行超声心动图及后续的检查，这使得部分低危的肺动脉高压患者不能得到早期诊断和治疗。因此自2015年后对于肺动脉高压患者来说，超声心动图在所有辅助检查中的地位大幅度提升，从"选择之一"变为"最佳选择"。

1.估测肺动脉收缩压的超声方法

超声心动图测量肺动脉收缩压（systolic pulmonary artery pressure，SPAP），采用三尖瓣反流峰值速度（tricuspid regurgitation velocity，TRV）作为主要测量指标，通过封闭管道的伯努利方程计算可得（图5-1）：SPAP=$4 \times (TRV)^2 + RAP$。其中右心房压RAP根据下腔静脉内径、吸气末塌陷率和有无右心房压增高的继发征象综合评估（表5-5）。

2.估测右心房压力的超声方法（表5-5）

表5-5　超声心动图估测右心房压力

变量	正常 （0 ~ 5 mmHg）	中度增高 （5 ~ 10 mmHg）		重度增高 （约 15 mmHg）
下腔静脉内径	≤ 2.1 cm	≤ 2.1 cm	> 2.1 cm	> 2.1 cm

续表

变量	正常 （0 ~ 5 mmHg）	中度增高 （5 ~ 10 mmHg）		重度增高 （约 15 mmHg）
吸气末塌陷率	> 50%	< 50%	> 50%	< 50%
右心房压增高 的继发征象	—	—	—	限制性充盈
	—	—	—	三尖瓣 E/e' > 6
	—	—	—	肝静脉舒张血流优势 （收缩充盈率 < 55%）

资料来源：2015年ESC/ERS发布的《肺动脉高压诊断和治疗指南》。

采用TRV法估测肺动脉收缩压适用于：①存在三尖瓣反流情况；②无室间隔缺损、动脉导管未闭等在心室和动脉水平的分流性疾病；③无右心室流出道狭窄和肺动脉瓣狭窄；④右心功能严重受损，TRV极低可能会低估肺动脉压力。

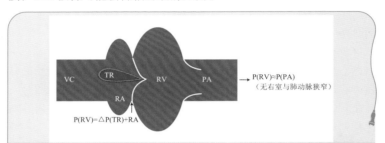

RA：右心房；RV：右心室；PA：肺动脉；VC：腔静脉；TR：三尖瓣反流。

图5-1　采用三尖瓣反流法估测肺动脉收缩压的原理示意

3.估测肺动脉压力的其他超声方法

除用TRV法估测肺动脉收缩压，还可以使用肺动脉瓣反流法和体循环-肺循环分流法测量肺动脉压力，三种方法各有其优缺点和临床意义（表5-6）。

表5-6　三种多普勒法估测肺动脉压力优缺点比较

多普勒方法	评估肺动脉 压力	公式	优点及临床意义	缺点
三尖瓣反流法	肺动脉收缩压（SPAP）	SPAP= 右心房压（RAP）+ 三尖瓣跨瓣压差（ΔP）。其中右心房压力估测见表5-5	无右心室流出道梗阻、无室水平及动脉水平分流的大部分患者适用，简便易行	①无三尖瓣反流无法估测；②存在低估和高估；③与右心导管分级不一致
肺动脉瓣反流法	肺动脉平均压（MPAP）	MPAP=4×（肺动脉舒张早期最高反流速度）²+ 右心房压	无三尖瓣反流时可以用此方法评估，部分研究认为此方法与心导管测量肺动脉压力一致性高	①准确性较差；②没有得到指南I级推荐；③存在高估和低估；④受到肺动脉瓣功能影响
	肺动脉舒张压（DPAP）	DPAP=4×（肺动脉舒张末期反流速度）²+ 右心房压		

续表

多普勒方法	评估肺动脉压力	公式	优点及临床意义	缺点
体循环 – 肺循环分流法	肺动脉收缩压（SPAP）	SPAP= 肱动脉压 – 室水平或动脉水平分流压差	适用于室间隔缺损和动脉导管未闭患者	①需要测量患者肱动脉压；②存在高估或低估

在实际工作中，通常在遇到TRV≠0时，采用TRV法；TRV＝0时，采用肺动脉瓣反流法；当存在室间隔缺损和动脉导管未闭等分流性疾病时，采用体循环–肺循环分流法。

4.肺动脉高压的超声心动图评估常用指标和切面

根据2018年英国超声心动图学会发布的肺动脉高压超声评估指南，推荐进行以下常用指标和切面的评估。

（1）三尖瓣反流峰值速度

常用切面：心尖四腔心切面、胸骨旁短轴切面或右心室流入道切面。

诊断要点：应用CW获取三尖瓣反流峰值速度，可以通过多切面扫查以获取最佳频谱。这些切面包括右心室流入道切面、胸骨旁短轴切面、心尖四腔心切面、剑突下切面或左心室长轴切面和四腔心切面之间的非典型切面。尽量保证取样线角度和反流方向平行。当三尖瓣反流严重或无反流时，反流速度会被低估，需要在报告中指出。正常三尖瓣反流速度应<2.8 m/s（图5–2，图5–3）。

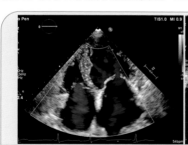
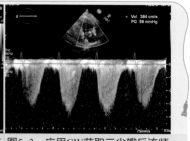

图5–2　心尖四腔心切面彩色多普勒超声心动图显示三尖瓣反流

图5–3　应用CW获取三尖瓣反流频谱，测量峰值速度

（2）肺动脉内径

常用切面：胸骨旁大动脉短轴切面。

诊断要点：选取舒张末期，测量肺动脉瓣和肺动脉主干分叉部位的中间位置，肺动脉扩张常继发于容量和压力负荷过重，>25 mm为异常（图5–4）。

（3）右心室流出道加速时间（AT）

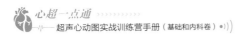

常用切面：胸骨旁大动脉短轴切面。

诊断要点：应用PW获取右心室流出道前向血流频谱，测量从频谱开始到达峰值流速的时间。随着肺动脉压力的增加，右心室流出道加速时间缩短。AT＜105 ms是肺动脉压力升高的标志之一（图5-5）。

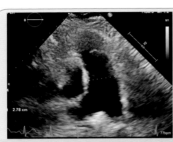

图5-4　胸骨旁大动脉短轴切面测量肺动脉内径　　图5-5　胸骨旁大动脉短轴切面测量右心室流出道加速时间

（4）舒张早期肺动脉瓣反流速度

常用切面：胸骨旁大动脉短轴切面或胸骨旁右心室流出道切面。

诊断要点：使CW取样线与肺动脉瓣反流相平行，多切面观察以获取最佳频谱。测量舒张早期肺动脉瓣反流峰值速度，＞2.2 m/s提示肺动脉平均压升高（图5-6）。

（5）肺动脉收缩期切迹

常用切面：胸骨旁大动脉短轴切面。

诊断要点：肺血管阻力和肺动脉血管壁僵硬度增加导致收缩期前向血流频谱波形出现切迹，提示肺血管阻力增高和肺血管顺应性降低（图5-7）。

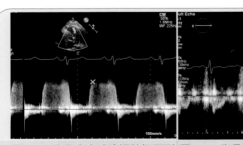

图5-6　胸骨旁大动脉短轴切面测量舒张早期肺动脉瓣反流速度　　图5-7　胸骨旁大动脉短轴切面显示肺动脉收缩期切迹

（6）偏心指数（eccentricity index，EI）

常用切面：胸骨旁左心室短轴切面。

诊断要点：在乳头肌水平和二尖瓣水平之间的胸骨旁左心室短轴切面获取。D1为垂直于室间隔中点的左心室内径，D2为平行于室间隔的左心室内径。正常情况下，EI（D2/D1）值≈1。右心室压力和容量超负荷会导致室间隔的形态和功能异常。右心室容量负荷升高导致左心室舒张期EI升高，右心室压力负荷升高导致左心室收缩期EI升高。EI>1.1即为异常（图5-8）。

（7）右心室与左心室基底部内径比值

常用切面：心尖四腔心切面。

诊断要点：在标准心尖四腔心切面舒张末期测量。比值>1，提示右心室扩大（图5-9）。

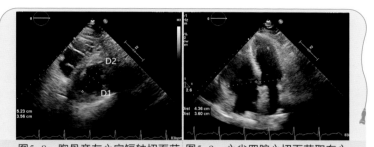

图5-8　胸骨旁左心室短轴切面获取偏心指数　　图5-9　心尖四腔心切面获取右心室与左心室基底部内径比值

（8）右心房面积

常用切面：心尖四腔心切面。

诊断要点：在收缩末期描记右心房面积，>18 cm^2为异常（图5-10）。

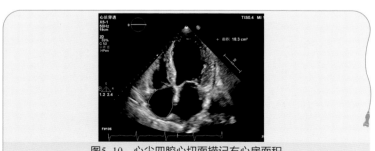

图5-10　心尖四腔心切面描记右心房面积

（9）下腔静脉内径

常用切面：剑突下切面。

诊断要点：下腔静脉长轴切面，呼气末期，在距离下腔静脉右心房入口1~2 cm处测量。下腔静脉内径>21 mm且吸气塌陷率降低

（深吸气时＜50%或平静呼吸时＜20%），考虑为异常（图5-11，图5-12）。

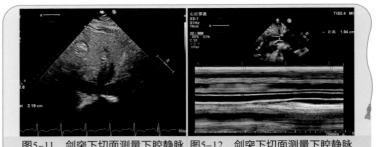

图5-11　剑突下切面测量下腔静脉内径（二维超声心动图）　图5-12　剑突下切面测量下腔静脉内径（M型超声心动图）

5.超声对肺动脉高压的危险性分层

超声心动图可以结合除肺动脉压力外的超声征象对肺动脉高压进行危险性分层，提示肺动脉高压的其他超声征象见表5-7。诊断时需首先测定TRV，根据TRV≤2.8 m/s、TRV 2.9～3.4 m/s和TRV＞3.4 m/s进行第一次分层；然后根据是否合并其他提示肺动脉高压的超声征象来评估肺动脉高压的可能性分层。评估流程见图5-13。如表5-7所示，三大征象中符合2种或以上可提高肺动脉高压的可能性分层。

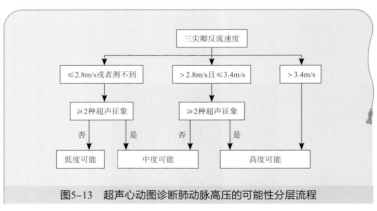

图5-13　超声心动图诊断肺动脉高压的可能性分层流程

表5-7　提示肺动脉高压的其他超声征象

心室	肺动脉	下腔静脉和右心房
右心室与左心室基底部内径比值＞1.0	右室流出道加速时间＜105 ms和（或）肺动脉收缩期切迹	下腔静脉内径＞21 mm且吸气时塌陷率降低（深吸气＜50%或平静呼吸＜20%）

续表

心室	肺动脉	下腔静脉和右心房
偏心指数＞ 1.1	舒张早期肺动脉瓣反流速度＞ 2.2 m/s 肺动脉内径＞ 25 mm	右心房面积（收缩末期）＞ 18 cm²

中国医学科学院阜外医院王浩教授团队2016年基于ESC指南中的超声心动图指标进行量化评分，具体方法见表5-8：总分0分为低度可能（基本排除）；总分0～1.5分为中度可能（疑似诊断）；总分≥2分者为高度可能（基本确诊）。得到肺动脉高压可能性评分后，再根据是否合并肺动脉高压的危险因素，选择超声随诊或者右心导管检查。

表5-8　根据超声心动图特征进行肺动脉高压可能性分层的方法

超声影像学表现	评分（分）
TRV	0 ～ 2
≤ 2.8 m/s 或测不到	0
2.9 ～ 3.4 m/s	1.0
＞ 3.4 m/s	2.0
是否存在其他肺动脉高压超声特征	0 ～ 1.5
不存在其他肺动脉高压超声特征	0
心室：右心室基底部内径 / 左心室基底部内径＞ 1； 左心室偏心指数＞ 1.1（不论收缩期或舒张期）	0.5
肺动脉：右心室流出道血流加速时间＜ 105 ms 或血流频谱存在收缩中期切迹；舒张早期肺动脉瓣反流速度＞ 2.2 m/s；肺动脉直径＞ 25 mm	0.5
下腔静脉和右心房：下腔静脉内径＞ 21 mm 且呼吸塌陷率降低（深吸气时＜ 50% 或平静呼吸时＜ 20%）；右心房收缩末面积＞ 18 cm²	0.5

6.先天性心脏病相关性肺动脉高压的超声心动图诊断

先天性心脏病相关性肺动脉高压（congenital heart disease related pulmonary arterial hypertension）是由体-肺分流型先天性心脏病所引起的肺动脉压升高，系毛细血管前肺动脉高压的一种，诊断标准与其他类型肺动脉高压相同。

先天性心脏病相关性肺动脉高压临床上分为艾森曼格综合征、体-肺分流相关性肺动脉高压、肺动脉高压合并小/并存缺损和心脏外科矫正手术后的肺动脉高压四类（表5-9）。先天性心脏病相关性肺动脉高压是我国肺动脉高压最常见的原因，诸多先天性心脏病患者因合并肺动脉高压而失去手术机会。

表5-9　2015年欧洲心脏病学会和欧洲呼吸学会先天性心脏病相关性肺动脉高压临床分类

分类	临床表现
艾森曼格综合征	包括所有因心脏内外大缺损所致的体-肺分流，随时间的进展，肺血管阻力重度升高导致分流方向逆转（肺-体分流）或双向分流，通常表现为发绀、继发性红细胞增多症和多器官受累等
体-肺分流相关性肺动脉高压	可纠正的（通过手术或介入）或不可纠正的体-肺分流，包括中到大的缺损；肺血管阻力轻度到中度升高，仍然存在明显的体-肺分流，静息状态下发绀不明显
肺动脉高压合并小/并存缺损*	肺血管阻力明显升高同时合并小的心脏缺损（通常指超声心动图评估的室间隔缺损有效直径<1 cm、房间隔缺损有效直径<2 cm），缺损本身并不是导致肺血管阻力升高的主要原因；其临床表现与特发性肺动脉高压相似。封闭缺损是禁忌证
心脏外科矫正手术后的肺动脉高压	先天性心脏病已完全矫正，肺动脉高压在手术后依然存在或术后数月至数年内复发，且无术后残余分流

注：*缺损大小适用于成年患者，然而在成年患者中简单的直径评估也不足以明确缺损的血流动力学相关性，还应考虑压力阶差、分流大小和方向，以及肺-体流量比。

　　根据来自欧洲COMPERA-CHD注册研究的数据，表5-10列举了引起先天性心脏病相关性肺动脉高压的常见畸形，其中每个分类中按照发病率高低排序；①～⑤为成年人发病率前5位。对于儿童主要为复杂畸形，其次为动脉导管未闭和室间隔缺损。

表5-10　引起先天性心脏病相关性肺动脉高压的常见畸形

分类	具体疾病		
三尖瓣前分流	②房间隔缺损	部分型肺静脉异位引流	部分型房室间隔缺损
	完全型肺静脉异位引流	—	—
三尖瓣后分流	①室间隔缺损	③完全型房室间隔缺损	④动脉导管未闭
	主肺动脉窗	—	—
复杂畸形	⑤肺动脉瓣闭锁合并室间隔缺损	完全型大动脉转位	单心室/心室双入口
	三尖瓣闭锁	矫正型大动脉转位	右室双出口
	永存动脉干	Ebstein畸形	—
左心/主动脉疾病	主动脉瓣狭窄	主动脉缩窄	主动脉瓣下狭窄
其他少见先天性心脏病	房室瓣畸形	肺动脉狭窄	—

　　根据血流动力学特点，将先天性心脏病相关性肺动脉高压分为动力型、阻力型和边缘型。①动力型肺动脉高压：患者存在肺动脉高压，但肺血管尚未发生严重病变，关闭缺损之后肺动脉压力可降至正常；②阻力型肺动脉高压：肺血管已发生不可逆病变，关闭缺损后，患者肺动脉压力不能降至正常或反而升高，出现术后持续肺

动脉高压；③边缘型肺动脉高压：不能确定是动力型或阻力型，需先试用药物降低肺动脉压再决定是否行缺损修补，或试行封堵试验决定是否修补缺损。

判断先天性心脏病相关性肺动脉高压是动力型还是阻力型对后续治疗至关重要。传统方法是通过右心导管法测定肺循环血流量Qp、体循环血流量Qs、肺循环阻力PVR和体循环阻力SVR，然后定义：①Qp/Qs≥1.5为动力型；Qp/Qs<1为阻力型；1≤Qp/Qs<1.5为边缘型。②PVR/SVR<0.3为动力型；PVR/SVR>0.5为阻力型；0.3≤PVR/SVR<0.5为边缘型。

超声心动图通过血流速度时间积分法也可以测定肺循环血流量Qp和体循环血流量Qs（图5-14）。肺循环血流量=肺动脉瓣面积×肺动脉瓣血流速度时间积分×心率；体循环血流量=主动脉瓣面积×主动脉瓣血流速度时间积分×心率。这样Qp/Qs=（PV_{area}×VTI-PV）÷（AV_{area}×VTI-AV），进一步简化可得Qp/Qs=（PV_{area}×$PV_{Peak\ velocity}$）÷（AV_{area}×$AV_{Peak\ velocity}$）。需要注意的是，上述公式只适用于无心外分流时，如室间隔缺损、房间隔缺损等。如若存在动脉导管未闭等心外分流时，还需要超声测定分流量Q_{shunt}，修正后的Qp/Qs=（$Q_{PV}+Q_{shunt}$）/（$Q_{AV}-Q_{shunt}$）。

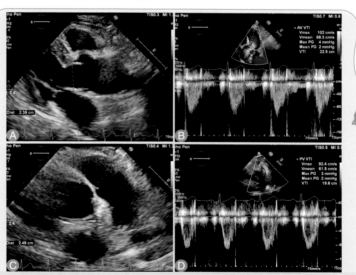

A.测量主动脉瓣环内径，计算主动脉瓣面积；B.测量主动脉瓣血流速度时间积分；C.测量肺动脉瓣环内径，计算肺动脉瓣面积；D.测量肺动脉瓣血流速度时间积分。

图5-14　血流速度时间积分法测定肺循环血流量Qp和体循环血流量Qs

除肺循环血流量Qp和体循环血流量Qs外，超声心动图还可以测定肺循环阻力PVR和体循环阻力SVR。肺循环阻力＝（肺动脉平均压－肺毛细血管楔压）÷肺循环血流量，其中肺毛细血管楔压=1.9＋1.24×E/e'。体循环阻力＝（主动脉平均压－右心房压）÷体循环血流量，其中右心房压=中心静脉压（如患者有中心静脉置管，可测中心静脉压），也可参照前述表5-5的超声特征确定右心房压。与Qp/Qs道理相同，该PVR和SVR的测量方法也只适用于无心外分流时，如室间隔缺损、房间隔缺损等；如若存在动脉导管未闭时，压力和流量均应加减分流因素。

五、临床经验总结

根据现行指南和既往临床经验，总结了几点肺动脉高压超声诊断要点与建议供大家参考。

（1）超声心动图已成为肺动脉高压诊治中首选的和最重要的无创影像学手段，但由于肺动脉高压临床异质性很强，超声心动图的规范应用显得尤为重要。超声心动图不仅可以判断肺动脉高压的病因，还可以对肺动脉高压进行无创的定量评估，常用的评估方法是应用TRV或心内分流间接估测SPAP。

（2）肺动脉高压定义中的诊断指标是采用右心导管测量的肺动脉平均压（≥25 mmHg），而不是超声多普勒所测得的肺动脉压力，因此这个标准不能直接应用在超声诊断标准中。

（3）2015年ESC/ERS发布的《肺动脉高压的诊断与治疗指南》建议：超声对肺动脉高压的诊断不够准确全面，与心导管检查分级诊断差异较大，故而取消了超声对肺动脉高压的轻度、中度、重度的诊断，超声结论一般建议诊断为排除肺动脉高压、肺动脉高压中度可能、肺动脉高压高度可能。其中，认为超声心动图三尖瓣反流峰值速度≥3.4 m/s时，无论是否合并其他肺动脉高压征象，肺动脉高压高度可能。

（4）超声心动图是先天性心脏病相关性肺动脉高压必不可少的辅助检查方法，不仅可以判断其病因（解剖异常），还可以对其进行无创的定量估测。对先天性心脏病相关性肺动脉高压的诊断还可以做到分类、分型和分期。

（5）动力型/阻力型肺动脉高压的鉴别是先天性心脏病相关性肺动脉高压超声诊断的重点和难点，超声可以通过测量Qp/Qs和PVR/SVR等进行鉴别。

（6）三尖瓣反流法估测肺动脉收缩压是指南公认首选方法，

如果不符合三尖瓣反流的测量条件，如无明显的三尖瓣反流、室间隔缺损，可结合肺动脉瓣反流和频谱、分流法、左右心腔比例等进行肺动脉压力评估。

（7）关于三尖瓣反流测量的误差：三尖瓣存在大量反流时，通常肺动脉压力存在低估趋势，这是因为无法关闭的三尖瓣导致右心房室压力差几乎为0，右心房压力显著增高。三尖瓣反流方向和频谱形态是否显示完整，是准确测量肺动脉收缩压的关键，超声对肺动脉压力的误测通常是因为没有得到准确的三尖瓣频谱峰值引起的。

（张茗卉）

参考文献

[1] 吴伟春.超声心动图规范化诊断精要.北京：中国医药科技出版社，2020.

[2] 中国肺动脉高压诊断与治疗指南（2021版）.中华医学杂志，2021，101（1）：11–51.

[3] 杜立中，薛辛东，母得志，等.新生儿肺动脉高压诊治专家共识.中华儿科杂志，2017，55（3）：163–168.

[4] 王浩，张茗卉.超声心动图在肺动脉高压诊治中的应用与展望.中华医学超声杂志（电子版），2016，13（3）：161–164.

[5] BRIDA M，GATZOULIS M A.Pulmonary arterial hypertension in adult congenital heart disease.Heart，2018，104（19）：1568–1574.

[6] KAEMMERER H，GORENFLO M，HUSCHER D，et al.Pulmonary hypertension in adults with congenital heart disease：real-world data from the international COMPERA-CHD registry.J Clin Med，2020，9（5）：1456.

[7] VAN DER FEEN D E，BARTELDS B，DE BOER R A，et al.Pulmonary arterial hypertension in congenital heart disease：translational opportunities to study the reversibility of pulmonary vascular disease.Eur Heart J，2017，38（26）：2034–2041.

[8] AUGUSTINE D X，COATES-BRADSHAW L D，WILLIS J，et al.Echocardiographic assessment of pulmonary hypertension：a guideline protocol from the British Society of Echocardiography. Echo Res Pract，2018，5（3）：G11–G24.

[9] GALIE N，HUMBERT M，VACHIERY J L，et al.2015 ESC/ERS Guidelines for the diagnosis and treatment of pulmonary hypertension：The Joint Task Force for the Diagnosis and Treatment of Pulmonary Hypertension of the European Society of Cardiology (ESC) and the European Respiratory Society（ERS）：Endorsed by：Association for European Paediatric and Congenital Cardiology(AEPC)，International Society for Heart and Lung Transplantation(ISHLT).Eur Heart J，2016，37（1）：67–119.

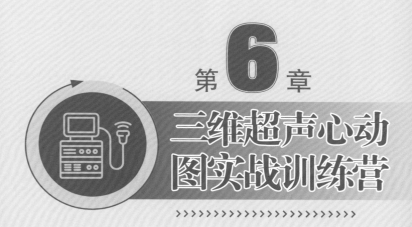

第 **6** 章

三维超声心动图实战训练营

>>>>>>>>>>>>>>>>>>>>>>>>>

引言

三维超声心动图（three-dimensional echocardiography，3DE）是心血管超声领域一项重要的技术创新，其可以实时采集心脏图像并从任意空间角度来显示，易于观察腔室、瓣膜等结构重叠且形态不规则的部位。近年来，随着计算机技术的进步、矩阵探头的更新及分析软件的升级，三维超声心动图显示出了一些独特优势，逐渐从科研走向临床实践，其从静态、动态，发展到实时经胸和经食管三维超声心动图。另外，各种分析软件也相继问世，例如：MVN、3D auto RV、Heart Model等。定性与定量评估越来越方便、快捷，为三维超声心动图在临床的应用打下基础。

目前，三维超声心动图主要应用于以下方面：①无须借助几何数学模型假设即可评估心腔容积与心肌质量，还可定量评估心脏功能；②评估左室壁的局部运动功能，定量评估左心室的收缩同步性；③进行心脏瓣膜立体成像，为心脏瓣膜病的介入治疗提供帮助；④彩色三维超声心动图评估反流束与分流束的立体形态、血流定量。

本章将从三维超声心动图的原理、分类、采集和图像分析方法几个方面进行阐述，初步介绍如何将其真正应用于临床实践。

一、原理

1.矩阵探头

目前，实时三维超声心动图的探头是矩阵探头，矩阵探头的晶片为众多微型的正方形小格，呈方阵均匀排列（图6-1）。

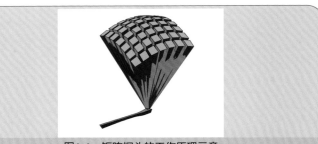

图6-1　矩阵探头的工作原理示意

施加电压后，通过仪器控制，矩阵探头可以同时发射和接收信号（三维容积图像），或以不同的组合方式（双或多平面/任意角度成像）发射超声信号，从而获取不同切面和角度的图像。矩阵探头保持固定，即可直接采集三维数据，还可提高三维图像的时间分辨率。

2.图像处理

快速计算并以不同方式显示三维图像详见"三维超声心动图常用技术及指标"。

二、三维超声心动图常用技术及指标

1.三维超声心动图采集技巧

（1）图像的基础调节方法：①预设条件（根据具体图像效果调节和选择）；②增益（适中）；③深度（将观察区域置于图像中央）；④焦点（置于观察区域深度）。

（2）常用提高图像分辨率的方法见表6-1。

表6-1　常用提高图像分辨率的方法

频率	扇角	谐波	Res/Spd	机械指数
提高	减小	添加	Res	安全范围内适当增加

注：Res/Spd表示侧重分辨率时，则选择Res模式；侧重帧频时，则选择Spd模式。

（3）常用增加图像穿透力的方法见表6-2。

表6-2　常用增加图像穿透力的方法

频率	时间 / 深度增益补偿	谐波	焦点	机械指数
降低	提高远场增益	不添加	置于远场	安全范围内适当增加

（4）常用提高图像帧频的方法见表6-3。

表6-3　常用提高图像帧频的方法

Res/Spd	扇角	深度	聚焦带宽度	线密度
Spd	减小	减小	减小	降低

（5）帧频调节：部分仪器上设有专门的三维分辨率和帧频选项，可以根据具体情况进行选择。为了后期图像处理的需要，采集图像时，建议帧频≥20帧/秒。

2.三维超声心动图采集要点

三维超声心动图采集要点见表6-4。

表6-4　三维超声心动图采集要点

技术	成像原理	示意图	技术特点	应用举例
实时三维成像（Live 3D）	建立一个30°×60°的实时金字塔容积数据		与其他三维采集模式相比，图像较窄，厚度较小，帧频较高	可以实时观察三维图像
局部放大三维成像（3D Zoom）	调整取样框的宽度和厚度，以获得该区域的三维图像		左侧取样框宽度代表图像宽度，右侧取样框宽度代表图像厚度	可以放大局部结构（如瓣膜、心耳、间隔等），并进行观察
全容积成像（Full Volume）	采用门控技术，多心动周期拼接成像		该模式采集范围更大、更广，如多心动周期拼接则需连接心电图，采集时注意避免受患者呼吸及移动影响而产生的拼接伪像	①观察心脏整体情况；②后期处理分析
心脏彩色三维成像（Color 3D）	三维彩色多普勒超声同时显示		采集范围较窄，帧频较低	可以直接展示反流束、瓣周漏、分流束的大小、方向、起始部位、与周围组织的立体关系

3.三维超声心动图的分析方法

（1）常用三维超声心动图切割法见表6-5。

表6-5　常用三维超声心动图切割法

切割法	操作方法	特点
"立体盒子"切割法	通过旋钮调节至6个不同方位（上、下、左、右、前、后），然后通过旋钮使其在不同方位进行推进和退后操作来完成切割任务	立体图像方位相对固定，不易错乱
智能切割法	在采集完成后的立体三维图像上以二维参考平面进行取样框的大小和厚度的调节，调节完成后再次确认，即可得到切割后的立体三维图像	以二维图像做参考平面可以帮助理解三维图像
平面切割法	以操作者正前方视角为参考，通过轨迹球将三维立体图像进行自由旋转，将需要切割的部分旋转至操作者正前方视角，旋转切割旋钮进行操作者正前方视角方向的推进和退后	可用于三维图像的微调
自由式旋转切割法	与"立体盒子"切割法类似，该方法可旋转至任意方位进行切割	更加自由，但是需要对切割的立体信息有充分了解
快速切割法	通过轨迹球确认两点来快速确定切割区域	操作更加便捷，适用于快速观察，但是切割的宽度相对固定，不能调节

（2）三维超声心动图显示模式见图6-2～图6-6。

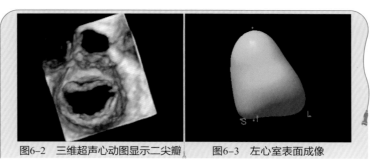

图6-2　三维超声心动图显示二尖瓣　　　图6-3　左心室表面成像

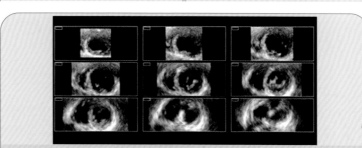

图6-4　二维断层多切面超声显示二尖瓣、三尖瓣

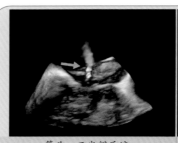
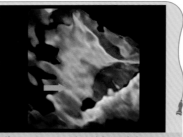

箭头：二尖瓣反流。

箭头：左心耳，透明模式+深度光源。

图6-5　彩色三维超声心动图显示二尖瓣反流

图6-6　特殊三维超声心动图成像

三、三维超声心动图评估心功能

三维超声心动图主要是对左右心室及左心房的整体功能进行测定，包括容积、射血分数、局部与整体应变。

1.左心室、左心房的三维容积及射血分数评估

M型超声、Simpson法及三维超声心动图对左心室、左心房的三维容积及射血分数评估见表6-6。

表6-6　M型超声、Simpson法及三维超声心动图评估心功能的对比

方法	优点	缺点
M型超声	操作便捷	以取样线为参考、几何假设进行测量，ASE指南已不推荐
Simpson法	较M型超声更加准确	存在几何假设，需要对观察的疾病结构有充分的认识，并且描记时边界控制准确才能得到相对准确的评估结果
三维超声心动图	无须几何假设，研究表明，三维超声心动图得到的容积、射血分数等参数与心脏磁共振测量的相关性更好	采集时间和后期处理得到容积和射血分数的时间较长，存在明显的低估现象

2.三维超声心动图分析心功能的常用方法

三维超声心动图分析心功能的常用方法见表6-7。

3.三维超声心动图评估左心功能

（1）三维超声心动图对左心的采集方法

1）患者准备：①检查时患者左侧或平卧位；②心电图连接良好；③采集图像时嘱患者呼气末暂停呼吸及移动。

2）图像优化：①确保包含全部研究部位（TIPS：采集图像时两幅二维参考平面均包含完整）；②调整适当深度、增益（尤其是侧壁需要清晰显示）；③无心尖短缩的心尖四腔心切面。

表6-7　三维超声心动图分析心功能的常用方法

分析方法	常用软件	特点、参数及应用	示意图
左心	半自动 3DQ	①需要手动进行瓣环、心尖定位描记；②可以得到三维容积及射血分数、心肌质量	
	3DQ-Advanced	①需手动进行瓣环、心尖定位描记；②可测量三维容积、射血分数，获得时序图、位移图、左心室容积曲线等；③评估室壁运动的同步性	
	全自动 Heart Model（HM）或 Dynamic Heart Model（DHM）	①机器学习三维模型，斑点追踪边界（HM/DHM），研究表明，其具有可行性、可重复和省时的特点；②可获得心脏容积、LVEF、心肌质量、心脏指数、左心房容积、LAEF、左心房及左心室容积变化曲线等参数	
右心	全自动 3D Auto RV	①自动识别初始影像且能够进行自动对齐和定位，与人工智能超声有效结合（类似于Heart Model A.I.）；②可获得心脏容积、射血分数、FAC、TAPSE、室间隔、游离壁应变等参数	

3）图像采集：①根据不同的分析方法进行采集，如Live 3D、HM、DHM、Full Volume，或通过特有方式进行三维超声心动图的采集；②Loop：建议3个心动周期。

4）应用举例：如DHM采集方法，①"患者准备"及"图像优化"同上；②采集模式：HM ACQ（必须连接心电图）；③Loop：1~6个心动周期。

DHM可以进行多个心动周期计算获得容积及射血分数等参数的平均值（图6-7），可用于临床快速评估左心室、左心房容积及射血分数。

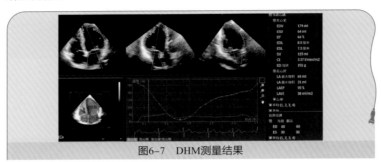

图6-7　DHM测量结果

（2）临床应用举例：多篇研究显示，三维超声心动图测量左心室容积与心脏磁共振的测量结果具有高度相关性，但是手动、半自动及全自动分析追踪法的测量结果均出现明显低估现象，可能的原因是三维超声心动图在显示心肌和肌小梁方面，与心脏磁共振相比，图像欠佳。医师在进行三维超声心动图测量时，可通过将肌小梁划到左室腔内来解决这一问题。

4. 三维超声心动图评估右心室功能

（1）三维超声心动图对右心室的采集方法

1）患者准备：①检查时患者左侧卧位；②心电图连接良好；③采集图像时嘱咐患者呼气末暂停呼吸及移动。

2）图像优化：①确保包含全部研究部位（TIPS：采集图像时注意参考平面的两幅二维均包含完整的右心室）；②调整适当的深度、增益；③心尖聚焦右心室切面（以心尖四腔心切面为基础向左外后方移动探头，以左心室为透声窗的基础二维切面，图6-8），或无心尖短缩的心尖四腔心切面。

3）图像采集：①采集方法为HM ACQ（必须连接心电图）；②Loop：建议3个心动周期。

采集完成后，用三维后处理软件（半自动和全自动模式），对容积及射血分数进行评估。

（2）临床应用举例：采集心尖聚焦右心室或心尖四腔心

切面，以三维全自动右心室定量软件（3D Auto RV，图6-9）、Tomtec三维半自动右心室定量软件及心脏磁共振对右心室容积和右心室正常射血分数进行测量，并进行准确性和重复性比较。结果显示：三维全自动右心室定量软件与心脏磁共振相比，在右心室正常射血分数的测值上无明显差异，而三维半自动右心室定量软件测量的右心室正常射血分数明显大于心脏磁共振或三维全自动右心室定量软件测量的右心室正常射血分数。三维全自动右心室定量软件与三维半自动右心室定量软件相比，耗时短（15 s vs. 120 s）且重复性好（*P*＜0.001）。

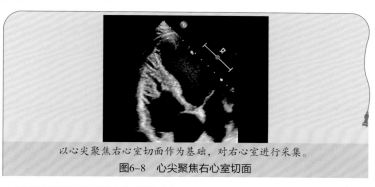

以心尖聚焦右心室切面作为基础，对右心室进行采集。

图6-8　心尖聚焦右心室切面

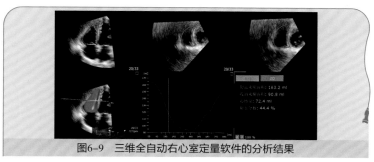

图6-9　三维全自动右心室定量软件的分析结果

四、三维超声心动图评估瓣膜

1.三维超声心动图评估瓣膜形态

（1）三维超声心动图对各个瓣膜形态进行定量分析的方法见表6-8。

（2）三维超声心动图显示二尖瓣和主动脉瓣。

1）二尖瓣的三维超声心动图检查见图6-10。

2）临床应用举例：MVN步骤。①经食管三维超声心动图（3D Zoom/Full Volume）采集包含主动脉瓣及乳头肌的完整二尖瓣；

②ES帧确认（连接心电图后可自动跳转）；③图像对齐（按照示意图进行调整）；④选择参考点（按照示意图放置二尖瓣环、瓣叶对合点及主动脉对应点）；⑤瓣环编辑（进行瓣环逐点调整后可迅速获得二尖瓣基础模型）；⑥联合编辑（进行二尖瓣联合部编辑）；⑦小叶编辑（沿着小叶走行方向编辑小叶形态及对合状态）；⑧调整边界（进行瓣叶分叶点调整）；⑨选择乳头肌顶点（进行乳头肌位置编辑）。测量结果：①环测量（环直径、2D/3D周长、2D/3D面积等）；②小叶面积测量（各小叶3D面积、反流口面积等）；③小叶体积测量（各小叶体积、脱垂体积等）；④小叶长度/角度测量（各小叶长度、前/后叶角度、脱垂高度等）；⑤联合测量（联和长度、高度等）；⑥乳头肌测量（前内、后外侧乳头肌长度）；⑦主动脉瓣二尖瓣测量（主动脉瓣二尖瓣角度）见图6-11。

3）主动脉瓣的三维超声心动图检查见图6-12。

表6-8　三维超声心动图对各个瓣膜形态的定量分析方法

瓣膜	瓣膜形态	推荐采集模式	采集和观察
二尖瓣	在整个心动周期，二尖瓣环的立体形态不断发生变化，但始终呈"马鞍形"（前外侧、后内侧联合处较低，前叶侧瓣环、后叶侧瓣环较高；前叶侧与后叶侧瓣环间的夹角在收缩期较大，舒张期则较小；二尖瓣瓣面积在舒张晚期达到最大，在收缩中期最小，收缩期二尖瓣环较舒张期更平坦）	3D Zoom、Full Volume、Live 3D（半容积，对局部形态进行观察）	① TTE 或 TEE 的四腔心切面、左室长轴切面，3D Zoom 建议采集时包含主动脉瓣，以便对二尖瓣进行三维定位；② 房侧、室侧观均可，脱垂时推荐心房观的手术视野，即"外科手术视野观"（类似术者于患者右侧打开心房观察二尖瓣）：左心房侧二尖瓣鸟瞰图（主动脉置于近 12 点方位）
三尖瓣	正常三尖瓣为多平面结构，三尖瓣环的形态在整个心动周期发生改变，瓣环面积、周长在舒张末期达到最大值，在收缩末期达到最小值，瓣环的最高点为前叶与隔叶的交界，最低点为后叶与隔叶的交界，前叶与后叶的交界位于瓣环的中平面	3D Zoom、Full Volume、Live 3D	①建议 TEE 于食管中段 0°～30° 的四腔心切面采集局部放大图像，或40° 经胃底切面图像；②房侧、室侧观均可，须将房间隔或室间隔置于 6 点钟方向
主动脉瓣	主动脉瓣环形态多样，可为椭圆形、类三角形或不规则形，其三维形态与患者瓣叶数目相关：三瓣式主动脉瓣呈三叉皇冠状，二叶式主动脉瓣呈马鞍状，四叶式主动脉瓣呈四叉皇冠状	3D Zoom、Full Volume、Live 3D	①建议 TEE 于食管中段 60° 大动脉短轴切面或120° 左室长轴切面采集局部放大或全容积图像；②主动脉侧、左室流出道侧观均可，须将右冠瓣置于 6 点钟方向

瓣膜	瓣膜形态	推荐采集模式	采集和观察
肺动脉瓣	由于肺动脉瓣的位置和结构特殊，往往不易显示；当肺动脉瓣狭窄时，收缩期肺动脉瓣如圆顶、"帐篷样"向肺动脉腔膨出、瓣叶不贴壁、瓣尖开放受限而显示悬于肺动脉中央，舒张期瓣膜闭合，线回声增强，瓣叶向瓣环方向运动	3D Zoom、Full Volume、Live 3D	①建议 TEE 于食管上段 90° 或食管中段 120° 三腔心切面采集局部放大图像；②肺动脉侧、右室流出道侧观均可，须将前瓣置于 12 点钟方向

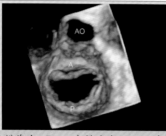

A：二尖瓣前叶；P：二尖瓣后叶；AO：升主动脉。

图6-10 二尖瓣的三维超声表现

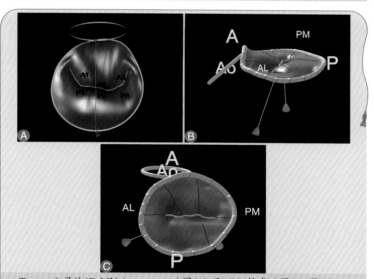

Tomtec公司的4D MV-Assessment（图A）及MVN技术（图B、图C）。
A：二尖瓣前叶；P：二尖瓣后叶；AO：升主动脉；A1：二尖瓣前叶的外侧叶1/3；A2：二尖瓣前叶的中间叶1/3；A3：二尖瓣前叶的内侧叶1/3；P1：二尖瓣后叶的外侧；P2：二尖瓣后叶的中间；P3：二尖瓣后叶的内侧；AL：二尖瓣环前外侧；PM：二尖瓣环后内侧。

图6-11 二尖瓣的三维和四维超声表现

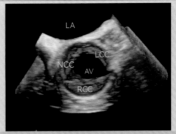

LCC：左冠窦；RCC：右冠窦；NCC：无冠窦；LA：左心房；AV：主动脉瓣。

图6-12　主动脉瓣的三维超声表现

2.三维超声心动图评估瓣膜反流

（1）三维超声心动图评估瓣膜反流见表6-9。

（2）瓣膜的三维超声心动图检查见图6-13，图6-14。

表6-9　三维超声心动图评估瓣膜反流

瓣膜	反流瓣环、瓣叶特点	评估方法	操作步骤	特点
二尖瓣反流	功能性反流时二尖瓣环发生扩大、扁平，且瓣环位移下降、位移速率也随之降低	缩流颈面积	心尖四腔心切面调整取样框大小后，留取三维实时动态彩色图像，回顾图像，选择收缩期二尖瓣反流最大的三维横切面图像，剪切至开口处，描记测量反流面积	操作便捷
		3D PISA方法	心尖四腔心切面调整取样框大小后，打开彩色多普勒模式，标尺或基线调整彩色Nyquist速度极限（也可留取后进行调整）留取实时动态彩色三维超声图像，选择收缩期二尖瓣反流最大的图像，选择3D PISA法测量工具包，在该帧图像上测量反流汇聚区半径，可自动获得反流面积	用于瓣膜反流定量
三尖瓣反流	通常表现为瓣环的环形扩张，三尖瓣环变得越来越平坦	缩流颈面积	同"二尖瓣缩流颈面积测量"	有研究发现，三维超声测量的缩流颈面积比二维超声测量的有效瓣口反流面积相关性好，在中心性反流尤为明显

续表

瓣膜	反流瓣环、瓣叶特点	评估方法	操作步骤	特点
主动脉瓣反流	风湿、退行性变、二叶畸形和主动脉根部扩张等导致主动脉瓣反流，表现为主动脉瓣环扩张、瓣叶基底部和远端边缘短缩	反流分数评估	应用彩色三维超声心动图分别测量左心室舒张末期容积、收缩末期容积及 AR 束容积，计算出反流束分数	该方法比二维超声测量的反流容积与反流束分数相关性好，受 Nyquist 速度极限、增益、深度等因素的影响
		缩流颈面积	与"二尖瓣缩流颈面积测量"类似，缩流颈面积 < 0.2 cm² 为 I 度主动脉瓣反流，0.2 ~ 0.4 cm² 为 II 度主动脉瓣反流，0.4 ~ 0.6 cm² 为 III 度主动脉瓣反流，> 0.6 cm² 为 IV 度主动脉瓣反流	三维超声与 TEE 测量均可
		定量软件反流量测量	有文献以 PISA 法测量的反流容积作为参照标准，对轻度以上单纯主动脉瓣反流患者使用 DHM 和 3D Auto RV，分别测量左心室和右心室的每搏量，计算两者差值可得到主动脉瓣反流容积	两种测量结果之间具有良好的相关性，但是对于单纯偏心性主动脉瓣反流，DHM 结合 3D Auto RV 的方法测得的反流量出现了明显高估的现象
肺动脉瓣反流	正常人约 75% 可以探查到微少量的生理性肺动脉瓣反流，病理性肺动脉瓣反流大多伴有瓣膜结构异常	缩流颈面积	与"二尖瓣缩流颈面积测量"类似	不易获取三维超声图像

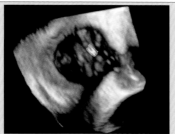

在三维瓣膜短轴瓣口反流处进行描记测量。

图6-13　缩流颈面积测量

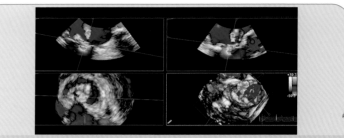

调整二维参考平面，二维及三维超声联合显示最大反流口面积。

图6-14 最大反流口面积测量

五、三维超声心动图评估左心耳

三维超声心动图对心耳的评估也具有很大的优势，尤其是在透明模式出现后，可清晰地显示心耳轮廓及心耳内部结构（图6-15）。

操作方法：①TEE检查左心耳；②首选3D ZOOM采集模式，调节取样框大小；③选用透明模式进行心耳三维成像；④旋转心耳至长轴方向，进行表面模式切割。

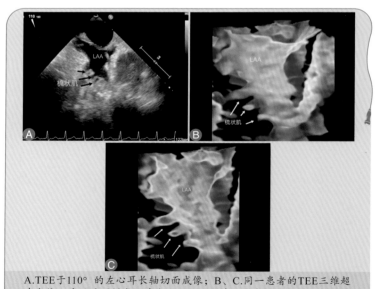

A.TEE于110°的左心耳长轴切面成像；B、C.同一患者的TEE三维超声成像，采用透明模式可清晰显示心耳轮廓、内部及梳状肌结构（箭头）。LAA：左心耳。

图6-15 心耳轮廓及其内部结构

（孙　欣）

参考文献

[1] 王心宇，王译斌，毛宇航，等.实时三维超声心动图在日常临床工作中的实用性探讨.临床超声医学杂志，2019，21（2）：81-84.

[2] NAMISAKI H, NABESHIMA Y, KITANO T, et al.Prognostic Value of the Right Ventricular Ejection Fraction, Assessed by Fully Automated Three-Dimensional Echocardiography: A Direct Comparison of Analyses Using Right Ventricular-Focused Views versus Apical Four-Chamber Views.J Am Soc Echocardiogr，2021，34（2）：117-126.

[3] 唐媛.经胸实时三维超声心动图在功能性二尖瓣反流中的应用效果.现代医用影像学，2021，30（1）：153-156.

[4] 陈蓓绮，孔德红，董丽莉.实时三维超声心动图在三尖瓣反流中的应用.中国临床医学，2021，28（1）：116-120.

[5] 张冰，孟庆龙，李鸣瑶，等.动态心脏模型联合三维自动右室定量主动脉瓣反流容积与近端等速表面法的对比研究.中国超声医学杂志，2022，38（3）：290-293.

[6] 郭颖，张瑞生.中国成人心脏瓣膜病超声心动图规范化检查专家共识.中国循环杂志，2021，36（2）：109-125.

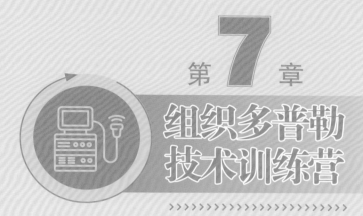

第 **7** 章

组织多普勒
技术训练营

>>>>>>>>>>>>>>>>>>>>>>>>>>

第一节　概述

一、原理

人体心脏产生的多普勒信号有2种：血流为高频低振幅，运动的心肌为低频高振幅。组织多普勒成像（tissue doppler imaging，TDI）的原理是从心脏的多普勒信号中选出低频高振幅的室壁运动信息，去除高频低振幅的血流信息，通过计算机彩色编码后呈现出来。其可以评价整体心脏的收缩及舒张功能，也可以定量评价节段性室壁运动异常。另外，组织多普勒速度–时间曲线与心电图同步监测结合，能在一定程度上观察到心室电-机械耦联情况，分析在心动周期中各个时相的室壁运动同步性，提供心肌不同部位运动的时间间期。组织多普勒成像的缺点是有角度依赖性，仅可分析平行于声束方向的室壁运动，不是综合向量的评估。

二、分类

从1992年McDicken等首次发表关于组织多普勒成像的论文至今，多种成像模式的相继开发使人们对心肌运动的评价达到了一个新的境界。不同的超声仪器生产厂家开发的技术角度略有不同，但基本原理相同。归纳起来，组织多普勒成像在临床的研究和应用主要有以下几大类。

1.组织速度显像

组织速度显像（tissue velocity imaging，TVI）根据室壁运动速度的快慢及方向进行彩色编码，朝向探头运动的心肌被编码成以红色为主的暖色，背离探头运动的心肌被编码成以蓝色为主的冷色，以明暗程度代表速度的快慢，以实时二维彩色的方式显示出来（图7-1-1）。组织速度显像采集出二维动态图像可进行后处理定量分析。打开相应软件的分析模式，将取样容积放置在心肌的感兴趣区，即可获得局部心肌的运动曲线。结合心电图，可观察到局部心肌在心动周期的每一个时相的运动速度及时间参数（图7-1-2）。

组织速度显像采集二维图像时需要注意，帧频＞100帧/秒，必要时，可放大感兴趣区以获得高帧频。

2.组织多普勒脉冲频谱图

组织多普勒脉冲频谱图（doppler tissue pulse wave，DT-PW）是在组织速度二维图像的基础上将取样容积放置在感兴趣区，实时记录该处心肌运动的多普勒速度频谱信号（图7-1-3）。

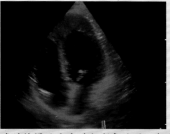

根据室壁运动速度的快慢及方向进行彩色编码，朝向探头运动的心肌被编码成以红色为主的暖色。

图7-1-1　组织速度显像的二维显示

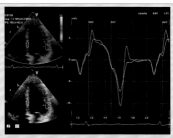

留取组织速度显像的二维图像，打开相应软件离线分析，取样容积分别放置在室间隔基底段（黄色）和侧壁基底段（蓝色），曲线的纵轴代表速度，横轴代表时间。

图7-1-2　正常人组织速度显像的定量分析曲线

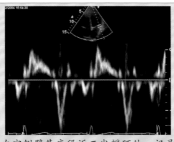

取样容积放置在左室侧壁基底段近二尖瓣环处，记录到正常的二尖瓣环水平心肌运动的组织多普勒脉冲频谱图。

图7-1-3　正常人组织多普勒脉冲频谱

3.组织追踪显像

组织追踪显像（tissue tracking imaging，TTI）是显示心肌组织在一定时间内位移大小的一种成像方式。其通过彩色编码显示心肌位移过程，利用7种层次颜色进行半定量分级，可快速评价收缩期室壁沿声束方向运动产生的位移变化。后处理时将取样容积

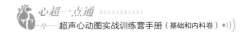
放置在心肌的感兴趣区，可获得局部心肌的位移曲线用以定量分析（图7-1-4）。

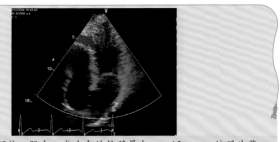

收缩期二尖瓣环处心肌向心尖方向的位移最大，＞12 mm，编码为紫红色。

图7-1-4　正常人组织追踪显像

4.组织同步显像

组织同步显像（tissue synchroniztion imaging，TSI）是基于组织速度成像的时间参数显像工具，用于评价心肌室壁运动的同步性。按照室壁收缩达峰时间（从心电图QRS波的起点到室壁某节段收缩达到峰值速度的时间）的不同，给予心肌不同的彩色编码，从正常的绿色（20～150 ms）、中度延迟的黄色、橙色（150～300 ms）到重度延迟的红色（300～500 ms），见图7-1-5。

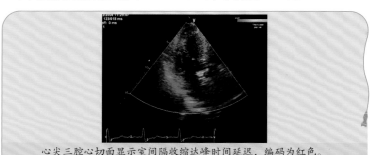

心尖三腔心切面显示室间隔收缩达峰时间延迟，编码为红色。

图7-1-5　组织同步显像

5.其他

另外，还有多种组织多普勒的显像方式相继开发，如组织多普勒的加速度模式（doppler tissue acceleration，DTA）、心肌速度梯度（myocardial velocity gradient，MVG）、应变显像（strain imaging，SI）、应变率显像（strain rate imaging，SRI）、彩色曲

线解剖M型超声（color anatomic M-mode，CAMM）、能量显示模式（doppler tissue energy，DTE）、M型显示模式（doppler tissue M-mode，DT-M-mode）等。这些显像方式曾在科研工作中应用较多，在临床实践中由于可重复性欠佳或无法定量等原因较少使用，因此不一一赘述。

（孙　欣）

第二节　组织多普勒常用指标示意图

组织多普勒常用指标见表7-2-1。

表7-2-1　组织多普勒常用指标示意图

指标	注释	示意图
收缩期峰值速度 s'、舒张早期速度 e'、舒张晚期速度 a'	取样容积置于室间隔基底段近二尖瓣环水平记录到组织多普勒频谱	
心电图 QRS 波起点至下一个 QRS 波，可分别识别：等容收缩期、收缩期、等容舒张期、舒张期	取样容积置于左室侧壁基底段近二尖瓣环水平记录到组织多普勒频谱	
收缩期达峰时间	心电图 QRS 波起点至收缩期峰值速度的时间间隔	

（孙　欣）

第三节　组织多普勒应用简介

1.评价左心室整体及局部收缩功能

心尖四腔心切面左室侧壁二尖瓣环水平壁收缩期峰值速度s'值，可用于评价左心室整体收缩功能。心肌收缩速度的改变与导管测量的dp/dt峰值的改变密切相关。局部节段s'值减低与节段性室壁运动异常相关。

2.评价左心室舒张功能

正常情况下，30岁以上的成年人左室侧壁二尖瓣环水平e'＞12 cm/s。中老年人左室侧壁二尖瓣环水平e'≤8 cm/s提示左心室松弛功能受损。研究显示，导管测得的左室充盈压和超声同期测得的E/e'值相关。E/e'是二尖瓣血流频谱E峰与组织多普勒频谱舒张早期e'峰的比值。组织多普勒评价左心室舒张功能的具体方式见相关章节。

3.鉴别缩窄性心包炎和限制型心肌病

二者均有左心室充盈的异常，但缩窄性心包炎的e'值通常在正常或增高，而限制型心肌病的弛张功能受损，e'值减小。

4.鉴别不同类型的心肌肥厚

肥厚型心肌病患者的舒张功能常有减低，尤其是肥厚节段局部舒张功能减退。而运动员心脏的生理性心肌肥厚并不导致舒张功能的减退。组织多普勒和脉冲多普勒可结合评估舒张功能，以进行鉴别。

5.评价心脏运动的同步性

常用的评估左心室内不同步的组织多普勒指标是收缩同步指数（Ts-SD），也称为Yu指数。留取心尖四腔心切面、两腔心切面及三腔心切面的动态组织多普勒二维图像，进行定量组织速度图分析。各个节段运动曲线的收缩达峰距离心电图QRS波起始点的时间间期，为收缩达峰时间（Ts）。测量各室壁的基底段及中间段共计12节段的Ts，并计算其标准差，即为Ts-SD。通常认为Ts-SD值≥33 ms，提示存在左心室内运动不同步。

6.评价右心室功能

右心室形态和结构的复杂性给准确评估带来挑战。组织多普勒测量的右室游离壁三尖瓣环水平的收缩期峰值速度s'减低，可在多种疾病中呈现，包括心肌梗死、慢性肺动脉高压、慢性心力衰竭等。

（孙　欣）

参考文献

[1] 吴伟春.超声心动图规范化诊断精要.北京：中国医药科技出版社，2020.

[2] 高润霖，胡大一.心血管病学.北京：中国协和医科大学出版社，2007.

[3] OMMEN S R，NISHIMURA R A，APPLETON C P，et al.Clinical utility of Doppler echocardiography and tissue Doppler imaging in the estimation of left ventricular filling pressures：a comparative simultaneous Doppler-catheterization study. Circulation，2000，102（15）：1788–1794.

第 **8** 章

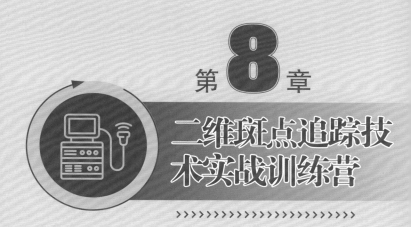

二维斑点追踪技术实战训练营

>>>>>>>>>>>>>>>>>>>>>>>>

引言

二维斑点追踪技术（two-dimensional speckle tracking imaging，2D STI）是近年基于灰阶发展的新技术，最初是作为组织多普勒成像技术延伸发展而来。2D STI可以在3个空间方向（纵向、径向和环向）上评估心肌应变，与超声束的角度无关，克服了多普勒成像的角度依赖性局限。左心室整体纵向应变（global longitudinal strain，GLS）目前是反映左心室收缩功能早期改变的最常见超声参数，能够敏感地检测心肌早期的整体和节段功能障碍，在临床应用很有前景。本章着重介绍左心室GLS测量操作规范及临床评估意义。

第一节 斑点追踪的原理与左心室整体纵向应变

"斑点"是由心肌组织和超声波间的相互作用形成的特定声学特征。二维心肌斑点的相对位置稳定，在心动周期中逐帧追踪，使用自相关技术和最佳模式匹配技术，提取心肌变形的重要信息，即称为2D STI。2D STI可以计算应变，假定心肌变形是线性变长或缩短。用L_t表示心肌节段在任意方向和任意时间的长度，L_0为初始长度，则应变定义为$\varepsilon = (L_t - L_0)/L_0$。应变可在不同方向（纵向、径向和环向）测量，常以百分比表示，定义为（左心室心肌长度/厚度的变化）相对于其原始长度/厚度的百分比。

左心室在心动周期经历复杂的多维形变。简单来说，超声心动图上的心肌形变是以3个主要方向应变——纵向、径向和环向的形式来描述的。左心室心肌包括右手螺旋的心内膜层和左手螺旋的心外膜围绕着环向的中层心肌。心肌协同收缩，纵向心肌缩短，中层环向心肌径向增厚，心室腔环径缩小，左心室呈"拧毛巾"样扭转（图8-1-1）。2D STI可以追踪整个心动周期的心肌"斑点"，并在3个方向上进行分析评估心肌的形变，与左心室射血分数相比，可以更全面地评价左心室收缩功能。其中，左心室整体纵向应变是目前临床实践中敏感评价左心室收缩功能的超声评估指标之一。

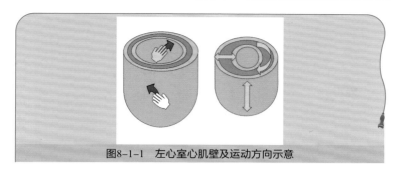

图8-1-1 左心室心肌壁及运动方向示意

（王江涛）

第二节 左心室应变常用指标和正常值

左心室整体纵向应变通过采集心尖四腔、三腔和两腔这三个切面后由软件计算得出（图8-2-1），左心室整体环向应变和整体径向应变由胸骨旁二尖瓣水平、乳头肌水平及心尖水平这3个短轴图像分析获得。临床实践中，2D STI测量左心室GLS的研究证据最多：①左心室GLS测量的图像轴向分辨率比短轴图像的横向分辨率更好；②与短轴切面相比，左心室GLS从包含更多心肌组织的整个左心室长轴方向获得；③左心室GLS重复性优于径向应变和环向应变。

一项2597名健康者［平均年龄（47±11）岁，51%男性］的大型META分析研究表明，左心室GLS的正常值范围为-15.9%~22.1%（平均-19.7%，95% CI -20.4%~18.9%）。应变值可能会受到特定临床特征（如年龄、性别、体重指数和血压等）和纵向应变分析的专用软件的影响。目前指南尚未描述左心室GLS的正常值，但建议-20%（±2%）可视为正常。

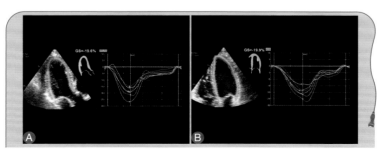

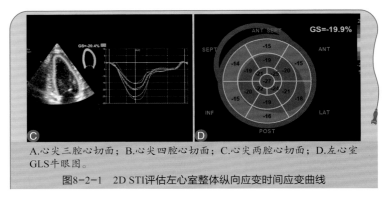

A.心尖三腔心切面；B.心尖四腔心切面；C.心尖两腔心切面；D.左心室
GLS牛眼图。

图8-2-1　2D STI评估左心室整体纵向应变时间应变曲线

（王江涛）

第三节　左心室整体纵向应变的采集和分析过程

各种超声品牌供应商都使用自己的专有软件进行心肌形变成像，但涉及的基本步骤是相同的。首先，在超声心动图机上采集所需的多个心动周期的动态灰阶图像，并存储在数字介质中，传输到工作站。其次，通常使用离线软件分析图像并生成应变数据。最后，综合解读数据结果。

一、切面获取

（1）取患者左侧卧位，嘱患者呼气末屏气，分别获取标准左心室心尖四腔心（4-Ch）、左室心尖两腔心（2-Ch）、左心室心尖三腔心（3-Ch）（图8-3-1）。

（2）应高度重视图像质量。优化增益设置，减小深度，使LV占据图像扇区的大部分，长轴切面应注意避免左心室缩短。

（3）保持帧频≥40帧/秒（可通过以下图像参数调节控制：深度、扇扫角度、帧频）。

（4）必须连接心动图设置心电门控，需要高质量的心电信号。必须尽量在近乎相同的心率下获得所有图像，存储3~5个连续心动周期的图像视频，确保至少有1-2个完整的心动周期可用于分析。

　　（5）采集图像均应尽量屏气进行，避免出现呼吸伪影，同时获取左心室流出道频谱（LVOT PW）（图8-3-2）。

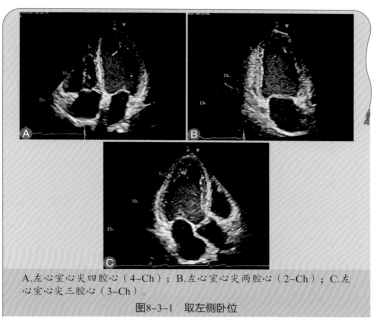

A.左心室心尖四腔心（4-Ch）；B.左心室心尖两腔心（2-Ch）；C.左心室心尖三腔心（3-Ch）。

图8-3-1　取左侧卧位

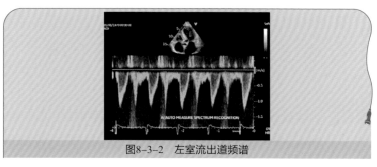

图8-3-2　左室流出道频谱

二、图像分析

1.确认时相

　　（1）调取左心室流出道频谱，调节频谱显示速度为100 mm/s，依次测量主动脉瓣开放和关闭的时间（图8-3-3）。

　　（2）确认开放时间：可从三种方式（手动、频谱、心电图自动）选择用于定义主动脉瓣开放时间。

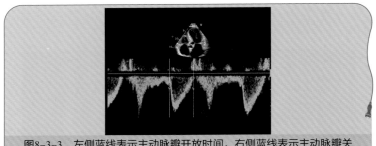

图8-3-3　左侧蓝线表示主动脉瓣开放时间，右侧蓝线表示主动脉瓣关闭时间

2.数据分析

（1）建议首先分析心尖长轴切面（即心尖三腔心切面），在这个切面中，主动脉瓣叶的运动有助于确定主动脉瓣关闭的时间。

（2）启动软件会自动调出心脏周期的收缩末期图像，如果图像选择不准确，可以手动调整。

（3）在切面中，从二尖瓣环的一端开始描记到二尖瓣环另一端结束确定解剖标志点，软件自动勾画心肌感兴趣区宽度以及位置（图8-3-4）。

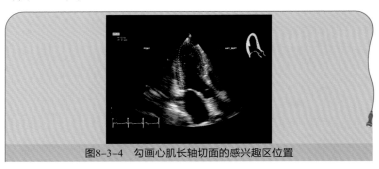

图8-3-4　勾画心肌长轴切面的感兴趣区位置

（4）调整感兴趣区适合的厚度和位置，应除外左心室流出道、左心房、乳头肌、腱索和心包（图8-3-5）。

（5）追踪结束后目测追踪质量，如必要，可相应调整感兴趣区。

（6）点击同意选择下一步，依次选择四腔心切面、两腔心切面，分析完成后，自动获得整体纵向应变（图8-3-6）。

三、结果解读

（1）整体长轴应变：选择牛眼图，观察左心室整体纵向应变和各节段纵向应变值（图8-3-7）。

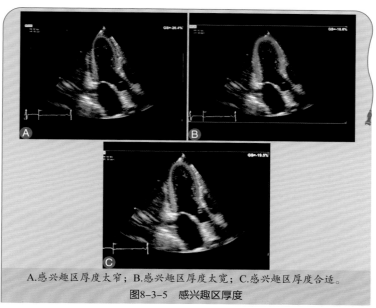

A.感兴趣区厚度太窄；B.感兴趣区厚度太宽；C.感兴趣区厚度合适。
图8-3-5 感兴趣区厚度

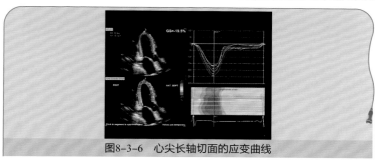

图8-3-6 心尖长轴切面的应变曲线

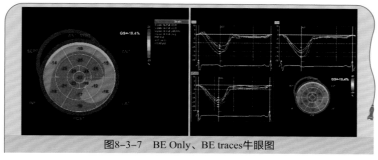

图8-3-7 BE Only、BE traces牛眼图

（2）达峰时间离散度：牛眼图模式中选择长轴应变达峰时间，分别观察各节段心肌纵向应变达峰时间及达峰时间离散度（图8-3-8）。

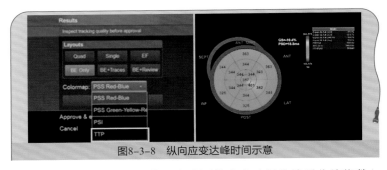

图8-3-8　纵向应变达峰时间示意

（3）收缩后收缩指数：牛眼图模式中选择收缩后收缩指数，分别观察各节段心肌收缩后收缩指数（图8-3-9）。

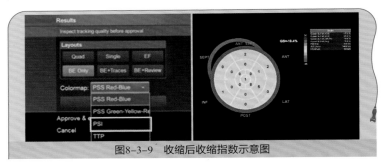

图8-3-9　收缩后收缩指数示意图

（4）正确解读纵向应变曲线：背景显示的是带有明显闭合伪影（AVC）的主动脉瓣的多普勒频谱，白色虚线为心电图中R峰的时间，用作ED的替代物，定义为应变起始点。黄色为左心室纵向应变曲线，其中PS收缩期峰值应变，为收缩期的应变峰值；PSS收缩后应变，大于收缩期应变的峰值（图8-3-10）。

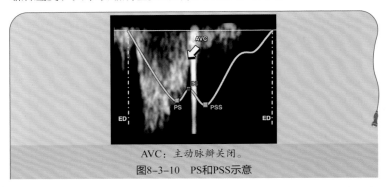

AVC：主动脉关闭。

图8-3-10　PS和PSS示意

（5）注意事项：左心室应变的影响因素，包括生理因素，如年龄、性别、负荷条件等，以及技术因素，如成像平面的问题、灰阶图像的质量等。此外，应变结果在供应商之间存在显著差异，建议临床评估、随访等选用同一品牌、同一版本超声仪器。

（王江涛）

第四节 左心室整体纵向应变的临床应用

一、检测早期左室收缩功能障碍和心力衰竭

左心室GLS是比LVEF更敏感的评价LV功能障碍的超声标志物。左心室心内膜心肌纵行走向，更易发生缺血；纵向功能存在障碍时，环向心肌功能代偿性增加，仍可维持LVEF在正常范围内。LVEF正常的无症状2型糖尿病患者的左心室GLS受损，表明存在早期心肌结构功能的改变，即糖尿病心肌病。LVEF正常的高血压患者，左心室GLS仍受损。这些糖尿病、高血压和肥胖症的心血管危险因素非常普遍，且常并存，与心血管事件如心肌梗死、心力衰竭和心血管死亡率有关。

二、确定左心室肥厚的病因

左心室GLS有助于鉴别左心室肥厚的原因。心肌肥厚存在某些明显的特征模式（图8-4-1）：肥厚型心肌病患者心肌肥厚最显著的区域，左心室GLS常呈节段性受损。常规超声心动图指标如LVEF不能很好地反映心肌功能的真正变化。肥厚型心肌病患者的左心室GLS降低与心血管预后较差有关。

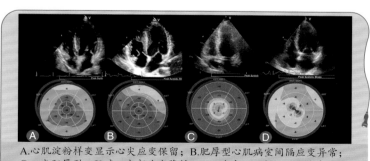

A.心肌淀粉样变显示心尖应变保留；B.肥厚型心肌病室间隔应变异常；C.心尖肥厚型心肌病心尖部应变降低；D.心尖部心肌梗死后心尖部应变降低。

图8-4-1 二维斑点追踪牛眼图表现

心肌淀粉样变的特征是左心室GLS心尖段相对保留，即相应节段应变的比值=〔平均心尖段应变／（平均基底段应变＋平均中间段

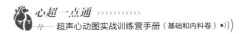

应变）]≥1对诊断心肌淀粉样变具有高度敏感度和特异度，并有预测预后价值。高血压患者的左心室GLS与正常对照相比显著降低。

三、冠状动脉疾病

左心室整体纵向应变收缩期峰值应变降低、收缩早期延长和收缩后缩短是心肌缺血的特征性改变。

1.判断心肌缺血

由于左心室心内膜下最易发生缺血，心内膜下肌纤维主要为纵向，因此左心室GLS比LVEF更早受到冠状动脉疾病的影响。当LVEF正常和静息室壁运动无明显异常时，静息时整体和节段应变测量有助于缺血性心脏病的检测和评估。负荷超声期间（运动或药物）诱发的收缩后收缩是判断心肌缺血的重要指标，因此收缩后收缩应变有助于缺血性心脏病的诊断。

2.预测冠状动脉狭窄程度

动物模型研究显示，冠状动脉缺血节段应变降低与诱发的冠状动脉闭塞相应段和程度相关。心肌纵向分层应变成像也与潜在的冠心病血管造影冠脉狭窄＜50%相关。冠心病是节段性心肌疾病，左心室GLS异常（平均16.5%，95% CI 15.8%～17.3%）检测中重度冠心病的敏感度为74%，特异度为72%，具有良好的诊断价值（ROC曲线下面积为0.81）。心电图和常规超声心动图参数引入静息GLS，对低中危型胸痛（LVEF正常）患者远期预后有一定作用，可能对常见胸痛的临床处理有一定帮助。

3.鉴别非ST段抬高的急性冠脉综合征

非ST段抬高的急性冠脉综合征（acute coronary syndrome，ACS）诊断仍然是个挑战，特别是在远端循环的血管闭塞，可能无ST段抬高。在急性临床事件中，节段的峰值收缩应变和左心室GLS（ROC曲线下面积分别为0.86、0.89）可诊断冠心病（冠状动脉造影显示直径狭窄＞50%）。左心室GLS＜-21%的阴性诊断价值为92%，可能排除冠脉狭窄率＞50%的冠心病。

4.预测急性心肌梗死程度和预后

急性心肌梗死（acute myocardial infarction，AMI）后的随访中，尽管LVEF处于正常，左心室GLS可提高全因死亡率和心血管终点事件的风险预测。研究已证明，左心室GLS是急性心肌梗死后患者和慢性冠状动脉综合征患者危险分层的重要预后参数。左心室GLS降低可预测梗死范围。有研究表明，61例心肌梗死患者中，左心室GLS与心肌梗死面积（心脏MRI评估）的相关性优于LVEF。

四、瓣膜性心脏病

瓣膜性心脏病手术和经导管介入治疗的决定主要基于瓣膜病的严重程度，在无症状患者中LVEF的作用更为突出。左心室肥厚和左心室腔减小，LVEF也是正常的，其实已存在左室早期功能障碍。

1.二尖瓣反流

二尖瓣反流致部分左心室血流入左心房，与LVEF相比，左心室GLS负荷依赖性较低。在二尖瓣反流中"超正常"的LVEF（临界值为60%）不能准确地反映左心室收缩功能，左心室GLS已被证明是严重二尖瓣反流患者术后左心室收缩功能的良好预测指标。对于原发性重度二尖瓣反流的患者，术前左心室GLS损害（>-18%）是术后左心室逆重构的强有力的独立预测因子，而术后左心室逆重构与术前LVEF无关。

2.主动脉瓣狭窄

对于无症状、严重主动脉瓣狭窄且左心室射血分数<50%的患者，建议行主动脉瓣置换术。左心室肥厚时，LVEF的准确性受限，而左心室GLS受损与LV纤维化相关，与无症状重度主动脉狭窄的症状进展和死亡率也相关。左心室GLS还可预测主动脉瓣狭窄置换术后LV功能的恢复。虽然目前的指南不建议常规使用左心室GLS，但左心室GLS与重度主动脉瓣狭窄患者预后相关的证据不断增加。

3.主动脉瓣反流

目前指南仍主张对无症状严重主动脉瓣反流、LVEF保留和左心室未扩张的患者采取保守治疗策略。在67名LVEF保留的中重度主动脉瓣反流患者中，左心室GLS受损与症状进展或LVEF恶化有关。

五、心脏肿瘤病学

化疗导致心肌毒性发生率为13%～42%，受个体风险、联合化疗和剂量的影响。目前化疗期间左心室收缩功能监测的主要方法是左心室射血分数。心肌毒性定义为左心室射血分数相对百分比下降>10%，左心室射血分数下降<53%。左心室GLS可检测LVEF仍正常时的早期心脏损害，并可预测随后LVEF不可逆的下降。

美国超声心动图学会和欧洲心血管影像协会指南建议常规使用左心室GLS来监测潜在心肌毒性的化疗患者；但目前仍需要大规模前瞻性研究来分析左心室GLS在心脏肿瘤学中的治疗作用，以及心肌早期保护治疗能否改善预后。

（王江涛）

参考文献

[1] COLLIER P，PHELAN D，KLEIN A.A test in context：myocardial strain measured by speckle-tracking echocardiography. J Am Coll Cardiol，2017，69（8）：1043–1056.

[2] STOKKE T M，HASSELBERG N E，SMEDSRUD M K，et al.Geometry as a confounder when assessing ventricular systolic function：comparison between ejection fraction and strain.J Am Coll Cardiol，2017，70（8）：942–954.

[3] SOUFI TALEB BENDIAB N，MEZIANE-TANI A，OUABDESSELAM S，et al.Factors associated with global longitudinal strain decline in hypertensive patients with normal left ventricular ejection fraction.Eur J Prev Cardiol，2017，24（14）：1463–1472.

[4] NG ACT，PREVEDELLO F，DOLCI G，et al.Impact of diabetes and increasing body mass index category on left ventricular systolic and diastolic function.J Am Soc Echocardiogr，2018，31（8）：916–925.

[5] HALAND T F，SABERNIAK J，LEREN I S，et al.Echocardiographic comparison between left ventricular non-compaction and hypertrophic cardiomyopathy.Int J Cardiol，2017，228：900–905.

[6] NISHIMURA R A，OTTO C M，BONOW R O，et al.2017 AHA/ACC focused update of the 2014 AHA/ACC guideline for the management of patients with valvular heart disease：a report of the American College of Cardiology/American Heart Association task force on clinical practice guidelines.Circulation，2017，135（25）：e1159–e1195.

[7] CITRO R，BALDI C，LANCELLOTTI P，et al.Global longitudinal strain predicts outcome after MitraClip implantation for secondary mitral regurgitation.J Cardiovasc Med（Hagerstown），2017，18（9）：669–678.

[8] VOLLEMA E M, SUGIMOTO T, SHEN M, et al.Association of left ventricular global longitudinal strain with asymptomatic severe aortic stenosis: natural course and prognostic value.JAMA Cardiol, 2018, 3（9）: 839–847.

[9] MAGNE J, COSYNS B, POPESCU BA, et al.Distribution and prognostic significance of left ventricular global longitudinal strain in asymptomatic significant aortic stenosis: an individual participant data meta-analysis.JACC Cardiovasc Imaging, 2019, 12（1）: 84–92.

[10] VERSECKAITE R, MIZARIENE V, MONTVILAITE A, et al.The predictive value of left ventricular myocardium mechanics evaluation in asymptomatic patients with aortic regurgitation and preserved left ventricular ejection fraction.A long-term speckle-tracking echocardiographic study.Echocardiography, 2018, 35（9）: 1277–1288.

[11] BADANO L P, KOLIAS T J, MURARU D, et al.Standardization of left atrial, right ventricular, and right atrial deformation imaging using two-dimensional speckle tracking echocardiography: a consensus document of the EACVI/ASE/Industry Task Force to standardize deformation imaging.Eur Heart J Cardiovasc Imaging, 2018, 19（6）: 591–600.

[12] POTTER E, MARWICK T H.Assessment of left ventricular function by echocardiography: the case for routinely adding global longitudinal strain to ejection fraction.JACC Cardiovasc Imaging, 2018, 11（2 Pt 1）: 260–274.

第 **9** 章

超声声学造影
实战训练营

>>>>>>>>>>>>>>>>>>>>>>>>

引言

　　随着超声造影剂和各种新超声造影增强技术的不断研发，心脏超声造影检查在心血管疾病的临床诊断和治疗中已经得到广泛应用，超声造影剂的安全性也得到了证实。欧洲超声心动图协会（European Association of Echocardiography，EAE）和美国超声心动图协会相继在2017年和2018年更新了超声声学造影临床应用指南。2015年我国心血管超声专家也推出了中国心血管超声造影增强检查专家共识。本章将结合以上国内外最新指南及专家共识对心脏超声造影的原理、分类及临床应用进行重点阐述。

一、原理

　　超声造影剂是在超声成像中用来增强图像对比度的物质，一般为微米量级直径的包膜微气泡，通过静脉注射进入血液循环系统，以增强超声波的反射强度，从而达到超声造影成像的目的。

　　造影微气泡在超声的作用下会发生振动，散射非线性强超声信号。这也是超声造影剂最重要的特性——增强背向散射信号。早期的超声造影采用超声谐波技术，其基本原理是超声换能器发射超声波的声压变化使声场中的微泡产生变化的谐振，微泡在声压高时压缩、变小、变硬，在声压低时扩张、变大、变软，其反射回波含有多个倍增频率的非线性信号。超声造影谐波成像接收微泡的高频谐波信号，是最早的较为简单的造影成像方法。

　　目前，超声造影谐波成像已很少单独使用，因其会被组织谐波信号干扰。其他超声造影成像技术如脉冲反转或脉冲振幅调制技术都是基于不同的信号处理技术来增强检测微泡的非线性谐波信号，抑制从组织和组织运动产生的线性和（或）非线性回波信号。

　　非线性回波信号的强度除与微泡特性有关外，主要取决于声场中声强或机械指数（mechanical index，MI）。超声成像仪器显示的机械指数被用于估测峰值声压的强度，其定义为声场峰值负压（兆帕，MPa）除以超声波发射频率（兆赫，MHz）的平方根。虽然超声仪器显示的机械指数代表整幅图像的声强，但实际上其随着声场内的深度和横向位置不同而改变。在机械指数 >0.1 时，使用标准心脏探头，大多数的造影剂微泡均可产生较强的非线性回声信号。

　　机械指数的强度分级：低机械指数（$MI<0.2$）；中机械指数（$MI<0.3$）；高机械指数（$MI>0.5$）。

使用中机械指数成像能提高检测微泡信号的敏感度、提高信噪比、减少伪像，因此有利于观察心室结构、室壁运动及其血流灌注，其缺点是左心室超声造影（left ventricular opacification，LVO）和心内膜边界识别（endocardial boundary detection，EBD）成像时间短暂。当采用高机械指数成像破坏微泡时，超声心动图上微泡破坏部分显示为明亮的信号变化。使用低机械指数成像可实时观察室壁运动，实时超低机械指数成像能同时增强微泡在左室腔及心肌的显影，但较低机械指数成像检测微泡的敏感度相对降低。

其他的心血管超声造影成像技术还包括间歇触发成像技术（用心电图触发间断采集造影图像，因为帧频低，不能实时观察室壁运动情况）和能量多普勒超声成像技术（常用于检测血流量的变化）。

不同的超声造影成像技术进行心血管超声造影的优缺点各异。使用极低或低机械指数（MI为0.1～0.3）模式多为连续实时超声造影成像，其优点是可同时评价室壁运动。

二、分类

1.右心声学造影

右心声学造影常利用0.9%的氯化钠溶液振荡产生的微泡作为右心造影增强剂，其产生的微泡直径较大，平均约70 μm，气泡不能进入肺循环而无法形成左心显像，因此多用于诊断或排除有无肺内分流或心内右向左的分流，如卵圆孔未闭（patent foramen ovale，PFO）、肺动静脉瘘、永存左上腔静脉、术后残余分流等。

2.左心声学造影

由于右心声学造影剂的气泡体积较大，无法通过肺毛细血管微循环进入左心，致使左心声学造影成像曾一度停滞，直至20世纪90年代，第一代左心声学造影剂的问世使左心声学造影得以实现。目前，国外临床常用的声学造影剂有SonoVue、Optison、Definity、Luminity等，我国国家药品监督管理局批准临床使用的声学造影剂主要为SonoVue。

大量多中心、双盲、随机对照研究证实，超声造影剂用于左心腔造影时可提高静息、运动或负荷状态下超声心动图定性和定量，评价左心室结构和功能的可行性、准确性和重复性。超声声学造影有助于诊断和鉴别心腔内占位性病变如肿瘤和血栓等，可提高对右心室和大血管的显像能力，用于评估瓣膜功能时可增强多普勒信号。心肌声学造影技术还可以提高对冠状动脉疾病（coronary artery disease，CAD）及急性冠状动脉综合征（acute coronary syndrome，

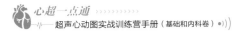
ACS）的诊断准确性，快速鉴别急性胸痛。

三、临床应用

（一）心内结构和功能的评估

清晰地显示左心室心内膜边界是准确评价左心室功能的关键。对于肥胖、有肺部疾病、病情危重或接受呼吸机护理的患者，使用超声造影剂可明显提高诊断图像的解剖结构分辨率。此外，使用造影剂将明显提高有经验和无经验医师解释图像的重复性和准确性。

1.定量评价左心室容量和左心室射血分数

左心室射血分数的准确测量，对心血管疾病患者的治疗极为重要，对预测心肌梗死后及血液循环重建后充血性心力衰竭患者的不良事件具有重要价值。超声心动图是目前唯一能够床旁提供实时动态连续心脏解剖结构和功能动态评估的可视化医学影像方法。但常规的非增强超声心动图测量的左心室射血分数与公认的"金标准"相比有显著的差异，观察者间的一致性低，严重影响常规超声心动图测量的实用性和可靠性。有研究表明，超声声学造影测量左心室容积和左心室射血分数与核素显像、MRI、CT检查有良好的相关性，并且提高了观察者间的一致性及医师的诊断信心。

2.精确观测心脏病理解剖结构

心脏声学造影在明确左心室心尖的异常、心肌梗死后并发症和心内占位病变时，具有关键性的作用（表9–1）。

表9–1　不同心脏疾病的超声声学造影表现

疾病	表现	示意图
左心室心尖异常	清晰显示心尖部心内膜边界	
左心室心尖肥厚	左心室心腔呈"黑桃征"，心尖部室壁明显增厚	

续表

疾病	表现	示意图
左心室心肌致密化不全	突入左心室腔肌小梁间，血池内有造影剂充填，超声造影显示非致密化心肌厚度与致密化心肌厚度比值＞2	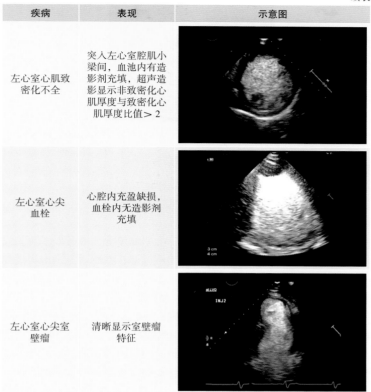
左心室心尖血栓	心腔内充盈缺损，血栓内无造影剂充填	
左心室心尖室壁瘤	清晰显示室壁瘤特征	

3.鉴别心腔内占位性病变

心脏内出现占位性病变可能是心内肿瘤或血栓，静脉注射造影剂可明确或排除诊断，并可显示占位性病变的组织特征。以恒定速度静脉滴注造影剂以达到稳定的浓度，用低机械指数或高机械指数成像方法评估占位性病变的灌注特性。定性（目测法）和定量（视频密度检测软件分析）观察肿瘤和相邻心肌组织之间灌注灰度差异。高度血管化或大多数恶性肿瘤有异常丰富、扩张的新生血管，造影后明显增强。间质肿瘤（如黏液瘤）血供差则表现为灌注降低，血栓则显示为无造影增强（图9-1）。

4.增强多普勒信号

当多普勒信号微弱或其他原因导致多普勒血流信号检查困难，而准确评估血流速度对临床疾病防治决策很重要时，超声声学造影可以增强多普勒信号，从而达到准确测量血流速度的目的。

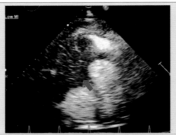

患者男性，72岁，右心房、右心室富血供占位。红箭头：占位；蓝箭头：血供。

图9-1　心腔占位的超声表现

（二）负荷超声心动图的造影增强

负荷超声心动图的造影增强详见"第10章"。

（三）心肌声学造影

与超声造影评价左室心腔不同，心肌血流灌注通常要求首先发射超声脉冲破坏观测心肌内所有的超声微泡，然后观测微泡再灌注来反映心肌的血流灌注状态，目前可半定量和定量分析心肌血流灌注图像。

心肌血流的90%位于毛细血管内，心肌血流灌注是指毛细血管内的血液流动情况，心肌造影强度-时间变化规律与红细胞流速和毛细血管容量有关。持续输入造影剂，心肌内超声造影剂的浓度达到最大饱和时的信号强度即反映毛细血管血容量，微泡的灌注速度反映心肌血流速度。静息状态下，正常心肌再灌注在4个心动周期内，造影剂可完全显影。心肌声学造影技术可以识别冠状动脉疾病并对其进行危险分层；提高对急性冠状动脉综合征的诊断准确性，快速鉴别急性胸痛；识别存活心肌及评估冠脉血流的储备能力（coronary flow reserve，CFR）。

（李鸣瑶　权　欣）

参考文献

[1] 朱天刚，靳文英，张梅，等.心脏超声增强剂临床应用规范专家共识.中华医学超声杂志（电子版），2019，16（10）：731-734.

[2] SENIOR R，BECHER H，MONAGHAN M，et al.Clinical practice of contrast echocardiography：recommendation by the European Association of Cardiovascular Imaging （EACVI） 2017.Eur Heart J Cardiovasc Imaging，2017，18（11）：1205-1205af.

[3] PORTER T R，MULVAGH S L，ABDELMONEIM S S，et al.Clinical applications of ultrasonic enhancing agents in echocardiography：2018 American society of echocardiography guidelines update.J Am Soc Echocardiogr，2018，31（3）：241-274.

[4] ZHANG Y，LI Y，YANG Y，et al.Usefulness of contrast echocardiography in the diagnosis of left ventricular pseudoaneurysm.QJM，2020，113（10）：741-742.

第 **10** 章

负荷超声心动
图实战训练营

>>>>>>>>>>>>>>>>>>>>>>>>

引言

负荷超声心动图（stress echocardiography，SE）是通过生理或药理负荷激发患者心血管系统的反应，观察静息和负荷状态心肌功能及血流动力学变化，从而动态评估心脏结构和功能的一项技术。负荷超声心动图在冠心病诊断和预后评估方面应用较成熟，近年来，该技术在心肌病、瓣膜病、左心室舒张功能不全和射血分数保留型心力衰竭等非缺血性心脏疾病中的应用越来越广泛，再次显示了负荷超声心动图的重要价值。本章将从负荷超声心动图的原理、分类、常用评估指标和临床应用4个方面进行介绍，希望超声医师在学习本章后可以将负荷超声心动图应用到临床实践。

一、原理

在缺血性心脏病中，负荷试验使心肌耗氧量增大到冠状动脉血流储备无法满足其需要或通过冠状动脉"窃血"诱发心肌缺血，从而引发一系列缺血事件（图10-1）。当出现心肌舒张或收缩功能障碍时，可采用负荷超声心动图进行检查。

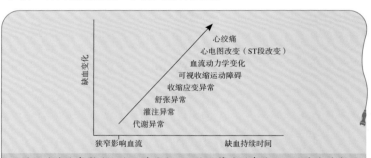

冠状动脉狭窄影响血流，并诱发心肌缺血等系列事件。血流减少首先引起代谢异常，随后为灌注异常，继之为心肌的舒张及收缩功能障碍，此时可通过负荷超声心动图检查，最后出现心电图缺血改变及心绞痛等临床症状。

图10-1 缺血瀑布

在非缺血性心脏病中，负荷试验使心脏达到高血流动力学状态，某些临界（隐匿性）病变出现明显异常，达到疾病的诊断标准，或根据高血流动力学状态时心脏的表现对疾病进行危险分层及治疗指导。

二、分类

负荷超声心动图分为运动负荷（包括平板负荷、卧位踏车负荷、立位踏车负荷）、药物负荷（主要包括多巴酚丁胺负荷、腺苷负荷、双嘧达莫负荷）、起搏及冷加压负荷等，临床应用较为广泛的是运动与药物负荷。

与药物负荷相比，运动负荷可以更大程度地反映心脏在生理负荷状态下的反应，并且运动储备可提供预后信息。如果患者具备运动能力，应首选运动负荷超声心动图检查（推荐等级Ⅰ，证据水平A）。对于不能运动的患者，一般选择多巴酚丁胺负荷，因其具有更高的冠心病检查敏感度，评估心肌灌注可以选用腺苷负荷。运动和药物负荷的模式比较（生理作用、方式选择、血流动力学反应和禁忌证）详见表10-1。

表10-1　负荷的模式总结

要点	踏车 / 平板运动	多巴酚丁胺	腺苷 / 双嘧达莫
生理作用	保持电机械反应的完整性	刺激 β_1 肾上腺素能受体，增加心率和（或）收缩力	通过刺激腺苷 A_{2A} 受体，增加冠状动脉血流量
方式选择	运动负荷是具备足够运动能力的已诊或可疑的冠心病患者的首选；踏车运动负荷是评估舒张功能的首选	多巴酚丁胺负荷适用于无法运动的已诊或可疑的冠心病患者，是评估心肌活性首选负荷方式	评估心肌灌注的首选负荷方式
负荷特点	增加心肌氧需求量	增加心肌氧需求量	增加冠状动脉血流量
血流动力学反应			
心率	↑↑	↑↑	↑
每搏量	↑↑通过 Frank-Starling 机制	↓或无变化	无显著变化
收缩压	↑↑ 50%	↑	↓
心肌收缩力	↑	↑ 4 ~ 5 倍	无变化
心肌血流量	↑	↑	↑静息状态血流量的 3 ~ 5 倍
禁忌证	·不稳定或复杂的急性冠脉综合征 ·严重的心律失常（室速、完全房室传导阻滞） ·中重度高血压（静息血压＞180 mmHg）	·血流动力学严重受影响的左室流出道梗阻 ·不稳定或复杂的急性冠脉综合征 ·严重的心律失常（室速、完全房室传导阻滞） ·中重度高血压（静息血压＞180 mmHg）	·明显的活动性支气管痉挛性气道疾病（引起支气管痉挛） ·严重低血压（这类药物降低血压） ·不稳定或复杂的急性冠脉综合征 ·严重的心律失常（室速、完全房室传导阻滞）

1.运动负荷超声心动图检查方法

本章介绍平板运动负荷、踏车负荷超声心动图检查方法（图10-2，表10-2，表10-3）。

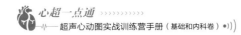

检查前准备	·检查前3小时嘱患者勿进食、勿饮酒或咖啡类饮品、勿抽烟，穿舒适的鞋子及宽松的衣服。 ·了解病史、确认适应证和禁忌证，告知患者检查风险及获益，签署知情同意书
负荷基线状态	·录入患者基本信息，连接心电图，患者取左侧卧位（立位踏车取直立位），进入运动负荷超声图像采集模式，采集静息状态A4C、A2C、A3C、PSAX动态图像，记录静息状态心率、血压
负荷开始至 峰值状态	·运动开始，持续监测心电图、血压，观察患者状态，逐步提高负荷等级（平板运动Bruce方案及踏车负荷方案详见表10-2和表10-3），运动终止后（终止标准详见表10-4），患者迅速（60～90秒）以左侧卧位躺在检查床上，检查者采集峰值负荷状态下A4C、A2C、A3C、PSAX动态图像，记录负荷状态心率、血压，询问患者症状
负荷恢复状态	·采集恢复状态下A4C、A2C、A3C、PSAX动态图像，记录恢复状态心率、血压，询问患者症状
检查终止	·绝对指征： ①ST段抬高>1 mm（没有Qs波的导联中） ②收缩压下降>20 mmHg同时合并其他任何心肌缺血的证据 ③严重的心绞痛，中枢神经系统症状；灌注不良症状 ④室性心动过速（>4个心动周期） ⑤收缩压>220 mmHg或舒张压>120 mmHg ⑥患者要求或设备异常 ·相对指征： ①束支传导阻滞的进展对室性心动过速评估困难 ②严重的抽噎，气喘，跛行，疲劳 ③室性心动过速以外的心律失常 ④ST段降低>2 mm ⑤无中枢神经系统与心肌缺血状的收缩压下降20 mmHg

A4C：心尖四腔心切面；A2C：心尖两腔心切面；A3C：心尖三腔心切面；PSAX：乳头肌短轴切面。

图10-2　运动负荷超声心动图检查流程

（资料来源：2017年中华医学会超声医学分会超声心动图学组《负荷超声心动图规范化操作指南》）

（1）平板运动检查最常采用的负荷方案为Bruce方案（表10-2）。

表10-2　Bruce平板运动负荷方案

级别	坡度（度）	速度（km/h）/（mph）	总时间（min）	代谢当量（METs）
1	10	2.7/1.7	3	5
2	12	4.0/2.5	6	7
3	14	5.4/3.4	9	10
4	16	6.7/4.2	12	13
5	18	8.0/5.0	15	15
6	20	8.8/5.5	18	18
7	22	9.6/6.0	21	20

注：代谢当量1 METs = 3.5 mL O_2/（kg·min）；mph：英里/小时。

（2）常用的卧位踏车运动负荷方案见表10-3。

表10-3　卧位踏车运动负荷方案

级别	1	2	3	4	5	6	7	8	9	10
Watts	25	50	75	100	125	150	175	200	225	250
代谢当量（METs）	2.4	3.7	4.9	6.1	7.3	8.6	9.8	11.0	12.2	13.5
级别时长（min）	2	2	2	2	2	2	2	2	2	2

续表

级别	1	2	3	4	5	6	7	8	9	10
总时长（min）	2	4	6	8	10	12	14	16	18	20

注：踏板转速固定为60转/分钟。

（3）运动负荷超声心动图检查诊断终点及负荷检查终止指征
（表10-4）。

表10-4　运动负荷超声心动图检查终点及负荷检查终止指征

运动负荷超声心动图检查的诊断终点	负荷检查终止指征
负荷量至少达到年龄、性别预测值的80%	无法耐受症状
目标心率	肌肉疲劳
明显的心电图阳性（ST段位移＞2 mm）	严重高血压（220 mmHg/120 mmHg）
明显的超声心动图阳性（2个节段以上的室壁运动异常）	有症状的低血压（血压降低＞40 mmHg）
剧烈胸痛	心律失常（室上性心动过速、新发心房颤动、频繁或复杂的室性异位心律）

注：极量心率/最大目标心率=（220-年龄）；亚极量目标心率（最大目标心率85%或90%）。

2.多巴酚丁胺负荷超声心动图检查方法

多巴酚丁胺负荷是最常用于评估心肌活性的负荷检查方式，图10-3展示了多巴酚丁胺负荷超声心动图检查的流程。

三、常用评估指标

1.室壁运动的定性评估

运用目测法对负荷状态节段性室壁运动幅度、心内膜位移及室壁增厚进行主观定性评估，尤其注意对室壁增厚的评估，基底段下壁和间隔壁受到二尖瓣-主动脉瓣纤维环牵拉运动位移程度可能下降，但如果此节段室壁增厚仍保留则表示心肌功能无异常。此外，关注室壁增厚有助于识别轻微缺血心肌，该部分心肌可能与非缺血心肌区域相连，室壁运动并无明显异常。

2.室壁运动的半定量评估——室壁运动计分指数

2015年美国超声心动图学会推荐左心室17节段划分法：对左心室壁每一节段按照运动正常、运动减弱、运动消失、矛盾运动和室壁瘤分别计分1~5分（表10-5）。室壁运动计分指数=各节段计分之和/参与计分的节段数。无论是基础状态还是负荷状态，室壁运动计分指数为1，提示结果正常；计分指数＞1，提示存在室壁运动异常；计分指数越大，提示室壁运动异常的范围越大和（或）程度越重。根据上述方法获得的诊断指标可归纳为正常、心肌缺血、存活心肌（冬眠心肌、顿抑心肌）和心肌梗死（表10-6）。

检查前准备	·停用β受体阻滞剂3天（至少5个半衰期） ·左手建立静脉通道，三通连接静脉泵及生理盐水 ·了解病史、确认适应证和禁忌证，告知患者该检查风险及获益，签署知情同意书
基线状态	·录入患者基本信息，连接心电图，患者取左侧卧位，进入药物负荷超声图像采集模式，采集静息状态A4C、A2C、A3C、PSAX动态图像，记录静息状态心率、血压
药物负荷过程	·标准剂量方案（每3分钟递增一级剂量） 5μg/（min·kg）→10μg/（min·kg）→20μg/（min·kg）→30μg/（min·kg）→40μg/（min·kg） ·阿托品：在20～30μg/（min·kg）时即可开始使用阿托品。0.25mg/0.5mg起始，每1分钟增加0.25mg，总量不超过1.0mg（高龄、BMI<24kg/m²、即将达到目标心率患者）或2.0mg ·低剂量方案（每3分钟递增一级剂量） 2.5μg/（min·kg）→5μg/（min·kg）→10μg/（min·kg）→20μg/（min·kg）
负荷图像采集	·采集每一级剂量及恢复期A4C、A2C、A3C、PSAX动态图像
负荷体征监测	·负荷前至停药5分钟记录患者每阶段的心率、血压、12导联心电图，询问患者症状
检查终止	·达到目标心率 ·多巴酚丁胺达极量 ·新出现的室壁运动异常 ·ECG ST段下降≥2mm ·心绞痛 ·严重不良反应：频发室早或室速；收缩压≥220mmHg和（或）舒张压≥130mmHg；血压较基础状态下降；严重心绞痛；患者出现不能忍受的头痛、恶心、呕吐
不良反应应对措施	·首先停药，严密观察患者症状，检测心率、血压及心电图，停药5分钟后不良反应不能缓解或消失，应进行包括对症但不仅限于以下处理： ①频发室早或室速者，静脉滴注利多卡因 ②血压过高者，舌下含服卡托普利 ③严重心绞痛者，舌下含服硝酸甘油

图10-3 多巴酚丁胺负荷超声心动图检查的流程

（资料来源：2017年中华医学会超声医学分会超声心动图学组《负荷超声心动图规范化操作指南》）

表10-5 心脏室壁运动评分

评分	室壁运动	心内膜运动*	室壁增厚*
1	正常	正常内向运动	正常（>50%）
2	减弱	内向运动减弱（<5mm）	减弱（<40%）
3	无运动	无（<2mm）或可因邻近节段拖曳减弱	无（<10%）
4	矛盾运动	外向运动	变薄
5	室壁瘤	外向运动，伴有舒张期形变	无或变薄

注：*收缩期。

表10-6 心肌17节段在负荷超声心动图中的不同反应

诊断	静息	低剂量/低强度	高剂量/峰值负荷
正常	正常	正常/收缩增强	收缩增强
心肌缺血	正常	正常（重度冠心病除外）	运动减弱/消失
*存活心肌：顿抑心肌（单相反应）	运动减弱/消失	改善	持续改善

续表

诊断	静息	低剂量 / 低强度	高剂量 / 峰值负荷
*存活心肌：冬眠心肌（双相反应）	运动减弱 / 消失	改善	与低剂量 / 低强度相比，运动减弱
心肌梗死	无运动 / 矛盾运动	无变化	无变化

注：*评估存活心肌首选多巴酚丁胺负荷。

3.超声造影剂辅助负荷超声心动图评估

2018年指南建议在有2个或更多相邻心肌节段无法进行视觉评估的患者中可应用超声造影剂进行左室腔造影，从而改善内膜边界的识别及室壁运动的观察，尤其对于前壁与侧壁病变。心肌声学造影可以反映心肌灌注，大多数研究采用目测法分析心肌灌注。静息状态下，正常心肌应在高机械指数脉冲后5秒内开始增强剂再充盈，而充血条件下（运动、多巴酚丁胺或血管扩张剂负荷），2秒内即开始再充盈过程。目前美国食品药品监督管理局尚未批准心肌声学造影的临床使用。

4.多普勒技术定量评估

常用频谱多普勒评估血流流速和压力阶差（二尖瓣峰值流速及平均跨瓣压差、主动脉瓣峰值流速及跨瓣压差、左室流出道峰值流速及瞬时最大压差、三尖瓣反流峰值流速及压差等），主要用于瓣膜病的诊断和肥厚型心肌病左心室流出道梗阻的判断。组织多普勒（二尖瓣环间隔侧、侧壁侧及平均舒张早期运动速度等）主要用于舒张功能不全或射血分数保留型心力衰竭的诊断（表10-7）。

表10-7　多普勒技术定量评估

多普勒指标	静息状态示意图	负荷状态示意图
二尖瓣峰值流速及平均跨瓣压差		
主动脉瓣峰值流速及跨瓣压差		

续表

多普勒指标	静息状态示意图	负荷状态示意图
左心室流出道峰值流速及瞬时最大压差		
三尖瓣反流峰值流速及压差		
二尖瓣环间隔侧舒张早期运动速度		
二尖瓣环侧壁侧舒张早期运动速度		

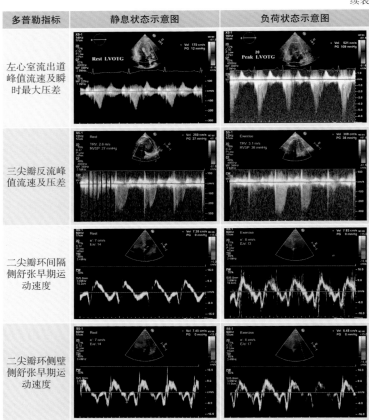

5.斑点追踪技术定量评估

负荷超声心动图检查中基于斑点追踪技术的指标包括左室整体纵向应变、分层纵向应变（心内膜纵向应变、中层纵向应变、心外膜纵向应变）、心肌收缩后缩短指数等（表10-8）。

表10-8　斑点追踪技术定量评估

指标	静息状态示意图	负荷状态示意图
左室整体纵向应变		

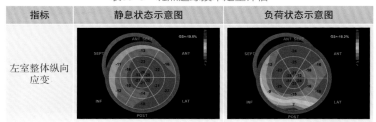

续表

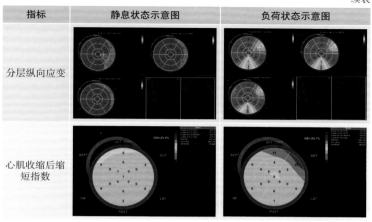

指标	静息状态示意图	负荷状态示意图
分层纵向应变		
心肌收缩后缩短指数		

四、临床应用

1.负荷超声心动图在缺血性心脏病中的临床应用

负荷超声心动图在缺血性心脏病的临床应用（表10-9，图10-4，图10-5）。

表10-9 负荷超声在缺血性心脏病的临床应用

指南推荐	推荐级别	证据水平	参考文献
如果验前概率为 66% ~ 85%，或没有典型心绞痛而 LVEF < 50% 的患者，建议将负荷影像学检查作为稳定型冠心病诊断的初始检查	I	B	ESC 2013
对于静息心电图异常的患者，会影响负荷状态下准确解读心电图的变化，建议进行负荷影像学检查	I	B	ESC 2013
检查尽可能应用运动负荷，而非药物负荷	I	C	ESC 2013
对于冠状动脉造影检查的中度病变，建议应用负荷影像学检查［负荷超声心动图、核素心肌负荷显像（SPECT/PET）］评价功能损害程度	II a	B	ESC 2013
在心力衰竭和冠心病患者中，应用无创影像学检查检测心肌缺血和活性是合理的	II a	B	ESC 2013
对于患有冠心病的心力衰竭患者，在血运重建之前的心肌活性评估是合理的	II a	B	ACC/AHA 2013

注：ESC为欧洲心脏学会，ACC为美国心脏病学会，AHA为美国心脏协会。

推荐级别：Ⅰ类指已证实和（或）一致公认有益、有用和有效的操作或治疗。Ⅱ类指有用和（或）有效的证据尚有矛盾或存在不

同观点的操作或治疗。Ⅱa类指有关证据/观点倾向于有用和（或）
有效，应用这些操作或治疗是合理的。Ⅱb类指有关证据/观点尚不
能被充分证明有用和（或）有效，可考虑应用。Ⅲ类指已证实和
（或）一致公认无用和（或）无效，并对一些病例可能有害的操作
或治疗，不推荐使用。

证据来源的水平分为以下几种。证据水平A：资料来源于多
项随机临床试验或荟萃分析。证据水平B：资料来源于单项随机临
床试验或多项非随机对照研究。证据水平C：仅为专家共识意见和
（或）小型临床试验、回顾性研究或注册登记。

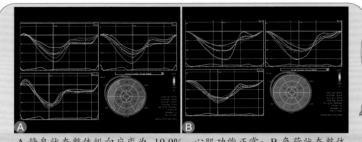

A.静息状态整体纵向应变为-19.9%，心肌功能正常；B.负荷状态整体
纵向应变为-31.2%，心肌功能正常。

图10-4　正常心肌静息及负荷状态整体纵向应变分析

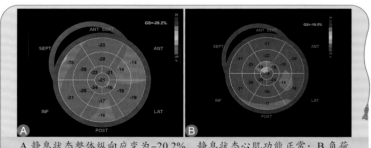

A.静息状态整体纵向应变为-20.2%，静息状态心肌功能正常；B.负荷
状态整体纵向应变为-19.5%，心肌应变值降低，尤其室间隔心尖段、
外侧壁中间段和后壁基底段降低明显（箭头），冠状动脉造影和定量
血流分数（quantitative flow ratio，QFR）结果显示：LAD 80%狭窄、
QFR=0.45；LCX 70%狭窄、QFR=0.61；RCA 60%狭窄、QFR=0.81，
提示心肌缺血。

图10-5　缺血心肌静息及负荷状态整体纵向应变分析

2.负荷超声心动图在肥厚型心肌病中的临床应用

2014年ESC指南指出"对于静息状态或床旁诱发（即Valsalva
动作、站立或等张运动）期间测量的左心室流出道压差＜50

mmHg的症状性肥厚型心肌病患者，建议进行运动负荷超声心动图检查，不推荐使用多巴酚丁胺负荷。静息或负荷状态下，左心室流出道压差≥50 mmHg的症状性肥厚型心肌病患者，建议进行外科或介入治疗"。

　　左心室流出道（左心室中部）梗阻定义为在静息或在生理诱发期间瞬时峰值多普勒左心室流出道（左心室中部）压差≥30 mmHg；隐匿梗阻性肥厚型心肌病定义为静息或生理诱发期间压差<30 mmHg，负荷检查下压差≥30 mmHg。运动负荷试验左心室流出道压差≥50 mmHg提示显著的血流动力学改变（图10-6），同时可观察到二尖瓣反流加重（图10-7）。

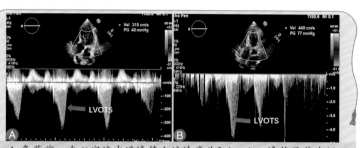

　　A.负荷前，左心室流出道峰值血流速度为3.1 m/s、峰值压差为40 mmHg；B.负荷后，左心室流出道峰值血流速度为4.4 m/s、峰值压差为77 mmHg。LVOTS：左心室流出道狭窄。

图10-6　肥厚型心肌病运动负荷试验前后左心室流出道血流速度和压差变化

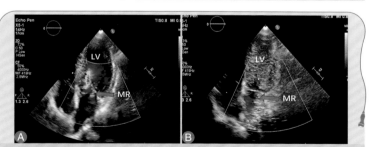

　　A.负荷前，二尖瓣少量反流；B.负荷后，二尖瓣大量反流。MR：二尖瓣反流。

图10-7　肥厚型心肌病运动负荷试验前后二尖瓣反流变化

　　3.负荷超声心动图在瓣膜性心脏病中的临床应用

　　负荷超声心动图可对特定的瓣膜性心脏病患者进行危险分层和治疗指导，尤其对于静息状态患者症状与瓣膜病变严重程度不匹配的（无症状的严重瓣膜病变、有症状的非重度瓣膜病变）和低血流量状态瓣膜病变。表10-10总结了原发性瓣膜性心脏病常用的负荷方法、阳性诊断指标和临床治疗选择。

表10-10　负荷超声心动图瓣膜疾病评估内容、阳性诊断标准及临床治疗选择

瓣膜评估内容	主要负荷目的	负荷方式	适应证/禁忌证	阳性诊断标准及临床治疗选择
低流速，低压差主动脉瓣狭窄合并EF降低	判断主动脉瓣是否为真性狭窄	低剂量的多巴酚丁胺负荷	负荷超声心动图不适用于合并梗阻性肥厚型心肌病、LVEF < 20%、合并主动脉瓣大量反流	真实狭窄：每搏量较基线增加 > 20%，主动脉瓣平均跨瓣压差 ≥ 40 mmHg（主动脉瓣峰值流速 ≥ 4 m/s），合并或不合并瓣口面积 ≤ 1.0 cm² ——瓣膜介入治疗
无症状的重度主动脉瓣反流	激发症状，评估左心室收缩储备	运动负荷	负荷超声心动图不用于评估主动脉瓣的反流严重程度	①出现症状——手术治疗；②无症状+左心室收缩储备降低（LVEF增加不足5%）——密切监测
无症状的重度二尖瓣狭窄	激发症状，判断是否需要介入或手术治疗	运动负荷（低剂量多巴酚丁胺可评估二尖瓣平均跨瓣压差但不建议评估SPAP）	适用于瓣口面积 < 1.5 cm²的非心脏手术或计划妊娠前的患者	①出现症状——介入治疗；②血流动力意义的二尖瓣狭窄（二尖瓣平均跨瓣压差 > 15 mmHg，肺动脉收缩压 > 60 mmHg），建议非心脏手术或计划妊娠前进行瓣膜介入治疗
静息状态下有症状的轻到中度二尖瓣狭窄	判断瓣膜狭窄程度是否严重，基于负荷状态重新分级，判断是否需要介入或手术治疗	运动负荷（低剂量多巴酚丁胺可评估二尖瓣平均跨瓣压差但不建议评估SPAP）	—	①二尖瓣平均跨瓣压差 > 15 mmHg（运动负荷）或 > 18 mmHg（多巴酚丁胺负荷）；② SPAP > 60 mmHg；③二尖瓣狭窄严重等级增加至重度，以上3种情况均建议进行瓣膜介入治疗
无症状的重度二尖瓣反流	激发症状，评估左室收缩储备	运动负荷	—	①出现症状——手术治疗；②无症状+SPAP ≥ 60 mmHg——建议瓣膜介入手术；③无症状+左心室收缩储备降低（EF增加 < 5%或整体纵向应变绝对值增加 < 2%）——建议瓣膜介入治疗
静息状态下有症状的轻度或中度二尖瓣反流	判断瓣膜反流程度，基于负荷状态重新分级，判断是否需要手术治疗，识别预后较差的患者	运动负荷	有症状的重度二尖瓣反流不适用负荷超声心动图	①二尖瓣反流严重等级增加至重度——手术治疗；② SPAP增加至 ≥ 60 mmHg——手术风险低的患者可考虑手术治疗；③左心室收缩储备降低（EF增加 < 5%或整体纵向应变绝对值增加 < 2%）——患者预后较差；④右心室收缩储备有限（TAPSE < 19 mm）——患者预后较差

注：SPAP：肺动脉收缩压。

4.舒张功能不全及射血分数保留型心力衰竭评估

（1）负荷超声心动图评估舒张功能不全：当静息状态下，超声心动图不能解释心力衰竭或呼吸困难的症状（尤其是体力劳动后）时，应当进行舒张功能负荷试验。最适合进行舒张功能负荷试验的人群是2016年ASE/EACVI舒张功能评估指南中舒张功能不全 I 级的患者（诊断详见"第4章第二节"），这些患者在静息状态下表现为心肌松弛功能受损而左心房平均压正常，负荷方式及结果判断详见表10-11。

表10-11　负荷超声心动图评估心脏舒张功能

疾病类型	负荷方式	结果判断
舒张功能不全	踏车负荷（建议在二尖瓣血流 E 峰、A 峰融合前最大负荷量时或心率为 100～110 次/分时采集多普勒参数）	下列 3 项指标均满足时提示舒张功能负荷试验阳性且舒张功能不全：①运动负荷状态下平均的 E/e' > 14 或间隔侧 E/e' > 15；②运动负荷状态下三尖瓣反流峰值流速 > 2.8 m/s；③静息状态下间隔侧 e' 速度 < 7 cm/s，如果仅可获取侧壁侧的 e' 速度，则侧壁侧 e' 速度 < 10 cm/s（备注：①如果运动状态下平均的 E/e' 或间隔侧 E/e' < 10 且三尖瓣反流峰值流速 < 2.8 m/s，则提示舒张功能负荷试验为阴性；②仅根据运动状态下三尖瓣反流峰值流速 > 2.8 m/s 而得出舒张功能负荷试验阳性的结论需谨慎，因为正常人运动状态下由于肺循环血流增加，三尖瓣反流峰值流速也可增快）
	被动抬腿试验*（患者无法运动）	不稳定的松弛功能异常：静息状态间隔侧 E/e' < 15 而抬腿试验后 E/e' > 15（与两种状态持续的间隔侧 E/e' < 15 相比，反映更低的舒张储备和运动耐量）

注：*被动抬腿试验，大腿与水平平面成60°夹角，维持3分钟。

（2）负荷超声心动图评估射血分数保留型心力衰竭：2019年射血分数保留型心力衰竭诊断指南提出了HFA-PEFF诊断流程（图10-8），该流程第2步（E）诊断性检查（图10-9）评分若处于2～4分，则需要进一步进行第3步（F1）的负荷超声心动图检查（检查方法及结果分析见表10-12），根据第2步和第3步的最终得分，若总分≥5分则诊断为射血分数保留型心力衰竭，若总分不足5分则进一步行有创血流动力学检查（心导管检查）。

表10-12　负荷超声心动图评估射血分数保留型心力衰竭

疾病类型	负荷方式	结果判断
射血分数保留型心力衰竭	踏车负荷（静息、峰值负荷及二尖瓣血流 E 峰、A 峰融合前最大负荷量时采集多普勒参数）	①负荷状态下平均 E/e' > 15 在第 2 步（E）的基础上增加 2 分；②负荷状态下平均 E/e' > 15 且三尖瓣反流峰值流速 > 3.4 m/s 在第 2 步（E）的基础上增加 3 分 [备注：①单纯三尖瓣反流峰值流速升高不能认为是心力衰竭引起的，因为正常人运动状态下由于肺循环血流增加，三尖瓣反流峰值流速也可增快；②HFA-PEFF 评分：第 2 步（E）+ 第 3 步（F1）≥ 5 分诊断为 HFPEF，若不满足，则进一步行心导管检查]

P	初始评估（第1步：检查前评估）
E	诊断性检查（第2步：超声及钠尿肽评分）
F1	进一步检查（第3步：对不确定病例进行舒张负荷检查或侵入性血流动力学检查）
F2	病因诊断（第4步：最终确定病因）

图10-8　HFA-PEFF诊断流程

	主要指标	次要指标
功能学	间隔侧e'<7 cm/s或侧壁侧e'<10 cm/s，年龄<75岁（间隔侧e'<5 cm/s或侧壁侧e'<7 cm/s，年龄≥75岁）或平均E/e'≥15或三尖瓣反流速度>2.8 m/s（肺动脉收缩压>35 mmHg）	平均E/e'介于9~14或左心室整体纵向应变绝对值<16%
形态学	左心房容积指数>34 mL/m²，窦性心律（或>40 mL/m²，房颤心律）或左室质量指数≥149/122 g/m²（男/女）且相对室壁厚度>0.42	左心房容积指数介于29~34 mL/m²，窦性心律（或34~40 mL/m²，房颤心律）或左室质量指数>115/95 g/m²（男/女）且相对室壁厚度>0.42或左室壁厚度≥12 mm
生物标志物（窦性心律）	NT-pro BNP>220 pg/mL或BNP>80 pg/mL	NT-pro BNP125~220 pg/mL或BNP35~80 pg/mL
生物标志物（心房颤动）	NT-pro BNP>660 pg/mL或BNP>240 pg/mL	NT-pro BNP365~660 pg/mL或BNP105~240 pg/mL

主要指标：2分	≥5分：诊断射血分数保留型心力衰竭
次要指标：1分	2~4分：舒张负荷试验或侵入性血流动力学检查

图10-9　第2步诊断性检查——超声和钠尿肽评分表

（林静茹）

参考文献

[1] 吴伟春.超声心动图规范化诊断精要.北京：中国医药科技出版社，2020.

[2] 罗伯托·M.朗.ASE心脏超声诊断图谱.张运，智光，译.北京：科学出版社，2020.

[3] 张运，尹立雪，邓又斌，等.负荷超声心动图规范化操作指南.中国医学影像技术，2017，33（4）：632-638.

[4] PELLIKKA P A, ARRUDA-OLSON A, CHAUDHRY F A, et al.Guidelines for performance, interpretation, and application of stress echocardiography in ischemic heart disease: from the American Society of Echocardiography.J Am Soc Echocardiogr, 2020, 33（1）: 1–41, e8.

[5] ALMEIDA A G, CARPENTER J P, CAMELI M, et al.Multimodality imaging of myocardial viability: an expert consensus document from the European Association of Cardiovascular Imaging （EACVI）.Eur Heart J Cardiovasc Imaging, 2021, 22（8）: e97–e125.

[6] GARBI M, CHAMBERS J, VANNAN M A, et al.Valve stress echocardiography: a practical guide for referral, procedure, reporting, and clinical implementation of results from the HAVEC group.JACC Cardiovasc Imaging, 2015, 8（6）: 724–736.

[7] LANCELLOTTI P, DULGHERU R, GO Y Y, et al.Stress echocardiography in patients with native valvular heart disease. Heart, 2018, 104（10）: 807–813.

[8] NAGUEH S F, SMISETH O A, APPLETON C P, et al.Recommendations for the evaluation of left ventricular diastolic function by echocardiography: an update from the American Society of Echocardiography and the European Association of Cardiovascular Imaging.J Am Soc Echocardiogr, 2016, 29（4）: 277–314.

[9] PIESKE B, TSCHÖPE C, DE BOER R A, et al.How to diagnose heart failure with preserved ejection fraction: the HFA-PEFF diagnostic algorithm: a consensus recommendation from the Heart Failure Association （HFA） of the European Society of Cardiology （ESC）.Eur Heart J, 2019, 40（40）: 3297–3317.

第 **11** 章

超声诊断心肌
病实战训练营

>>>>>>>>>>>>>>>>>>>>>>>>>

第一节　心肌病总论

心肌病是一组累及心肌组织，以心脏结构异常、心力衰竭和（或）心律失常为特征的临床综合征，病因和临床表现均比较复杂，有极大的异质性及多样性。

自1957年Brigden在《柳叶刀》杂志首次提出"心肌病"这一概念起，随着对病因及发病机制的进一步认识，心肌病的定义和分类逐渐完善。

1980年，WHO/ISFC将其定义为"病因未明的心肌疾病"。将心肌病分类命名归纳为扩张型心肌病、肥厚型心肌病、限制型心肌病、未分类心肌病及特异性心肌疾病（心肌病变有明确的病因或与身体其他系统疾病相关）五大类。

1995年WHO修正心肌病定义为"与心脏功能异常相关的心肌疾病"，并且增加了致心律失常型心肌病这一大类型，在分类描述中强调了遗传因素在心肌病中发挥的作用，还纳入了更多的影响心脏功能的心肌疾病，包括缺血性心肌病、高血压性心肌病、瓣膜性心肌病等。

随着对疾病的分子机制的研究和基因检测的发展，2006年，美国心脏协会就心肌病的定义和分类制定了专家共识，将心肌病定义为由多种心肌疾病组成的一组疾病，包括心脏的机械功能和（或）电活动异常，通常表现为由多种原因引起的心室肥厚或扩张，可单独局限于心脏，也可以是全身系统性疾病的一部分，最终可导致心源性死亡或进行性心力衰竭。美国心脏协会将心肌病分为原发性心肌病（指病变仅局限于心肌）和继发性心肌病（心肌的病变是全身多器官病变的一部分）两大类，并将原发性心肌病细分为遗传性、混合性（大部分非遗传性，小部分遗传性）及获得性三类（图11-1-1）。该分类法更强调疾病的发病机制及遗传特性，而且首次将离子通道病纳入了心肌病的范畴。虽然这一分类所提供的科学框架一直沿用至今，对于理解复杂而庞大的心肌疾病有着重要的作用，但是在临床工作中诊断很难首先从基因检测开始，更多是基于临床表现、体征或检查发现的异常进行；而且原发性心肌病和继发性心肌病无法完全划清界限，两者有所重叠。

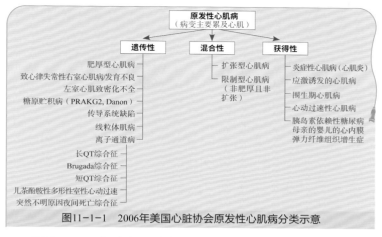

图11-1-1　2006年美国心脏协会原发性心肌病分类示意

因此，2008年欧洲心脏病学会推出了一版以临床实用性为导向的心肌病分类标准，仍以心室的结构与功能作为分类的重要参考，将心肌病定义为"非冠状动脉疾病、高血压、瓣膜病和先天性心脏缺陷导致的心肌结构和功能异常"，依据形态及功能特点先将心肌病分为5种类型（肥厚型、扩张型、致心律失常型、限制型和未分类型），各型再依据基因检测逐一分为家族性（遗传性）及非家族性（非遗传性），家族遗传性心肌病进而分为已知突变基因的疾病亚型与基因缺陷未明的心肌病。这一分类不再区分心肌病变的原发性与继发性，而是重视心肌病的遗传决定因素，并将诊断重心从以排除诊断为主转向寻找积极的、有逻辑性的诊断指标（图11-1-2）。

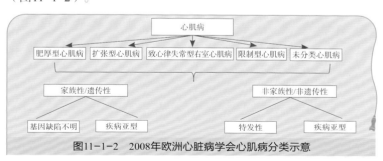

图11-1-2　2008年欧洲心脏病学会心肌病分类示意

2013年，世界心脏病联盟借鉴肿瘤TNM分期提出了心肌病表型-遗传型MOGE（S）分类标准。从5个特性来描述心肌病：M指结构及功能特性，O指受累的器官，G指遗传模式，E指明确的病因（包括已探明的遗传学缺陷或其他潜在疾病），可选的S指心功能和活动耐量分级（包括ACC/AHA分期及NYHA心功能分级）。该分类法涵盖了心肌病的临床表现及遗传学特性，加强了遗传机制在心肌病诊断中的地位。为方便实践应用，该分类法的提出者创建了一个心肌病分类平台（参考http://moges.biomeris.com）。

在这些心肌病分类方法中，对心脏形态和功能的观察至关重要。超声技术操作简单，直观显示心脏形态结构改变、室壁运动、血流和功能情况，成为心肌病检查及随访的首选检查方法。超声对比增强显像、斑点追踪及实时三维成像等新技术的发展与应用，为心肌病的诊断提供了更多的信息。超声心动图检查结合基因检测及临床其他检查综合判断，在心肌病的诊断、危险分层及预后判断中均具有重要价值。

（孙　欣）

第二节　肥厚型心肌病

一、常见类型肥厚型心肌病

肥厚型心肌病（hypertrophic cardiomyopathy，HCM）是常见的遗传性心血管疾病，大多为常染色体显性遗传，是一种全球性疾病，美国、日本和欧洲患病率为0.17% ~ 0.23%，我国患病率约为0.18%，还是青少年和运动员心源性猝死的主要原因之一。目前，超声心动图是诊断HCM首选、准确且经济的方法，不仅能准确测量心室壁厚度，判断左心室流出道是否存在梗阻，以及梗阻的范围和程度，还能评估室壁运动和瓣膜功能，全面了解心室舒张、收缩功能及心肺血流动力学的整体表现。

（一）定义

HCM是一种以心肌肥厚为特征的疾病，成年人HCM是指左心室壁最大厚度≥15 mm，或者有明确家族史者厚度≥13 mm，通常不伴左心室腔扩大，还需排除左心室后负荷增加引起的室壁增厚，以及运动性心室肥厚等。

儿童HCM定义为左心室壁厚度超过同年龄、性别或体重指数儿童左心室壁厚度平均值的标准差2倍以上。

（二）病因及病理表现

1.病因

绝大部分HCM呈常染色体显性遗传，40% ~ 60%的HCM是由编码心肌肌小节收缩蛋白的基因突变引起，目前报道至少有27个基因、超过1400多个位点的突变与HCM发病有关，其中最主要致病基因是编码肌小节粗肌丝的β-肌球蛋白重链基因（*MYH7*）和编码心脏型肌球蛋白结合蛋白C的基因（*MYBPC3*）。5%～10%的HCM是由其他遗传性或非遗传性疾病引起，包括先天性代谢性疾病（如糖原贮积病、肉碱代谢疾病、溶酶体贮积病）、神经肌肉疾病（如Friedreich共济失调）、线粒体疾病、畸形综合征、系统性淀粉样变等，这类疾病临床罕见或少见。另外，还有25%～30%为不明原因的心肌肥厚（图11-2-1）。

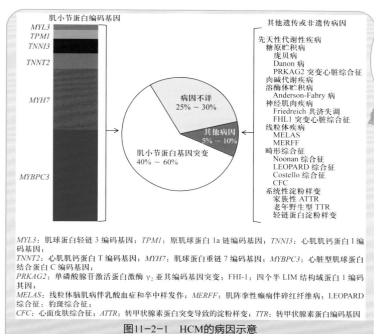

MYL3：肌球蛋白轻链3编码基因；*TPM1*：原肌球蛋白1a链编码基因；*TNNI3*：心肌钙蛋白I编码基因；
TNNT2：心肌钙蛋白T编码基因；*MYH7*：肌球蛋白重链7编码基因；*MYBPC3*：心脏型肌球蛋白结合蛋白C编码基因；
PRKAG2：单磷酸腺苷激活蛋白激酶γ₂亚其编码基因突变；FHI-1：四个半LIM结构域蛋白1编码其因；
MELAS：线粒体脑肌病伴乳酸血症和卒中样发作；*MERFF*：肌阵挛性癫痫伴碎红纤维病；LEOPARD综合征：豹斑综合征；
CFC：心面皮肤综合征；*ATTR*：转甲状腺素蛋白变导致的淀粉样变；*TTR*：转甲状腺素蛋白编码基因

图11-2-1　HCM的病因示意

2.病理表现

　　HCM心脏大体病理表现主要为心脏质量增加、心室壁增厚、左心室腔通常变小、左心房扩大，部分患者可出现左心室流出道梗阻。组织病理学主要表现为心肌细胞肥大和排列紊乱，可伴不同程度的间质纤维化、心肌细胞脂肪变性、肌束结构破坏呈螺旋状，以及心室壁内的冠状动脉管壁内–中膜增厚、管腔狭窄伴血管周围纤维组织增生等（图11-2-2）。心肌亚微结构改变包括肌小节结构异常、肌原纤维排列紊乱和多种细胞器数量增多等。

（三）分型

（1）根据血流动力学改变，HCM分为3型。

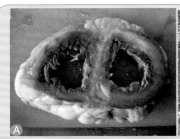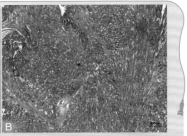

A.HCM的大体标本横断面显示各心壁均增厚，呈非对称性；B.组织学masson三色染色显示室间隔心肌细胞排列紊乱，间质纤维组织增生。

图11-2-2 常见类型HCM的病理表现

➤ 非梗阻型HCM，无论在静息时还是负荷时，左室流出道均无压力阶差出现（即左室流出道最大压力阶差＜30 mmHg）；

➤ 隐匿梗阻型HCM，安静时正常，负荷后左室流出道最大压力阶差≥30 mmHg；

➤ 梗阻型HCM，安静时左室流出道最大压力阶差≥30 mmHg。

（2）根据增厚的部位不同，HCM分为4型。

➤ Ⅰ型，前室间隔增厚；

➤ Ⅱ型，前室间隔和后室间隔均增厚，左心室游离壁一般不受影响；

➤ Ⅲ型，室间隔和左心室壁均增厚，以室间隔增厚更明显（下壁可不受累）；

➤ Ⅳ型，主要是乳头肌水平以下室间隔、左心室前壁和侧壁增厚。

（四）临床情况

临床诊断要点见表11-2-1。

表11-2-1 HCM的临床诊断要点

临床	诊断要点
临床症状	变异性大，可无症状，部分患者的首发症状为猝死；主要症状：劳力性呼吸困难、胸痛、心悸、晕厥或先兆晕厥、心脏性猝死等
体征	典型体征与左室流出道梗阻有关，听诊常见的两种杂音通常与左室流出道梗阻和二尖瓣反流有关
辅助检查	心电图、超声心动图、动态心电图、X线胸片、心脏磁共振成像、CT冠脉造影等
其他检查	心导管检查、心肌活检等
基因检查	可用于家族性 HCM

（五）超声心动图诊断及鉴别诊断

1.HCM超声诊断要点

（1）二维及M型超声心动图

1）心室增厚：以左心室壁不同程度增厚为主，右心室心肌亦可受累。心室壁增厚可呈对称性、均匀性，也可呈不对称性、非均匀性，后者以室间隔为著。增厚的室壁心肌常呈强弱不均的颗粒或斑点状回声，颗粒粗糙。室间隔异常增厚部分呈纺锤状凸向左心室流出道，致左心室流出道狭窄，其内径常＜18 mm，左心室流出道存在不同程度的梗阻。部分增厚心肌合并心肌致密化不全和微小冠状动脉瘘（图11-2-3）。

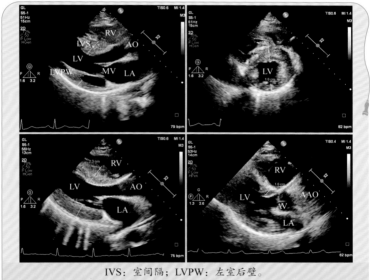

IVS：室间隔；LVPW：左室后壁。

图11-2-3　心室壁不同程度增厚，增厚的室壁心肌呈颗粒或斑点状回声

2）心腔内径改变：心室腔减小，严重者收缩期心腔可呈闭塞样改变，常见左心房不同程度增大。HCM合并左心房增大时，发生不良心血管事件的风险明显增加。

3）SAM征：二尖瓣叶在收缩期明显移向室间隔，前向运动的二尖瓣器可以是前叶和（或）后叶、部分瓣下腱索或乳头肌；表现为二尖瓣M型超声收缩期CD段向室间隔呈弓形凸起，这种现象称为收缩期前向运动，即SAM征（图11-2-4）。

4）二尖瓣关闭不全：SAM征阳性或部分阳性时，由于收缩期二尖瓣前叶和（或）后叶，或部分腱索及乳头肌向室间隔移动，可引起或者加重左心室流出道梗阻，同时也导致二尖瓣对合不良、关闭不全的征象。

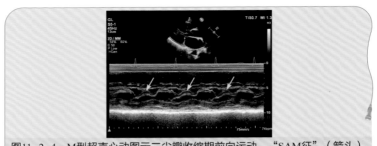

图11-2-4　M型超声心动图示二尖瓣收缩期前向运动，"SAM征"（箭头）

5）主动脉瓣收缩中期提前关闭：HCM梗阻通常发生在收缩中晚期，故收缩早期左心室流出道血流基本正常，主动脉瓣开放也正常；而收缩中期开始梗阻加重，血流阻滞，左心室流出道远端血流量减少，导致主动脉瓣呈半关闭状态。

（2）彩色及频谱多普勒超声

1）左心室流出道血流：梗阻型HCM者左心室流出道收缩期多普勒超声图像呈五彩镶嵌的湍流信号，可通过观察血流汇聚处结合二维超声判断梗阻的部位（图11-2-5）。

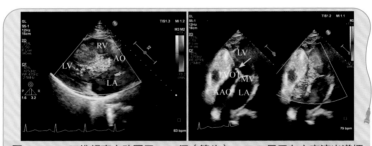

图11-2-5　二维超声心动图示SAM征（箭头），CDFI显示左心室流出道梗阻部位花彩血流信号

常见的梗阻部位以二尖瓣前叶瓣尖为界可分为：

➤ 室间隔基底部和二尖瓣前叶之间的梗阻，即单纯左心室流出道梗阻；

➤ 室间隔上1/3和二尖瓣远端游离缘之间的梗阻，即左心室流出道及左心室心腔内的梗阻；

➤ 室间隔中部和心室乳头肌水平的梗阻，即单纯左心室心腔内的梗阻；

➢ 左心室腔自心尖至二尖瓣水平的隧道型梗阻。

若存在梗阻，PW显示左心室流出道出现收缩期射流信号，流速较高，CW显示特征性改变为收缩期负向递增充填状射流，血流速度加快，峰值压差≥30 mmHg，峰值后移，呈倒"匕首样"单峰形态（图11-2-6）。

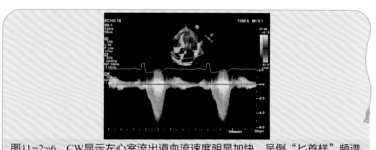

图11-2-6　CW显示左心室流出道血流速度明显加快，呈倒"匕首样"频谱

非梗阻型HCM左心室流出道收缩期呈蓝色层流信号，PW显示左心室流出道收缩期负向层流血流频谱。

2）二尖瓣反流：梗阻型HCM多合并二尖瓣反流，左心房内出现收缩期五彩镶嵌反向反流束（图11-2-7）。

3）右心室流出道血流：右心室流出道非梗阻时，PW显示收缩期负向单峰窄带波形。当右心室心肌增厚或者前间隔显著增厚致右心室流出道梗阻时，CW可记录到右心室流出道收缩期高速负向血流频谱，形态与左心室流出道梗阻的频谱相似。

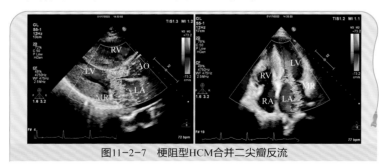

图11-2-7　梗阻型HCM合并二尖瓣反流

（3）心脏功能改变

1）左心室舒张功能改变：左心室舒张功能降低，对HCM左心室舒张功能的综合评价常用指标：①分别测得二尖瓣口血流舒张早期速度（E）、二尖瓣环侧壁和室间隔部位组织多普勒舒张早期速度（e'），计算E/e'值，平均E/e'＞14；②左心房容积指数＞

34 mL/m²；③肺静脉心房逆向血流速度持续时间与二尖瓣舒张晚期血流速度持续时间的差值＞30 ms；④CW测得的三尖瓣反流峰值流速＞2.8 m/s。随着病程变化，可出现左心室松弛功能受损、假性正常化及限制性舒张功能障碍（左心室舒张功能障碍的3种分级，图11-2-8）。

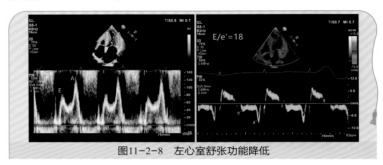

图11-2-8　左心室舒张功能降低

2）左心室收缩功能改变：大多数HCM患者的左心室射血分数正常甚至轻度升高，由于HCM患者的心腔缩小，正常的心肌代偿性加强收缩，从而代偿整体心功能。异常增厚的心肌导致左心室舒张末期容积减少，即使左心室射血分数正常，每搏输出量也会显著减少，从而出现心功能不全的临床表现。主要指标包括左心室收缩末期和舒张末期容量、每搏量、LVEF、心输出量，LVFS等，最常用的测量方法是改良双平面Simpson法，若图像质量好，实时三维超声心动图可更准确地进行心腔定量分析。

3）冠状动脉微血管功能异常：心肌微循环障碍是HCM的重要特征之一，与预后密切相关，准确评估心肌微循环灌注在HCM介入治疗中具有重要作用。微循环障碍可能与心肌细胞肥大、排列紊乱和纤维化，血管重构，毛细血管密度与心肌质量比值降低，以及左室压增高致血管受压等因素有关，微循环障碍可能并不仅限于心肌增厚的部位。

➤ 腺苷或ATP药物负荷诱导的HCM患者心肌缺血是不良心脏事件的预后指标，左前降支或右冠状动脉的冠脉血流储备CFR≤2的患者预后更差。

➤ 心肌声学造影能显示血管床与心肌的匹配关系及靶血管的血供范围，评估心肌的灌注情况，同时便于定位消融部位和半定量消融范围。

2.部分特殊类型HCM

少数HCM增厚发生在左心室心尖部、左心室中部、乳头肌、右心室和双心室等，是一组特殊类型的HCM，详见第11章第三节。

3.鉴别诊断（表11-2-2）

表11-2-2　HCM超声鉴别诊断要点

鉴别疾病	鉴别要点
高血压性心肌肥厚	有长期高血压史，通常为左心室弥漫、对称性肥厚，室壁厚度一般 ≤ 15 mm，心肌回声较均匀，多伴左心室腔扩大。可同时合并肾脏、脑血管及眼底改变。筛查HCM致病基因有助于两者相鉴别
主动脉瓣狭窄或瓣下狭窄	一般表现为心肌对称性肥厚，主动脉瓣叶明显病变如畸形、增厚、钙化、开放受限等，升主动脉狭窄后扩张，主动脉瓣下隔膜常需仔细观察
主动脉缩窄	一般表现为心肌对称性肥厚，主动脉局限性狭窄或较长一段管腔狭窄，常发生在主动脉峡部，缩窄处五彩高速血流信号，通常为高速湍流频谱，狭窄后主动脉亦可扩张
运动性心肌肥厚	长期高负荷运动史，左心室对称性肥厚，左心室腔正常或增大，通常不合并左心房增大、左心室舒张功能异常和收缩速度降低，终止运动后心肌肥厚可减轻。筛查HCM致病基因有助于鉴别
其他原因造成的心肌肥厚（如糖原贮积病、Fabry病、线粒体疾病等）	可结合临床特征、实验室检查和其他影像学检查，必要时基因检查有助于明确诊断

4.超声心动图新技术在HCM诊断中的应用

近年来，多项超声心动图新技术被证实可用于HCM的诊断。

（1）组织多普勒超声：组织多普勒超声可定量评估心肌运动。多项研究显示TDI有助于HCM基因突变携带者的筛查和早期诊断。还有研究显示TDI结合血流PW可获得HCM患者左心室舒张功能指标E/e'值，该指标与其心力衰竭症状的严重程度及反映活动受限的指标，如峰值耗氧量、N末端脑利钠肽前体有较好的相关性。

（2）斑点追踪成像技术：二维斑点追踪成像技术通过测量心肌运动速度、应变、应变率及旋转角度等整体及局部形变指标综合评价心肌运动，可用于检测HCM患者的亚临床收缩功能障碍及评价HCM患者的舒张功能障碍。有研究显示，HCM患者左心室纵向应变和应变率均较正常对照明显减小（图11-2-9）。另外，有研究证实，HCM患者的左心室环向舒张早期应变率与左心室舒张末期压力呈显著正相关，舒张早期心尖解旋速度与等容舒张期左心室压力下降最大速率呈显著负相关。三维斑点追踪成像技术不仅能够检测HCM患者早期左心室整体、局部收缩功能异常及同步性改变，还能对HCM患者一级亲属中尚未出现左心室肥厚的致病基因突变携带者的左心室收缩功能减退进行早期筛查，从而真正实现早期诊断。此外，三维斑点追踪成像技术还可用于鉴别不同病因所致的心肌肥厚，有研究发现，心肌淀粉样变患者左心室基底部径向应变减小且从基底至心尖的径向应变值呈递增趋势，而HCM患者从基底至心尖的径向应变值则呈递减趋势，这为HCM的病因学诊断提供了重要影像学证据。

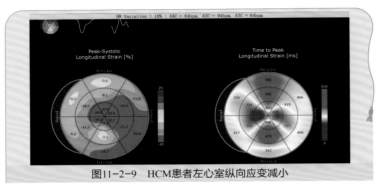

图11-2-9　HCM患者左心室纵向应变减小

（3）实时三维超声心动图：不受心腔形变的影响，可以快速获取心脏三维立体图像，能更直观地显示心脏的解剖特征和空间关系，进而准确、快速地进行心腔定量分析，其测得的左心室容积、左心室射血分数和左心室心肌质量与心脏磁共振成像有较高的重复性和相似的低组间变异。此外，实时三维超声心动图还能分析左心室整体收缩同步性情况。

（4）运动负荷超声心动图：HCM患者推荐在床旁半卧位或坐位进行Valsalva激发试验。对于有症状的HCM患者，应进行运动负荷超声心动图检查评估左心室流出道梗阻和二尖瓣反流的情况，有助于明确患者症状变化原因，对后续治疗方案选择具有重要意义。运动负荷超声心动图亦能用于评估HCM患者心肌机械力学，有助于发现静息时左心室射血分数正常的HCM患者潜在的收缩功能减退，也有助于明确心脏收缩功能储备，识别高危患者。此外，采用运动负荷超声心动图评价心率、心律、血压等指标的变化，有助于识别HCM患者自主神经功能障碍和猝死高危患者。

（5）超声对比剂增强显像：左心室超声造影能全面评估HCM室壁肥厚的程度和累及范围，更清晰地显示心尖部的解剖结构，为诊断特殊类型HCM提供了新的途径，提高了HCM合并其他心内异常如室壁瘤、血栓等的检出。同时，左心室超声造影通过改善心内膜显影，增加左心室容积和射血分数测量的准确性。此外，心肌造影能显示血管床与心肌的匹配关系，评估心肌血流灌注（图11-2-10）。

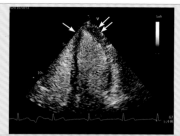

图11-2-10　左心室超声造影提示心尖部心肌肥厚（箭头）

（6）经食管超声心动图：围手术期TEE检查以明确左心室流出道梗阻机制，指导术中手术策略，监测术后并发症，并评估残余左心室流出道梗阻的程度。另外，心房颤动是HCM术后最常见的一类心律失常，TEE检查可用于患者左心耳血栓的筛查。

（六）治疗方法

（1）药物治疗，如β受体阻滞剂、维拉帕米、丙吡胺等。

（2）经皮室间隔心肌消融术，如无水乙醇化学消融术。

（3）外科室间隔心肌切除术，如经典Morrow手术和改良扩大Morrow手术等。

（4）植入永久起搏器，如DDD起搏器。

（5）SCD高危者，安装植入型心律转复除颤器。

（6）终末期HCM患者可考虑行心脏移植。

（七）超声诊断与临床相关思维

（1）HCM成人诊断标准为左心室任何一个或多个节段室壁厚度≥15 mm并且排除其他继发原因。HCM患者一级亲属无其他已知原因所致的左心室壁某个或者多个节段厚度≥13 mm即可确诊。HCM超声心动图主要表现以心肌肥厚为特征，伴或不伴有左室流出道或心室腔内梗阻及二尖瓣反流。

（2）多切面、多节段连续扫查，需要在左心室短轴二尖瓣、乳头肌和心尖切面测量16个节段舒张末期厚度以准确评价心肌受累的程度和范围。

（3）为了避免将二尖瓣反流频谱误认为左心室流出道频谱，导致高估流出道压差，应在心尖五腔心切面、三腔心切面或者非标准切面等多切面上尽可能地使用连续波多普勒区分左心室流出道频谱与二尖瓣反流频谱，同时应当常规留取二尖瓣反流频谱，以区别两者的血流频谱形态。

（4）心脏功能以舒张功能异常为主，且早期可出现局部心肌亚临床收缩功能异常。

（5）超声定期随访观察HCM患者的病情变化具有重要作用。

二、特殊类型肥厚型心肌病

HCM是一种遗传性心肌病，室壁增厚主要发生在室间隔，少数发生在左心室心尖部、左心室中部、乳头肌、右心室和双心室等，较为少见，可统称为特殊类型的HCM，分别称为心尖肥厚型心肌病（apical hypertrophic cardio myopathy，AHCM）、左心室中部梗阻性肥厚型心肌病（mid-ventricular obstructive hypertrophic cardio myopathy，MVOHCM）、乳头肌肥厚型心肌病（papillary muscles hypertrophic cardio myopathy，PMHCM）、右心室肥厚型心肌病（right ventricular hypertrophic cardio myopathy，RVHCM）和双心室肥厚型心肌病（dual ventricular hypertrophic cardio myopathy，DVHCM）。

1.特殊类型HCM的临床特征总结（表11-2-3）

表11-2-3　特殊类型HCM的定义、超声及临床特征总结

类型	心尖肥厚型心肌病（AHCM）	左心室中部梗阻性肥厚型心肌病（MVOHCM）	乳头肌肥厚型心肌病（PMHCM）	右心室肥厚型心肌病（RVHCM）	双心室肥厚型心肌病（DVHCM）
定义	心室乳头肌附着点以下的心尖部室壁增厚，对称或非对称，心尖部室腔变小，可伴心尖部室壁瘤形成	左室中部室壁增厚，心腔变窄	左心室乳头肌增粗，常伴室间隔、左室游离壁或心尖部的对称性或非对称性增厚	右心室前壁或游离壁增厚，可伴右心室流出道变窄，甚至右心室心尖部闭塞；对于孤立性RVHCM几乎不伴室间隔和左心室增厚	左心室壁和右心室壁均增厚
流行病学	约占同期HCM的16%，发病年龄多为30～50岁，男性多见	发病率低，仅占HCM的2.74%～9.4%	发病率较低，多为个案报道	非常罕见，发病率约为1.4%，常见于年轻女性	临床上极为罕见，其发生率尚不及1%
血流动力学	通常无左心室腔内梗阻，由于心尖部心肌缺血，可形成室壁瘤	收缩期左心室腔中部梗阻，造成心尖部压力急剧升高，从而导致心尖部心肌缺血，易形成心尖部室壁瘤	部分可见增粗的乳头肌导致的左心室腔内梗阻	右心室（尤其是室上嵴）及室间隔增厚，导致收缩期右室中部或右心室流出道梗阻，吸气或Valsalva动作时梗阻加重	右心室代偿能力往往较左心室差，故常伴体循环淤血

续表

类型	心尖肥厚型心肌病（AHCM）	左心室中部梗阻性肥厚型心肌病（MVOHCM）	乳头肌肥厚型心肌病（PMHCM）	右心室肥厚型心肌病（RVHCM）	双心室肥厚型心肌病（DVHCM）
临床表现	短暂性脑缺血发作、晕厥、先兆晕厥和心肌梗死	恶性心律失常、心肌梗死、心力衰竭、心源性猝死、全身性栓塞等	胸闷、气短、胸痛、晕厥	肺栓塞、晕厥、猝死、静脉栓塞、右心衰竭症状、脑卒中、心律失常、左心功能不全	右心衰竭的症状为主：活动后呼吸困难、下肢水肿；左心衰竭症状、心律失常、猝死
心电图	左室高电压，伴左胸前导联 $V_4 \sim V_6$ S-T 段压低，T 波深尖倒置 ≥ 10 mm，QRS 波幅增高（以 V_4 导联为著）	左室肥厚、ST-T 改变、ST 段压低、T 波倒置	正常或 T 波倒置、左室高电压	电轴右偏、右束支传导阻滞、ST-T 改变、病理性 Q 波	左室高电压，多伴 ST 段抬高
超声心动图	1）舒张末期左心室心尖部室壁厚度 ≥ 15 mm； 2）心尖部室壁最大厚度与左室后壁厚度之比≥ 1.3（图11-2-11A，图11-2-11B）； 3）左心室近心尖部收缩期心腔狭小，几近闭塞； 4）左心室心尖部室壁瘤形成时，心尖部向外呈囊状膨凸，囊壁菲薄，无运动； 5）左房增大	1）左心室室壁中段显著增厚，凸向左室腔（图11-2-11C）； 2）心肌回声不均匀； 3）收缩期左室腔中部几乎完全消失； 4）CDFI：左心室中部五彩镶嵌血流束，V_{max} ≥ 2.5 m/s（图11-2-11D）； 5）可伴心尖部室壁瘤形成（图11-2-11E）	1）乳头肌宽度 ≥ 15 mm（图11-2-11F）； 2）收缩期乳头肌长轴截面积超过2.8 cm²； 3）乳头肌附着处心室壁 / 正常部位室壁厚度 > 1.5； 4）肥厚乳头肌附着处心室壁局限性运动减弱； 5）可存在左室流出道梗阻	1）右心室壁至少相邻 2 个节段增厚（厚度5～8 mm 为轻度，9～12 mm为中度，12 mm以上为极度肥厚）（图11-2-11G ~图11-2-11I）； 2）CDFI：梗阻部位呈五彩镶嵌血流束，V_{max} ≥ 2.5 m/s（图11-2-11J）	双心室增厚（图11-2-11K，11-2-11L）； 2）可出现左房、右房扩大； 3）可能影响左右心室功能
心脏磁共振	1）舒张末期心尖室壁厚度 ≥ 12 mm； 2）心尖室壁最大厚度与左室后壁基底段比值≥ 1.3	左心室壁中部增厚；左心室腔呈"沙漏"状；心尖部室壁瘤形成	1）左室乳头肌粗大； 2）收缩期左心室中部闭塞，呈"铲状"； 3）钆对比剂延迟强化	右心室前壁显著增厚；右心室流出道梗阻；钆对比剂延迟强化	左心室、右心室心肌弥漫性增厚；钆对比剂延迟强化

续表

类型	心尖肥厚型心肌病（AHCM）	左心室中部梗阻性肥厚型心肌病（MVOHCM）	乳头肌肥厚型心肌病（PMHCM）	右心室肥厚型心肌病（RVHCM）	双心室肥厚型心肌病（DVHCM）
鉴别诊断	左室心尖部血栓：似心尖部增厚，仔细观察可分辨，既往有心肌梗死；本病心尖部室壁增厚，MCE可鉴别两者；Loffler心内膜炎：左室心尖部等低回声，似心尖部"增厚"，结合病史及外周血嗜酸性粒细胞增多，激素+细胞毒药物治疗后动态变化可明确诊断，心肌活检是金标准	室间隔心肌肿瘤：室间隔局限性增厚，并房室传导阻滞，MCE可见特征性心肌肿瘤灌注表现；而本病心肌灌注整个心肌同质	高血压性心脏病：少数左室轻度对称性增厚，乳头肌增粗程度与心室壁增厚程度相一致；而本病乳头肌及其附着处心室壁的局限性显著增厚，且左室壁呈非对称性增厚	肺动脉高压导致继发性右室肥厚：有肺源性心脏病和慢性阻塞性肺疾病等病史，右心室增厚通常≤5 mm，且右心室增大；而本病右心室壁增厚一般＞5 mm，右心室腔变小，右心室收缩期呈"漏斗"样。先天性心脏病右室肥厚：超声心动图显示先天性心脏病的基础上，继发性的右室增厚＞5 mm	心肌淀粉样变等限制型心肌病：可表现为为双室壁增厚，病史和辅助检查可协助诊断
治疗	β受体阻滞剂、钙通道阻滞剂及丙吡胺、介入治疗、手术治疗				
预后	部分患者可无明显症状，预后相对良好，重者出现心力衰竭或心尖部室壁瘤	伴有恶性心律失常者，有猝死可能	伴有左室流出道梗阻者发生猝死的可能性大，预后较差	轻者可不出现明显症状，重者可发生心力衰竭、猝死	绝大多数预后是良性的，仅少数发生心律失常、心力衰竭或猝死

注：MCE：心肌声学造影；CDFI：彩色多普勒血流成像。

2.超声心动图声像图表现

超声心动图表现如图11-2-11所示。

3.超声心动图在特殊类型HCM的诊断价值

特殊类型HCM临床常表现为头晕、心悸等，其症状无特异性，患者常因心电图ST-T异常或常规体检就诊，经超声心动图检查确诊为特殊类型HCM。在常规临床工作中，由于技术的因素、心尖部超声图像不清或声窗欠佳，心内膜边界及心尖部心肌可能显示不清，应用心肌声学造影可提高诊断的灵敏性。另外，由于右心室形态不规则，使RVHCM和DVHCM易被漏诊或误诊。因此，超声心动图医师在检查过程中，要结合临床表现和心电图，适当调节仪器的条件，提高各型HCM诊断的准确性。

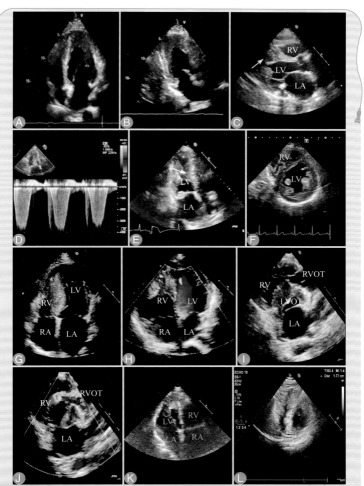

A.心尖四腔心切面显示心尖部室壁增厚（AHCM）；B.心尖三腔心切面显示心尖部室壁增厚（AHCM）；C.左房内径增大，左室中间段室壁显著增厚（MVOHCM）；D.左心室中部收缩期V_{max}=383 cm/s（MVOHCM）；E.收缩期左心室中部心腔变窄（MVOHCM）；F.左心室前外侧组乳头肌增粗（PMHCM）；G.舒张末期右心室游离壁显著增厚（RVHCM）；H.右心室心尖部收缩期心腔几近闭塞（RVHCM）；I.右心室前壁显著增厚，右心室流出道收缩期变窄（RVHCM）；J.CDFI显示右心室流出道和肺动脉五彩镶嵌血流束（RVHCM）；K.左室（＊）和右室（＃）心尖部室壁增厚（DVHCM）；L.室间隔中部显著增厚，右室前壁及心尖部增厚（DVHCM）。

图11-2-11　超声心动图表现

三、肥厚型心肌病扩张期

（一）定义

HCM是一种遗传性心肌疾病，临床表现和形态学各异。大多数HCM患者病情进展不严重。但部分HCM患者病情进展，心腔扩大，甚至室壁变薄，收缩功能下降，进展到终末期，类似扩张型心肌病改变，称为HCM扩张期（the dilated phase of hypertrophic cardiomyopathy，d-HCM），也称肥厚扩张型心肌病、肥厚型心肌病扩张期，这与卒中发病率和死亡率增加相关。梗阻性和非梗阻性HCM都有病例报道可以发展到扩张期，部分Morrow或改良Morrow术后患者也可进展为扩张期。

（二）发病机制及病程

d-HCM的潜在发病机制是广泛的心肌纤维化导致的心腔扩大和心室壁变薄。早先研究的特征是在研究入组时或二维超声随访时静息状态下LVEF＜50%。既往研究表明，d-HCM的发生率为3.5%～5.7%，平均为4%，从HCM发病到诊断为d-HCM的平均时间为14年，诊断年龄平均为59岁，66%的患者因进展性心力衰竭、心源性猝死或移植而进展至死亡，平均时间为2.7年。心源性猝死的发生率约为每年11%，适当的ICD放电的发生率约为每年10%。

（三）超声表现

超声诊断标准：超声评估不能解释的左室壁肥厚，达15 mm，研究结束时或随访中出现左室收缩功能下降，即左室整体射血分数小于50%，伴或不伴左室扩张，内径＞55 mm（图11-2-12～图11-2-14）。

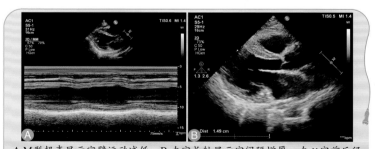

A.M型超声显示室壁运动减低；B.左室长轴显示室间隔增厚，左心室前后径50 mm。

图11-2-12　M型和二维图像显示左室

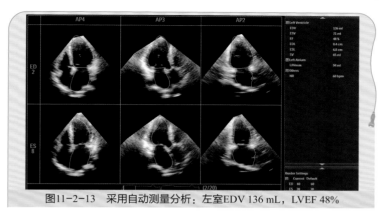

图11-2-13　采用自动测量分析：左室EDV 136 mL，LVEF 48%

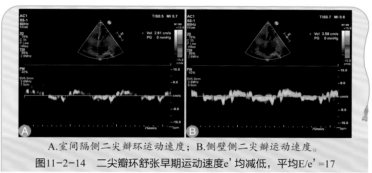

A.室间隔侧二尖瓣环运动速度；B.侧壁侧二尖瓣运动速度。

图11-2-14　二尖瓣环舒张早期运动速度e'均减低，平均E/e'=17

（四）高危预后因素

d-HCM的预测因素是初次就诊时年龄较小，有HCM/d-HCM/SCD家族史和较厚的室壁。与扩张型心肌病（DCM）患者相比（表11-2-4），d-HCM患者在诊断时症状更严重：多为男性；既往有脑卒中、心房颤动和室性心动过速或心室颤动，且有更高的死亡风险；在初次就诊和确诊评估时年龄较小。高eGFR、存在晕厥、心力衰竭、更差的超声心动图参数（左心房、左心室增大，EF减低）、心电图更宽的QRS持续时间和RV_5+SV_1降低与d-HCM的发展有关。在随访的早期阶段，LVEF和SV_1+RV_5降低，左心室舒张功能障碍增加。

表11-2-4　d-HCM与DCM预后比较

要点	d-HCM	DCM
ICD 和 CRT 植入	常见	部分
预后	更差	差
心肌瘢痕	90%	23%

续表

要点	d-HCM	DCM
左室僵硬度	明显增加	增加
进展	更快	相对缓慢
终末期治疗	心脏移植	心脏移植

（五）治疗

HCM扩张期表现为左心室扩大和收缩功能不全，部分合并难治性室性心律失常，对于NYHA心功能Ⅲ级或Ⅳ级，常规治疗无反应的患者可选择心脏移植。有猝死危险因素的高危HCM患者均应安装植入型心律转复除颤器，可预防因心律失常引起的猝死。

（六）文献总结

李品睿等回顾分析616例HCM病例，其中21例演变为d-HCM，发生率为3.4%，诊断d-HCM的平均年龄为（58.8±10.4）岁，从诊断HCM至诊断d-HCM的平均时间为（14.1±7.1）年，其中男性13例（61.9%）。d-HCM组诊断HCM的患者年龄较轻，家族猝死史比率较高，室性心动过速发生率较高，肌钙蛋白Ⅰ水平升高的比率较高，诊断HCM时最大左心室壁厚度较大。d-HCM患者随访期间12例死亡，其中5例死于心力衰竭，7例猝死，1例因严重心力衰竭行心脏移植。HCM患者中d-HCM发生率较低，但诊断年龄小、伴家族猝死史、肌钙蛋白Ⅰ水平升高及伴室性心动过速者演变为d-HCM的可能性大。d-HCM的患者预后差，心力衰竭和猝死为其主要死亡原因。

颜彦等对186名确诊的HCM患者进行前瞻性随访研究（10±4）年。结果共有10例HCM演变为d-HCM，发生率为4.7%。从典型HCM演变为d-HCM的时间为（9±2）年，其中8例为男性。6例有HCM家族史；诊断有HCM时年龄较轻；左室壁最大厚度及左室后壁厚度均较未出现d-HCM者增厚明显，室内传导阻滞发生率高，演变为d-HCM后12年内，5例因心力衰竭死亡，1例接受心脏移植。从典型HCM演变为d-HCM的发生率很低，但一旦演变则预后极差。危险因素有年轻时被诊断有HCM、有HCM家族史、左室壁明显增厚、伴有室内传导阻滞。

Hamada T等分析了20例d-HCM和115例DCM病例，d-HCM组中8例出现劳力性呼吸困难且心功能Ⅲ级以上。在d-HCM组左房扩大和心房颤动的发生率比DCM组高。随访4年，55%的d-HCM病例死亡。d-HCM组的5年存活率为45.6%，DCM组为81.6%，包括心脏移植的患者。

四、肥厚型心肌病手术方式及围手术期超声评估

HCM治疗目标是改善心功能、缓解临床症状、延缓疾病进展。对于梗阻性肥厚型心肌病（obstructive hypertrophic cardiomyopathy，HOCM）手术治疗主要是解除左室流出道梗阻或左室中部梗阻。不能耐受或病情对药物治疗无效的患者需要通过手术或导管治疗流出道梗阻。除药物治疗外，治疗还包括外科心肌室间隔切除术、经皮室间隔化学消融、经皮心内膜心肌射频消融、经皮心肌内室间隔射频消融（Liwen术式）、永久起搏器植入、心脏移植等。超声心动图在诊断及围手术期监测评估的作用至关重要。

1.外科心肌室间隔切除术

外科心肌室间隔切除术，包括经典Morrow和改良扩大Morrow手术（图11-2-15）。采用主动脉横切口显示左室流出道，小心切除室间隔，避免伤及传导束。

（1）经典Morrow切除范围：主动脉瓣环下方5 mm右冠窦中点向左冠窦方向10～12 mm，向心尖方向深达二尖瓣前叶与室间隔碰触位置，切除长约3 cm的心肌组织，切除厚度为室间隔基底部厚度的50%。

（2）改良扩大Morrow手术切除范围：扩大至心尖方向，切除长5～7 cm的心肌组织，包括前后乳头肌周围的异常肌束和腱索，右侧接近室间隔膜部，左侧至二尖瓣前交界附近，并对室间隔膜外的部分后间隔和左前侧游离壁肥厚的心室肌进行切除，进一步扩大左心室容积。

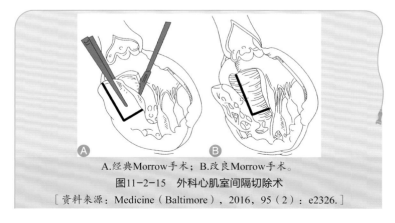

A.经典Morrow手术；B.改良Morrow手术。

图11-2-15　外科心肌室间隔切除术

［资料来源：Medicine（Baltimore），2016，95（2）：e2326.］

（3）改良konno手术：在升主动脉根部做一横切口，检查主动脉瓣；应用直角钳或术者示指经主动脉瓣口进入左室流出道，于主动脉瓣下1cm处或通过狭窄平面顶住室间隔，从右室腔做室间隔扪诊，并在该处平行左室流出道纵行切开室间隔；牵开室间隔切口，检查左室流出道，并尽可能切除造成主动脉瓣下狭窄的异常纤维肌隔组织；应用一适当大小的椭圆形涤纶片或0.6%戊二醛处理的自体心包片，用带小垫片间断褥式缝合从左心室穿至右心室面，间断固定补片4～5针，再应用连续缝合法将补片嵌入室间隔切口，加宽左室流出道。

（4）手术适应证

1）同时满足以下2个条件：①药物治疗不佳，经最大耐受剂量药物治疗仍存在呼吸困难或胸痛（NYHA心功能分级Ⅲ级或Ⅳ级）或其他症状（如晕厥、先兆晕厥）；②静息或运动激发后，超声测量左室流出道压差，由室间隔肥厚和二尖瓣收缩期迁移所致的左室流出道压差LVOTG≥50 mmHg。

2）对于部分症状较轻的（NYHA心功能分级Ⅱ级），LVOTG≥50 mmHg，但是出现中重度二尖瓣关闭不全、心房颤动或左心房明显增大等情况的患者，可考虑外科手术，以预防不可逆的并发症，指南推荐级别（Ⅱa级，C）。

（5）手术并发症：完全性束支传导阻滞风险为2%，还可以出现室间隔穿孔、心室破裂和主动脉瓣反流等并发症。

（6）特殊问题处理

1）梗阻合并二尖瓣关闭不全，多数无须处理二尖瓣，梗阻解除后反流大部分可消除。对于55岁以上患者需注意有无合并固有二尖瓣病变。相关的退行性二尖瓣疾病（如腱索冗长或断裂）可同步修复。二尖瓣成形术包括瓣环环缩和交界切开。

2）合并冠脉病变可同步进行冠脉血运重建。

3）合并心肌桥发生率为15%～40%，可松解或进行冠脉旁路移植术。

4）合并心房颤动患者，可同步进行心房颤动射频消融术。

5）合并右室流出道压差超过30 mmHg，需要同步疏通，切除造成梗阻的部分右室游离壁和室间隔。根据中国医学科学院阜外医院王水云等报道139例HOCM患者行单纯改良扩大Morrow手术73例，同期进行冠状动脉旁路移植术24例，二尖瓣成形术15例，二尖瓣置换术7例，三尖瓣成形术10例，主动脉瓣置换术2例，经胸心脏射频改良迷宫术3例，右室流出道疏通2例，主动脉瓣下隔膜切除2例，室壁瘤切除1例，术后左室流出道压差均低于40 mmHg，并发症主要是心律失常，包括完全性左束支传导阻滞37例，室内传导阻滞35例，心房颤动19例，左前分支阻滞19例，房室传导阻滞11例。对于单纯左室流出道梗阻病变，可行经皮化学消融介入治疗，与外科手术相比，前者创伤小、住院时间短、成功率高（表11-2-5）。

表11-2-5　Morrow手术与HOCM介入手术比较

要点	Morrow 手术	经导管化学消融
手术路径	体外循环下劈胸骨	心导管技术
住院天数	5 ~ 7 天	1 ~ 2 天
围术期死亡率	1% ~ 2%	< 1%
手术成功率	> 95%	> 85%
短期症状减轻	优	优
左室流出道压差下降	有效	有效
长期症状减轻	优	不确定
长期安全性	确定	不确定
生存率影响	提高	未知
间隔梗死或纤维化	无	存在
左室流出道压差复发	罕见	不常见
再次手术	罕见	不常见
房室传导阻滞需要永久起搏器植入	约2%	约20%
迟发室性心律失常	罕见	罕见
术后心房颤动	不常见	罕见
明显主动脉瓣反流	罕见	无
室间隔缺损	罕见	无
伴随问题矫治	可控	不适用

2.经导管室间隔心肌化学消融术

（1）手术方法：通过导管经冠状动脉注入无水乙醇，多选择前降支的一支或多支间隔支中，引起部分心肌梗死，选择性坏死肥厚的心肌，使室间隔变薄（特别是室间隔基底段），以减轻患者左心室流出道梗阻的程度。中短期研究显示治疗后，左室流出道压差显著下降，患者症状明显改善，活动耐量提高。

（2）适应证：包括临床适应证、有症状患者血流动力学适应证和形态学适应证，建议手术等级Ⅱa，证据等级C类，一般建议在三级医疗中心由治疗经验丰富的专家团队进行。

临床适应证：①经过严格药物治疗3个月、基础心率控制在60次/分、静息或轻度活动后仍出现临床症状，既往药物治疗效果不佳或有严重不良反应、NYHA心功能分级Ⅲ级以上或加拿大胸痛分级Ⅲ级以上的患者；②左室流出道压差高及有其他猝死的高危因素，或有运动诱发的晕厥患者，可以不考虑症状和NYHA心功能分级；③外科切除或植入带调节模式功能的双腔DDD起搏器失败；④外科手术风险大的高危患者。

有症状患者血流动力学适应证：超声测量静息状态下左室流出道压差超过50 mmHg，或激发后压差达到70 mmHg。

形态学适应证：①超声显示室间隔肥厚，梗阻位于室间隔基底段，并合并与SAM征有关的左室流出道及左室中部压差，排除乳头肌受累和二尖瓣叶过长；②冠状动脉造影有合适的间隔支，间隔支解剖形态适合介入操作。心肌超声造影可明确拟消融的间隔支靶血管；③室间隔厚度≥15 mm；④所有入选患者应排除二尖瓣器质性病变，合并的二尖瓣反流均为SAM征导致，反流量尚在轻度范围（中心性反流面积<4 cm^{2}或占左心房面积<20%）；术前均未接受过PTSMA、室间隔切除术或起搏器植入术等侵入性治疗。

（3）禁忌证：①非梗阻性HCM；②合并必须行外科处理的疾病，如二尖瓣病变、冠脉多支病变；③无临床症状的患者，仅心脏超声检查提示压差大；④不能确定间隔支靶血管或球囊不好固定；⑤室间隔弥漫性肥厚，>30 mm；⑥终末期心力衰竭；⑦年幼或高龄患者；⑧合并左束支传导阻滞。

（4）并发症：①手术相关病死率为1.2%～4.0%（平均1.9%）；②高度或Ⅲ度房室传导阻滞发生率为2%～10%，需永久起搏器植入；③束支传导阻滞发生率达50%，以右束支为主；④心肌梗死：与前降支撕裂、乙醇泄露、注入部位不当有关；⑤急性二尖瓣关闭不全或室间隔穿孔。

3.经导管心内膜射频消融肥厚间隔术

可精确消融梗阻区域，大部分患者左室流出道梗阻和症状得到改善，安全性好。

（1）消融路径选择：对于梗阻区位于左心室中段及远段，选择房间隔入路进入左心室，导管的稳定性和操控性最佳；对于基底部梗阻，如果不合并SAM，可选择穿间隔途径，但如果合并SAM，操作中会影响二尖瓣出现梗阻加重，出现术中晕厥，可选择股动脉逆行消融。

（2）消融靶点选择：①首选梗阻区；②消融点距离重要心脏传导束必须在8 mm以上；③消融点电位前不能有P电位；④消融中一旦出现持续2秒以上的室性期前收缩或室性心动过速，应停止消融，适当移动消融位置。

（3）消融终点：①每点持续放电90秒以上，直至消融区出现明显的水肿带；②消融面积占梗阻区面积的50%左右；③导管测压流出道压差（静息或诱发）较消融前下降50%以上。

（4）围术期注意事项：术后早期消融区会水肿严重，可能加重流出道梗阻，需要给予地塞米松抑制水肿。

（5）适应证：人群广泛，几乎无年龄限制，不受冠脉解剖形态限制。对儿童及孕妇也适用，三维心电标测结合心腔内超声或TEE检查，无射线。

（6）相对禁忌证：①因乳头肌肥大形成的流出道梗阻；②患者术后需静卧12小时，要求术前LVEF≥50%；③超声显示左室流出道静息或诱发跨瓣压差≥50 mmHg以上。

2020年中国医学科学院阜外医院贾玉和其团队报道12例合并晕厥的HOCM患者经皮导管心内膜射频消融肥厚间隔术，术后住院期间平均左室流出道压差较术前下降（23.50 ± 1.84）mmHg，术后3个月继续下降（14.00 ± 1.59）mmHg，较入院时总体下降（37.00 ± 2.78）mmHg。随访期间未见晕厥，未见传导系统受损心电图表现。

4.经皮超声引导下室间隔心肌内射频消融术

经皮超声引导下室间隔心肌内射频消融术（percutaneous intramyocardial septal radiofrequency ablation，PIMSRA）即Liwen术式。

（1）手术过程：患者全身麻醉后左侧卧位30°，用6F鞘穿过右侧颈内静脉，在右室尖端插入一根临时起搏线。

1）定位和穿刺：安装S5-1探头穿刺引导架及无菌保护套，在非标准心尖五腔心切面下选择最佳途径进行穿刺，采用低速标尺的彩色多普勒血流成像进行观察，避开心脏表面血管（图11-2-16）。

2）进针及消融：在TTE引导下，经皮、经肋间、经心外膜，避开心尖冠状动脉，使用射频电极针（17G，冷水循环）直接穿刺进入肥厚前间隔中央部，针尖位于距主动脉根部8~10 mm处的前间隔内。初始启动功率为10~20 W，开启射频消融仪，1分钟后若患者状态平稳，以每阶段20 W逐渐加大射频功率并提高至70~80 W，每个部位治疗时间约为10~12分钟，进行心肌内室间隔射频消融。超声连续监测显示前间隔出现强回声消融区，根据肥厚程度加大消融功率，最高可达140 W，然后退针10 mm进行下次消融，根据梗阻范围必要时对后间隔也进行消融，以保证治疗的有效性。

（2）入选标准：①超声证实符合梗阻性HCM诊断标准（最大室壁厚度≥15 mm，静息或激发左心室流出道压差≥30 mmHg）；②NYHA心功能分级≥Ⅲ级；③患者有显著临床症状；④充分药物治疗不佳或不能耐受药物的副作用。

（3）禁忌证：①合并必须外科手术的疾病（严重二尖瓣器质性病变、需要同时进行冠状动脉旁路移植术）；②心力衰竭（LVEF＜50%）；③凝血功能异常。

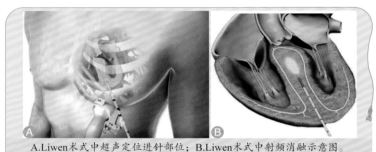

A.Liwen术式中超声定位进针部位；B.Liwen术式中射频消融示意图。

图11-2-16　手术过程

［资料来源：中华医学超声杂志（电子版），2020，17（5）：421-426.］

5.植入永久起搏器

植入DDD起搏器对于有严重症状的梗阻性HCM可能有效（Ⅱb级，B），起搏器植入注意两点：①心室电极必须置于真正右室心尖部；②AV间期必须短于窦性心律的PR间期。

对于有猝死危险因素的高危HCM患者，均应安装植入型心律转复除颤器，可预防因心律失常引起的猝死。儿童由于体格生长，成年后常需更换除颤器。因此，年龄较小的儿童可考虑使用胺碘酮维持，成年后再进行植入式心脏复律除颤器手术。

6.终末期治疗

终末期HCM表现为左心室扩大和收缩功能不全，部分合并难治性室性心律失常，对于NYHA心功能分级Ⅲ级或Ⅳ级，常规治疗无反应患者可选择心脏移植。

7.围术期超声评估

（1）改良Morrow术式围术期评估：①确定梗阻程度、范围、SAM征、二尖瓣发育情况（图11-2-17）；②确定其他病变：瓣下隔膜、合并其他病变程度是否需要处理；③术中及术后TEE评估流出道疏通效果、二尖瓣及主动脉瓣功能、室间隔是否穿孔（图11-2-18，图11-2-19）。

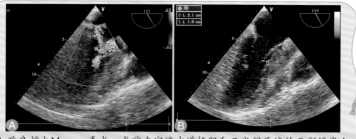

A.改良扩大Morrow手术，术前左室流出道梗阻和二尖瓣反流的五彩镶嵌血流；B.测量受累心肌的厚度及长度，确定切除范围。

图11-2-17 确定梗阻程度、范围、SAM征、二尖瓣发育情况

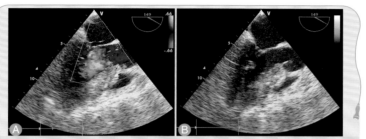

A.术后左室流出道血流变宽，正常层流，二尖瓣反流消失；B.左室流出道增宽，无SAM征。

图11-2-18 术中及术后TEE评估

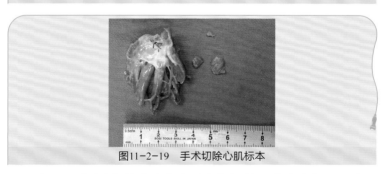

图11-2-19 手术切除心肌标本

　　（2）室间隔化学消融术式围术期评估：①确定梗阻程度、范围、SAM征、二尖瓣发育；②造影确定靶血管（图11-2-20，图11-2-21）；③术中监测室间隔运动及流出道压差。

　　（3）经皮心内膜射频消融术式围术期评估：①确定梗阻程度、范围、SAM征、二尖瓣发育；②观察消融导管位置及贴合程度；③术后室间隔运动及流出道压差。

（4）Liwen术式围术期评估：①确定梗阻程度、范围、SAM征、二尖瓣发育；②确定及引导穿刺针（图11-2-22，图11-2-23）；③评估术后消融区范围及流出道压差。

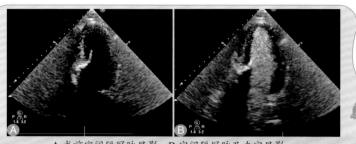

A.术前室间隔冠脉显影；B.室间隔冠脉及左室显影。

图11-2-20　化学消融中冠脉内超声造影协助选择靶血管

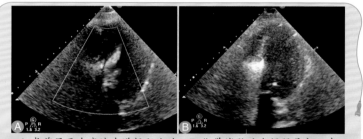

A.术前显示左室流出道梗阻血流；B.化学消融后室间隔局部回声增强。

图11-2-21　造影确定靶血管

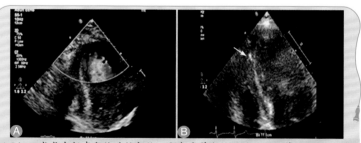

A.Liwen术式中超声定位进针部位，彩色多普勒协助避开小血管；B.Liwen术式中超声显示针尖位置。

图11-2-22　确定及引导穿刺针

［资料来源：中华医学超声杂志（电子版），2020，17（5）：421-426.］

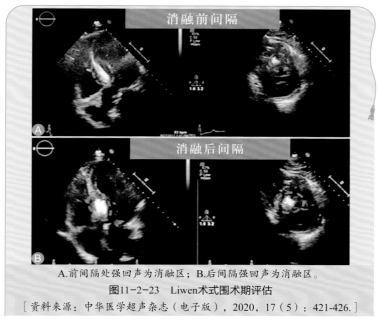

A.前间隔处强回声为消融区；B.后间隔强回声为消融区。

图11-2-23 Liwen术式围术期评估

［资料来源：中华医学超声杂志（电子版），2020，17（5）：421-426.］

（张 宁 王 健 江 勇）

第三节 扩张型心肌病

　　扩张型心肌病（dilated cardiomyopathy，DCM）是一种常见的心肌病，是目前引起心力衰竭的第三大常见病因。它是指在排除异常压力、容量负荷（如高血压、瓣膜病）及引起左室整体收缩功能受损的冠状动脉粥样硬化性心脏病的情况下，出现的左室扩大与左室收缩功能不全，有时也可累及右室，伴右心扩大与右心功能不全。1990年欧洲报道DCM的5年病死率为15%～50%。2014年国内有研究报道，767例DCM患者随访52个月病死率为42.24%。作为心血管疾病最常用的无创、初筛诊断工具，TTE检查可提供心室容积与功能、心室壁厚度、瓣膜病变情况等信息，为DCM的诊断及病因判断提供有效依据。

一、定义

　　DCM是一种以心室扩大和心肌收缩功能降低为特征的异质性心肌病，发病需除外高血压、心脏瓣膜病、先天性心脏病及缺血性心肌病等。临床主要表现为心力衰竭、室性和室上性心律失常、血

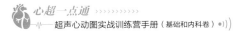

栓栓塞、猝死等。

二、病因学分类

基于遗传学原理，DCM依据病因可分为原发性与继发性两大类。

1.原发性DCM

（1）家族性DCM。

（2）获得性DCM。

（3）特发性DCM。

2.继发性DCM

继发性DCM指全身性系统性疾病累及心肌，引起心脏扩大，心功能降低。

三、DCM的诊断标准

临床诊断标准如下。

（1）具有心室扩大和心肌收缩功能降低的客观证据：左心室舒张末期内径（left ventricular end diastolic dimension，LVEDD）>50 mm（女）/LVEDD>55 mm（男）或大于年龄和体表面积预测值的117%，即预测值的2倍标准差+5%；LVEF<45%（双平面Simpsons法），LVFS<25%。

（2）需除外高血压、心脏瓣膜病、先天性心脏病或缺血性心肌病等疾病。

四、DCM的影像学检查

1.超声心动图

超声心动图是诊断DCM最常用的一线影像学方法。

主要超声表现（图11-3-1）如下。

（1）心脏扩大：（左/双）心室扩大，可伴有心房扩大，常合并二尖瓣、三尖瓣反流。判断二尖瓣反流的机制，对疾病的鉴别诊断具有一定作用。

（2）室壁运动减低：多表现为左室壁相对偏薄，左室壁各节段运动弥漫性减弱，收缩幅度减小，LVEF<45%，LVFS<25%。

（3）累及右心时可伴有右室壁运动减弱，右室收缩功能不全的超声诊断标准：三尖瓣环收缩期位移<17 mm，三尖瓣环心肌组织收缩期峰值流速<9.5 cm/s，右室面积变化分数<35%。右室收缩功能不全，并非DCM诊断的必需条件，但一旦出现，则提示预后不良。

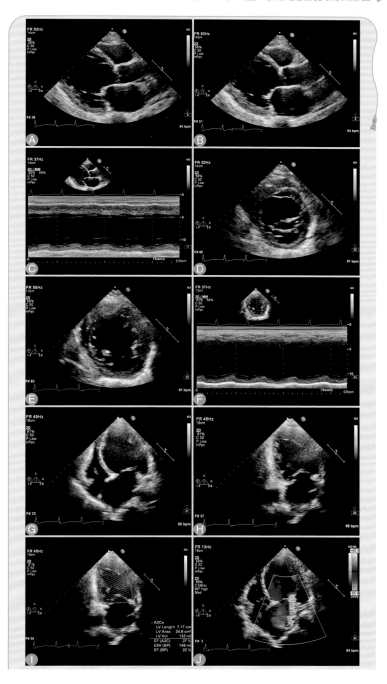

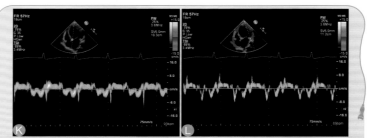

A.胸骨旁左室长轴切面测量LVEDD 67 mm；B.胸骨旁左室长轴切面测量LVESD 58 mm；C.胸骨旁左室长轴切面M型超声示室间隔与左室后壁运动弥漫性明显减低；D.胸骨旁左室短轴切面示二尖瓣口开放幅度减小；E.胸骨旁左室短轴切面示左室心腔扩大，通过一系列短轴切面评价径向收缩功能；F.胸骨旁左室短轴切面M型超声示室间隔与左室后壁运动弥漫性明显减低；G.心尖四腔心切面示左心扩大，左室呈球形改变；H.心尖两腔心切面示左心扩大；I.双平面Simpsons法测量LVEF 22%；J.心尖四腔心切面评价二尖瓣反流的机制及严重程度；K.二尖瓣环室间隔侧心肌组织舒张早期峰值流速（e'）减低；L.二尖瓣环侧壁侧心肌组织舒张早期峰值流速（e'）减低。LVEDD：左心室舒张末期内径；LVESD：左心室收缩末期内径。

图11-3-1　DCM超声图像示例

（4）其他：附壁血栓，多见于左室心尖部。

2.心脏磁共振检查

心脏磁共振成像可清晰识别心肌组织学特征，是诊断与鉴别心肌疾病的重要手段。

3.胸部X线检查

胸部X线检查可显示DCM患者心影扩大，心胸比＞0.5，并提示肺淤血、肺水肿等肺与胸腔病变。

4.冠状动脉CT血管成像与造影检查

冠状动脉CTA与造影检查主要用于排除缺血性心肌病。

DCM的鉴别诊断见表11-3-1。

表11-3-1　DCM的鉴别诊断

鉴别疾病	鉴别要点	相关病史与辅助检查
缺血性心肌病	多表现为与冠脉病变分布一致的节段性室壁运动异常；若为严重的三支血管病变，可出现弥漫性室壁运动减弱	冠脉造影、冠脉CT、负荷试验（超声、心脏磁共振）
左室心肌致密化不全	属于遗传性心肌病，非致密化心肌/致密化心肌厚度比值＞2，非致密化部分主要见于左室心尖部、侧壁中段及下壁中段，彩色多普勒可显示血流进入非致密化心肌间隐窝	心脏磁共振

鉴别疾病	鉴别要点	相关病史与辅助检查
酒精性心肌病	多见于 35 ~ 50 岁男性，与长期大量的乙醇摄入有密切关系；患病早期若完全戒酒，病情可逆	长期大量饮酒史（WHO 标准：女性 > 40 g/d，男性 > 80 g/d，饮酒 > 5 年）
围生期心肌病	既往无心脏病病史，于妊娠期最后 1 个月或产后 5 个月内首次发生；诊断时通常依据 LVEF < 45%，但可伴 / 不伴左室扩大；部分患者可逆	生育史
应激性心肌病	急性起病，患者多有胸痛症状，而 DCM 慢性起病者未必有胸痛；多有重大变故、手术等应激性诱因；常出现节段性室壁运动异常，病变范围与冠脉分布不一致，典型者左室心尖部出现气球样变；常可逆	应激原因；动态随访观察是否可逆
心动过速性心肌病	每天发作超过总时间的 12% ~ 15% 的持续性心动过速，以心房颤动最为常见；控制心室率后常可逆	动态心电图；动态随访观察是否可逆
结节病	为多系统肉芽肿性疾病，常出现双侧肺门淋巴结肿大、肺浸润及皮肤、眼睛损害；心脏结节病属于浸润型心肌病的一种，病变可累及心脏任何部位，常累及部位为左室游离壁、后间隔、乳头肌、右室及心房。	心电图（常出现房室传导阻滞、室性心动过速）、胸部 CT（提示肺结节病）、心脏磁共振及 PET

五、DCM 的治疗原则

DCM 的治疗原则是阻止基础病因引起的心肌损害，有效控制心力衰竭和心律失常，预防猝死和栓塞，提高患者的生活质量及生存率。

六、DCM 的超声诊断与临床相关思维

（1）超声心动图可评价心脏结构与功能，提供心室扩大和心肌收缩功能减弱的客观证据，DCM 的诊断需排除慢性压力负荷过重（如高血压、左室流出道梗阻）、慢性容量负荷过重（如瓣膜病、先天性心脏病）、冠状动脉病变所致的疾病。

（2）在 DCM 的鉴别诊断过程中，除了超声心动图，还需要结合其他病史与辅助检查：

1）注意结合病史（饮酒史、生育史、家族史、其他系统性疾病及用药史）；

2）注意结合其他辅助检查，如冠状动脉造影与 CTA、心脏磁共振、心肌活检、心电图、血清学指标（如 NT-proBNP、肌钙蛋

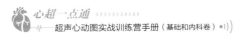
白）等。

（3）应用超声心动图动态随访患者，对DCM的鉴别诊断与疗效评估具有重要意义。

（林琼雯）

第四节　左室心肌致密化不全

心肌致密化不全是关于心肌表型的一种描述，病理形态特征是心肌呈现两层结构，分别是由异常增多的肌小梁和小梁间隐窝构成的增厚非致密内层及变薄的致密外层，以左室心肌致密化不全（left ventricular noncompaction，LVNC）为主，多累及左心室心尖部，也可以累及右心室或双心室。目前，一般人群的LVNC患病率尚不清楚，诊断不规范，各文献报道不一，但接受超声心动图检查患者的患病率估计为0.014%～1.3%。瑞士一项回顾性研究在15年内识别了34例患者，占超声心动图检查总例数的0.014%。但这很可能低估了LVNC的患病率，因为随着超声心动图图像质量的改善、非超声成像对疾病检出的增加及对LVNC认识的提高，这些都极大可能增加对这种超声心动图表型的识别。LVNC没有单一明确的致病假说，而是受多重因素影响。虽然一直没有影像学诊断金标准，但TTE检查目前仍是诊断LVNC的首选影像学技术。

一、定义

LVNC为一种可能与基因相关的少见心肌病，其病理特征为心室内存在异常粗大的肌小梁和交错的深隐窝，左室心肌存在致密化和非致密化两层，以心尖部和左室游离壁中部最为多见。

二、临床表现

LVNC的临床表现不一，可能包括呼吸困难、胸痛、心悸、晕厥等，也可能无心脏相关症状和体征。LVNC的主要并发症有心力衰竭、房性和室性心律失常、心搏骤停，以及包括脑卒中在内的血栓栓塞事件。

三、心肌致密化不全分型

心肌致密化不全分型见表11-4-1。

表11-4-1　LVNC的分型及临床特点

分型	特点
良性	左心室无扩大，室壁无增厚，且心室收缩及舒张功能正常，约占35%。良性LVNC可以归类为正常人群，但应规范随诊
心律失常型	伴有心律失常，左室大小、收缩功能及室壁厚度均正常
扩张型	心室扩大，左室收缩功能减弱，治疗后左室可能会出现缩小，心功能改善，室壁有一定程度变厚的征象；新生儿及婴儿扩张型LVNC较其他扩张型心肌病预后差
肥厚型	表现为左室壁增厚，通常为非对称间隔肥厚，舒张功能减弱，收缩功能增强，在疾病后期可出现左室扩张和收缩功能不全
肥厚扩张型	在起病时表现为左室壁增厚，心室扩大，收缩功能减弱，预后差。儿科患者多合并遗传代谢病或伴线粒体病
限制型	少见，表现为左房或双房扩大及舒张功能不全。临床表现与限制型心肌病相似，预后差，可发生心律失常相关的猝死或射血分数保留的心力衰竭
右室或双室	右心室肌小梁明显增多，类似海绵样，多数肌小梁累及右室侧壁，可达三尖瓣水平
伴先天性心脏病	可伴几乎所有其他类型的先心病，先天性右心结构异常更有见，可导致心功能不全及心律失常，或两者均有

四、超声心动图诊断

1.LVNC的超声诊断要点

TTE检查是诊断LVNC的首选检查，但目前并没有一个明确的国际通用的诊断标准，不同的研究中心提出的诊断标准不尽相同，最常用的是Jenni标准。

（1）不合并其他的心脏畸形（孤立型LVNC）。

（2）左心室壁节段性增厚，由薄的正常致密化的外层和增厚的非致密的内层组成，有增多的肌小梁和小梁间深陷的隐窝，收缩末期非致密层/致密层>2（胸骨旁心室短轴切面）。

（3）病变部位主要位于心尖部（>80%）、侧壁、下壁，伴随的局部运动功能减退并不局限于非致密节段。

（4）彩色多普勒可以测及深陷隐窝内有血流且与心腔内低速血流相通，而不与冠状动脉循环相通。

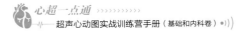

2.典型LVNC病例超声图像举例（图11-4-1）

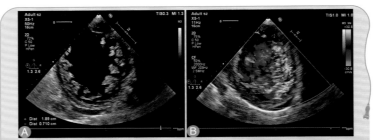

A.胸骨旁心室短轴切面示左心扩大，可见增多的肌小梁和小梁间深陷的隐窝，非致密层/致密层＞2；B.彩色多普勒显示深陷隐窝内有血流且与心腔内低速血流相通。

图11-4-1 典型LVNC病例超声图像

3.心脏声学造影技术

利用造影剂微泡非线性声学效应可更清晰地显示心腔内结构，由于声学造影剂在准确勾画心内膜的同时能深入填充其间的缝隙，因而能突出显现小梁间隐窝，能更准确地评估非致密化心肌与致密化心肌厚度的比值，从而提高LVNC检出率。

4.磁共振检查

磁共振检查曾被认为是诊断的金标准。最常用的诊断标准有两个，一是舒张末期非致密层与致密层之比＞2.3；二是肌小梁质量大于左室整体质量的20%。

5.鉴别诊断

LVNC诊断标准的特异性有限且在不断演变中，因此必须注意LVNC和其他有相似形态改变疾病的鉴别。LVNC的鉴别诊断包括其他心肌病、心脏负荷相关的生理或病理变化所致的表型改变及仅为其他病理改变所致的一过性LVNC表型。

LVNC的鉴别诊断如下。

（1）其他心肌病，如扩张型心肌病、肥厚型心肌病（尤其是心尖型）等；心内膜心肌纤维化；心肌内异常肌束（假腱索）。LVNC和其他心肌病的鉴别依据致密化不全或肌小梁过度形成的形态学标准，当符合形态学标准时则诊断为LVNC。

（2）LVNC的形态学特征可偶见于心脏负荷状态改变时，如高血压性心脏病、健康人群（尤其是运动员、妊娠女性），以及各种血液疾病患者。

（3）LVNC可为其他疾病的暂时性表现，如心肌炎、淀粉样变等。

五、治疗与预后

关于LVNC治疗的数据有限，尚无特异性治疗方法。治疗因临床表现、左室收缩功能、有无心律失常和血栓栓塞的估计风险而异。

儿童和成年人孤立性LVNC患者的并发症发生率和死亡率较高。不良预后因素包括：临床发病时疾病严重（如NYHA心功能分级较差）、心血管磁共振成像显示钆剂延迟增强和左室收缩功能下降。

六、临床总结

LVNC的诊断根据形态学标准做出，但应谨慎，缺乏临床表现者尤应如此。LVNC表现不一，可呈严重疾病，也可表现为与正常变异难以区分的轻微表型，应注意避免误诊和过度诊断。

（唐天虹）

第五节　心内膜弹力纤维增生症

特发性心内膜弹力纤维增生症（endocardial fibroelastosis，EFE）是一类以心内膜中胶原纤维和弹力纤维增生而导致心内膜增厚的临床综合征，以左心室心内膜病变受累为主，少见累及右心室或双心室。病变的左心室常见心腔扩大、收缩和舒张功能减退，可伴有其他畸形。也可继发于先天性心脏病，尤其是左心发育不良综合征或左心室梗阻性病变，易被误诊为扩张型心肌病。该病多见于婴幼儿，70%~80%的EFE患者为1岁以内首次发病，无明显性别差异，成年人罕见。

1740年EFE首次被报道，1995年世界卫生组织和国际心脏病学会将其归类为未分类型心肌病，2006年美国心脏协会按病因将其归类为获得型心肌病中的炎性反应性心肌病。近年来主要以国内报道为主，国外报道案例数明显减少，可能与产前筛查及相关疫苗的普及有关，国外亦有学者将EFE归类于广义的心肌致密化不全。

一、发病机制与病理生理

EFE的发病机制尚未完全阐明，目前的主流研究主要集中于病毒感染、基因异常和免疫反应方面。Lurie等学者认为EFE是一组反应性心肌病的统称，并没有单一确切的病因，而是由于不同病因作

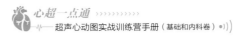

用于某些先天性心肌损害而导致的具有相似症状及病理表现的综合征。

主要病理改变为心内膜弹力纤维及胶原纤维增生，心内膜增厚，心内膜肌小梁间隙消失。增厚的心内膜呈瓷白色或乳白色，硬如橡皮，有一定的弹性，表面多均匀光滑，可有光泽。主要累及左心室，乳头肌、腱索、二尖瓣、主动脉瓣也可受累。心室壁可有附壁血栓形成。心内膜明显增厚、僵硬，心室顺应性明显下降，舒张功能受损。舒张期血流由心房进入心室充盈受阻，左心房增大，压力升高，可出现左心衰竭，甚至肺水肿。增厚僵硬的心内膜同样影响心脏收缩功能，导致射血分数下降，心输出量减少，易出现充血性心力衰竭。心力衰竭可突然出现，也可呈进行性逐渐加重。

二、临床表现

EFE多见于婴幼儿，罕见于成年人。典型临床表现为健康的患儿突发左心衰竭，呈进行性加重，常合并有肺炎，常见由呼吸困难、哭闹或烦躁不安及发绀首诊。检查可见左室功能障碍和充血性心力衰竭，常合并各种心律失常，包括心房传导阻滞、心房纤颤、心动过速、频发室性期前收缩等。严重时表现为明显的心室扩张、功能障碍和不间断的室性心动过速。持续的难治性室性心动过速可能是终末期的表现，需要机械支持和心脏移植。该病有心源性猝死的可能，应早诊早治。由于临床表现形式各异，仅通过临床表现来诊断存在一定的困难。

三、超声心动图表现

超声心动图可直接观察心腔增大的程度，了解心内膜厚度、室壁运动、心功能情况，探查合并的其他心脏畸形，对EFE具有非常重要的诊断意义（图11-5-1）。

1.M型超声

胸骨旁长轴切面显示室壁厚度及心内膜厚度、左心室运动曲线、心腔大小及心功能情况，可见心内膜增厚，左心室运动曲线平直，心功能降低。

2.二维超声

多个切面可直接观察到左心室呈球形增大及心内膜增厚、回声增强，推荐在心尖四腔心和两腔心切面用双平面Simpson方法或三维超声测量左心室射血分数。

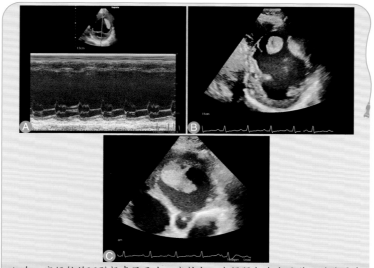

A.左心室短轴的M型超声显示左心室扩大，室间隔与左室后壁运动弥漫减弱，二尖瓣开放呈低流量改变，可见"大心腔、小瓣口"；B.左心室短轴切面，可见心内膜回声稍增强，室间隔与左室前壁心内膜面可见多处强回声的附壁血栓形成；C.心尖五腔心切面，可见心内膜回声稍增强，心尖部见大团强回声的附壁血栓

图11-5-1 经胸超声显示左室致密化不全、收缩活动减弱及左室腔内血栓

EFE的典型特征表现：①心内膜明显增厚，厚度多＞3 mm，回声增强，类似瓣膜回声强度，与心肌分界清晰，多位于左心室下壁、下侧壁、下间隔部。短轴可见病变范围超过1/3或1/2的圆周径。从心底到心尖，病变范围较广。②左心室扩大，左心房亦可增大；室间隔呈弧形明显凸向右心室侧，可伴有不同程度的心室壁运动减弱及不协调。左心室收缩及舒张功能降低，以收缩减退为主，射血分数常＜45%。③二尖瓣增厚并回声增强，活动幅度降低，可伴有对合缝隙。

3.多普勒超声

多普勒超声可见二尖瓣口不同程度的瓣膜反流。组织多普勒可见心肌局部收缩峰值普遍下降，提示心肌收缩功能减退。

四、临床诊断要点

对于临床诊断心力衰竭的患儿，超声心动图对EFE的诊断主要包括以下几点。①房室腔大小：常见左心室腔扩大，甚至呈球形扩张，少见左心室腔缩小或不变，其次为左房扩大，部分患儿右心可增大；②心内膜厚度与回声强度：心内膜厚度＞3 mm，增厚的心内膜回声增强，强度接近瓣膜回声；③心功能：左室收缩及舒张功能降低，左室舒张末期内径增大、常见射血分数＜45%；④其他：二尖瓣及腱索、乳头肌可增厚、回声增强，扩大的左心室可致二尖瓣相对关闭不全；另可观察其他心脏畸形，如主动脉缩窄、冠状动脉起源异常等。收缩不好的心内膜面偶可见附壁血栓形成，左心室较为多见。

五、临床总结

（1）EFE多见于婴幼儿，为一类以心内膜增厚、心室球形扩张伴收缩功能减退为主要表现的临床综合征，病因非单一。

（2）EFE的临床症状缺乏特异性表现，超声心动图典型表现为心内膜增厚及心室扩张伴收缩功能减退。

（3）EFE可合并其他先天畸形，如左冠状动脉异常起源于肺动脉。临床上应早诊早治。

（董丽莉）

第六节　围生期心肌病

围生期心肌病（peripartum cardio myopathy，PPCM）也被称为围产期心肌病，是一种特发性心肌病，好发在女性妊娠晚期至产后数月内发生的心力衰竭，其突出特点是左心室收缩功能下降。PPCM有种族和地区差异，尼日利亚发病率达1/102次分娩，而日本发病率仅为1/20 000次分娩，我国约1/346次分娩。PPCM是一组多因素疾病，其病因迄今未明，可能是多种因素共同作用的结果。轻者可痊愈，重者可危及母胎生命，应尽快诊断，并积极治疗。超声为PPCM提供了重要的诊断和随访依据，是临床上诊断和治疗的重要辅助检查。

一、定义

心脏健康的女性在妊娠晚期至产后数月内发生的心力衰竭，呈特发性心肌病表现，其突出特点是左心室收缩功能下降，左心室射血分数＜45%，左心室多伴有扩大，但部分患者也可以不扩大。部分左心室射血分数＞45%的患者，如有明确的心功能受损和典型PPCM表现，有时也可以诊断为PPCM。诊断PPCM必须排除其他原因导致的心力衰竭。

二、临床情况

PPCM临床情况见表11-6-1。

表11-6-1　PPCM的临床情况

临床症状		危险因素
1. 多为心力衰竭症状 2. 少数心源性休克 3. 心律失常 4. 血栓栓塞性并发症 5. 心源性猝死		1. 多胎多产 2. 妊娠高血压 3. 高龄妊娠 4. 自身免疫因素 5. 病毒感染的心肌炎 6. 其他：家族史，种族
实验室检查	影像学检查	预后
1. BNP明显升高 2. 血常规及生化检查：可异常 3. 肌钙蛋白：升高与预后相关 4. D-二聚体：可能增高 5. 炎症指标：可增高	1. X线 2. 超声心动图检查 3. 心电图 4. 心脏磁共振	与治疗后心脏大小及功能状态有关，如首次发作6个月内心脏大小恢复正常，患者可健康存活多年

三、PPCM临床诊断要点及诊断流程

PPCM临床诊断要点及诊断流程见表11-6-2和图11-6-1。

表11-6-2　PPCM临床诊断要点

临床	诊断要点
发生症状时间	孕产妇妊娠晚期至产后数月内，大多在产后1个月
发生临床症状	主要是心力衰竭症状，包括呼吸困难、胸闷、气短、乏力、端坐呼吸等
体格检查	呼吸急促、心动过速、颈静脉充盈、肺部湿啰音、外周水肿等
实验室检查	血利钠肽显著增高，BNP > 100 pg/mL，NT-proBNP > 300 pg/mL。其他肌钙蛋白、炎症指标等上升
影像学检查	超声心动图、X线胸片、心脏磁共振检查等
其他检查	心肌活检，心导管检查对PPCM诊断作用不大
基因检查	可用于家族性PPCM

四、超声心动图诊断及鉴别诊断要点

超声是PPCM重要的诊断方法，主要的超声特点如下。

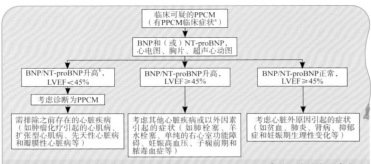

PPCM：围生期心肌病；BNP：B型利钠肽；NT-proBNP：N末端B型利钠肽前体，LVEF为左心室射血分数。a妊娠晚期或分娩后数月内发生的以下症状：呼吸困难、端坐呼吸、周围水肿、乏力、胸痛、心悸、咳嗽、抑郁、头晕。b诊断急性心力衰竭的界值：BNP＞100 pg/mL或NT-proBNP＞300 pg/mL。

图11-6-1　临床可疑PPCM的诊断流程

1.PPCM超声诊断要点（表11-6-3）

表11-6-3　PPCM超声诊断要点

观察内容	诊断要点
经典超声诊断标准	左心室收缩功能下降，左心室射血分数＜45%，左心室扩大，左心室舒张末内径＞2.7 cm/m² 体表面积
其他心脏大小及功能改变	左心室扩大或全心扩大，室壁运动弥漫性减低
心脏瓣膜	可出现不同程度的二尖瓣或三尖瓣反流，反流情况与心脏情况动态相关，当心脏扩大明显时，反流亦增多，心脏缩小时，反流亦会减低
血栓栓塞	可以出现左室内附壁血栓和肺栓塞
可逆性特点	部分PPCM患者的心脏大小和功能在可以快速恢复正常，但也存在部分患者无法恢复，演变为慢性心力衰竭或猝死
提示预后	预后主要取决于心室功能的恢复情况，当左室舒张末内径＞60 mm，LVEF＜30%，慢性病程超过6个月提示预后不良

2.典型PPCM病例超声图像举例（图11-6-2）

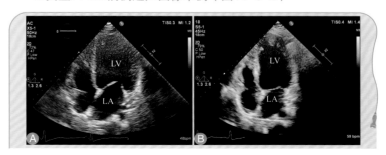

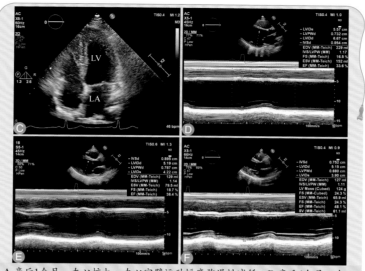

A.产后1个月，左心扩大，左心室壁运动幅度弥漫性减低；B.产后4个月，左心内径较前明显缩小，运动幅度改善；C.产后6个月，左心内径基本恢复正常；D.产后1个月，左心室舒张末期内径67 mm，左室EF值34%；E.产后4个月，左心室舒张末期内径52 mm，左室EF值38%；F.产后6个月，左心室舒张末期内径51 mm，左室EF值48%。LV：左心室；LA：左心房。

图11-6-2　PPCM病例超声表现

3.鉴别诊断要点

鉴别诊断要点见表11-6-4。

表11-6-4　PPCM超声鉴别诊断要点

鉴别疾病	鉴别要点
扩张型心肌病	PPCM 超声图像与扩张型心肌病类似，但 PPCM 具有特征性的临床特点，根据部分患者心脏大小和功能具有可逆性等特点可以鉴别
妊娠期高血压心力衰竭	常并发于妊娠期高血压疾病，故发生在妊娠，20周以后多见，妊娠期血压明显增高，而心脏扩张不一定明显，左心室射血分数也不一定 < 45%。
病毒性心肌炎	肌钙蛋白和 C- 反应蛋白升高，左室收缩功能下降或正常，心肌有典型钆延迟强化特征，心包积液
应激性心肌病	胸痛，因分娩过程困难或因胎儿并发症引起的分娩急症等应激情况，常出现节段性室壁运动异常，急性发作，常可逆
肺栓塞	D- 二聚体升高，利钠肽或肌钙蛋白升高，以右心扩大为主

五、治疗原则和预后

1.治疗原则

治疗原则与其他原因引起的急性、慢性心力衰竭一样，即缓解

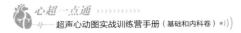

心力衰竭症状，延缓疾病进展和提高生存率，积极处理并发症，但需要考虑患者的妊娠状态、药物对胎儿和哺乳的影响等；要监测体重，调整生活方式，限盐、限水、改善营养和饮食，休息为主和适当运动。

2.预后

PPCM患者预后通常好于其他射血分数降低的心力衰竭患者，23%～78%的患者心功能得以恢复，目前认为LVEF恢复到≥50%即为心功能恢复正常。心功能的恢复多在发病后的1个月内开始，一般6个月内完全恢复正常，但超过6个月者仍有可能恢复，最长者可达2年。当左室舒张末内径＞60 mm，LVEF＜30%，慢性病程超过6个月提示预后不良。

六、超声诊断与临床相关思维

（1）重视了解PPCM患者的病史及发病因素（时间、原因等）。

（2）结合临床化验指标，如BNP和NT-proBNP、肌钙蛋白等。

（3）仔细观察类似扩张型心肌病的典型的超声心动图表现，并进行诊断和鉴别诊断。

（4）定期随访观察PPCM对诊断具有重要作用。

（吴伟春）

第七节　酒精性心肌病

酒精性心肌病是长期大量饮酒引起的获得性扩张型心肌病，其主要特点是心脏扩大和包括收缩功能及舒张功能在内的心功能衰竭。其发病机制涉及许多因素，目前尚未明确，可能是乙醇及其代谢物对心肌的蓄积性影响所致。若能及早诊断并减少酒精摄入或戒酒，多数患者心脏功能可以逐渐改善或恢复正常。超声心动图是诊断及评估酒精性心肌病病情发展最常用的重要检查手段。

一、定义

酒精性心肌病是指发病与长期大量饮酒有密切关系，具有与扩张型心肌病类似的血流动力学变化、组织学改变、症状、体征及影像学表现，及早诊断并有效戒酒后心脏功能可恢复的一种心肌疾患。

二、临床情况

1.酒精性心肌病临床表现

酒精性心肌病患者的临床表现缺乏特异性，早期可无明显症状和体征，或仅表现为心脏舒张功能障碍，中晚期大部分患者就诊时已出现充血性心力衰竭的症状和体征，其症状和体征与任何病因所致心功能衰竭或扩张型心肌病患者类似，如胸闷、气短、乏力、不同程度的呼吸困难甚至端坐呼吸等。酒精性心肌病患者也可首先表现为心律失常，以室上性心律失常出现较多，其中心房颤动最多见，偶尔可发生快速性心律失常引起的心悸和晕厥，酒精性心肌病年轻患者猝死的原因可能为心室颤动。晚期酒精性心肌病患者可由于左心室扩大、收缩功能降低，导致心腔内血流淤滞、血栓形成，或可由于心房颤动导致心房扩大合并血栓形成，二者均需警惕血栓栓塞事件的发生。此外，酒精性心肌病患者还可出现心脏外器官损害的临床表现，包括酒精性肝病、营养不良、周围神经病变及其他神经系统疾病（如Wernicke-Korsakoff综合征）等。中晚期酒精性心肌病患者出现充血性心力衰竭时体格检查可发现心界扩大、心动过速、颈静脉怒张、脉压减小、外周水肿等体征。

2.酒精性心肌病诊断要点

酒精性心肌病诊断要点见表11-7-1。

表11-7-1　酒精性心肌病诊断要点

实验室检查	BNP 或 NT-proBNP 明显增高，其他指标如肌钙蛋白、炎症指标、D-二聚体等可增高。其余可提示患者长期大量饮酒的实验室检查指标可有异常，包括平均红细胞容积、血清 γ-谷氨酰基转肽酶和 AST 水平等
影像学检查	1. X 线：心影增大，心胸比增加，可合并肺水肿、胸腔积液等 2. 心电图：无特异性，可有左心室肥大、心律失常（心房颤动、心房扑动、室性期前收缩等）、QTc 间期延长、非特异性 ST-T 改变等 3. 超声心动图检查：详见下文 4. 心脏磁共振：可用于评估心腔大小、室壁厚度、收缩功能等，但无独特心脏磁共振特征
其他检查	一般无须心内膜心肌活检

三、酒精性心肌病临床诊断要点

（1）符合扩张型心肌病临床表现及诊断标准。

1）LVEDD＞5.0 cm（女性）和＞5.5 cm（男性），或相对准确方法：经体表面积校正的LVEDD＞2.7 cm/m²，或LVEDD大于年龄和体表面积预测值的117%，即预测值的2倍标准差+5%。

2）LVEF＜45%和（或）LVFS＜25%。

3）除外高血压、瓣膜病、先天性心脏病和缺血性心脏病等。

（2）长期大量饮酒史（WHO标准：女性＞40 g/d，男性＞80 g/d，饮酒5年以上），但由于存在个体差异，长期饮酒但未达到此标准者，出现无法解释的心脏扩大、心律失常甚至心力衰竭等表现，戒酒后短期内病情缓解者，可疑诊为酒精性心肌病。

（3）既往无其他心脏病病史或通过辅助检查能排除其他引起扩张型心肌病的病因，如结缔组织病、内分泌性疾病等。

四、超声心动图诊断及鉴别诊断要点

1.酒精性心肌病超声诊断要点

（1）早期以左心室扩大为主，晚期可表现为全心扩大，室壁运动呈弥漫性减弱。

（2）部分患者左室壁可对称性轻度肥厚，心肌内出现异常散在斑点状强回声，左心室心内膜增厚（厚度＞2 mm），回声增强，为酒精性心肌病相对特征性表现。

（3）部分晚期患者心腔内可有血栓形成。

（4）CDFI：当左心扩大时，多有二尖瓣不同程度的反流，晚期全心扩大时可出现多个瓣口的反流，反流程度相对较轻，且反流程度与心腔大小相关。

（5）早期心功能可正常或仅表现为舒张功能降低，中晚期收缩功能亦减低。

（6）有效戒酒配合药物治疗后，心腔内径逐渐回缩，心功能逐渐改善，甚至恢复正常。

2.酒精性心肌病病例超声图像举例（图11-7-1）

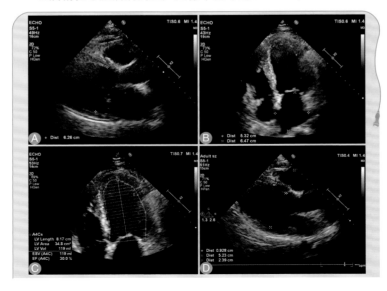

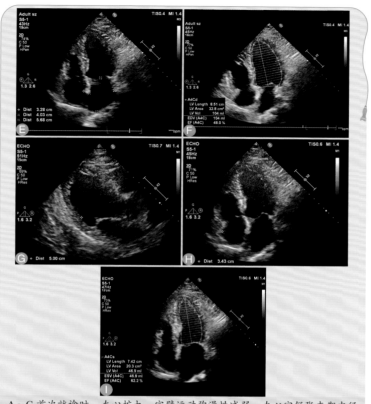

A～C.首次就诊时，左心扩大，室壁运动弥漫性减弱，左心室舒张末期内径63 mm，左室EF值30%；D～F.治疗5个月后，左心内径较前明显缩小，运动幅度改善，左心室舒张末期内径52 mm，左室EF值48%；G～I.治疗1年后，左心内径基本恢复正常，左心室舒张末期内径50 mm，左室EF值62%。

图11-7-1　酒精性心肌病病例超声表现

3.酒精性心肌病超声鉴别诊断要点（表11-7-2）

酒精性心肌病的超声心动图表现取决于心肌病变的程度，晚期典型酒精性心肌病患者超声心动图表现需与其他引起心脏扩大、心功能降低的疾病鉴别。

表11-7-2　酒精性心肌病超声鉴别诊断要点

鉴别疾病	鉴别要点
特发性扩张型心肌病（特发性 DCM）	酒精性心肌病的临床表现、超声图像与特发性 DCM 类似，但特发性 DCM 无明确病史，病因不明，多发生于 20～40 岁，超声显示左心扩大或全心扩大，左心室扩大呈球形，室壁相对变薄，室壁运动弥漫性减弱，心肌回声一般无明显改变，二尖瓣开放幅度减小，与扩大的心腔形成"大心腔、小开口"的特征性改变，收缩功能降低为不可逆的，预后差

续表

鉴别疾病	鉴别要点
缺血性心肌病	缺血性心肌病患者有心肌梗死病史，心电图常有心肌梗死改变并有演变过程，多发生于 50 ～ 70 岁，超声显示心脏扩大多以左心扩大为主，可有室壁瘤形成，陈旧梗死区室壁局部变薄、心肌回声增强，室壁运动节段性减弱，收缩功能明显减低，少部分缺血性心肌病患者存在严重的三支冠状动脉病变时亦表现为室壁运动弥漫性减低，此时需要结合负荷超声心动图、心脏磁共振、冠状动脉造影或 CTA 辅助诊断
心脏瓣膜病	因二尖瓣、三尖瓣和（或）主动脉瓣关闭不全而引起的左心、右心扩大，晚期收缩功能亦可减低，其鉴别点在于瓣膜本身的异常声像，如瓣膜增厚、钙化、粘连、瓣膜脱垂、腱索断裂等。且瓣膜病变引起的反流量通常较大，而酒精性心肌病瓣膜反流量相对较小，并随心腔大小的改变而动态相关
重症心肌炎	重症心肌炎起病前常有感染病史，如呼吸道感染或胃肠道感染史等，起病急，病情严重、发展迅猛，心腔可迅速扩大，室壁均匀性向心性肥厚，回声减低，室壁呈弥漫性运动减弱，左室舒张功能及收缩功能降低，治疗后心腔大小、室壁厚度及心功能可短期改善

五、治疗原则和预后

1.病因治疗

酒精性心肌病患者的治疗关键在于疑诊或确诊后应立即戒酒，对于酒精成瘾的患者，突然戒酒可能会出现酒精戒断综合征，因此，此类患者应配合相关药物和心理综合治疗并长期随访。对于早期酒精性心肌病患者，有效戒酒后症状可明显缓解，心脏结构及功能也可得到改善。即使是中晚期酒精性心肌病患者，如果彻底戒酒，其心脏结构和功能也会得到改善，预后多数好于DCM患者。

2.药物及其他治疗

早期应积极地进行药物干预治疗缓解心力衰竭症状，包括ACEI或ARB、β受体阻滞剂等，可减缓心室重构及心肌进一步损伤，延缓病变发展。利尿剂则能有效改善胸闷、气短和水肿的症状。此外，应积极处理并发症，治疗心律失常，加强营养，补充多种维生素。对于持续严重心功能不全，戒酒且药物治疗效果不佳者，可考虑进行ICD植入或心脏移植的治疗。一般来说，酒精性心肌病较特发性扩张型心肌病的预后更好，其非心脏移植患者存活率更高。

3.预后

酒精性心肌病患者的预后具体取决于疑诊或确诊后是否持续性饮酒及其程度，有效限制酒精摄入量或戒酒者预后较好，积极配合药物治疗，多数患者心功能可逐渐改善或恢复正常，而继续大量饮酒者则结局更差，死亡率更高。

六、超声诊断与临床相关思维

（1）酒精性心肌病患者临床表现缺乏特异度，重视了解患者的饮酒史及病史。

（2）结合影像学检查及临床化验指标，如BNP和NT-proBNP等。

（3）仔细观察酒精性心肌病的超声心动图表现，并进行诊断和鉴别诊断。

（4）定期随访观察对诊断酒精性心肌病具有重要作用。

（陈雅婷）

第八节　限制型心肌病

限制型心肌病（restrictive cardio myopathy，RCM）是一组病因广泛的心肌疾病的统称，不同于肥厚型心肌病、扩张型心肌病等采用心肌病形态学定义，RCM更倾向于功能性定义，强调由疾病所导致的心脏功能性改变。其病理生理学特点为心肌和（或）心内膜心肌增厚、纤维化，心肌僵硬，室壁顺应性减低，受累心室腔缩小或闭塞，致一侧或两侧心室腔呈限制性充盈状态、舒张功能明显减低，但心室收缩功能正常或轻度减低，其与缩窄性心包炎表现类似，诊断时应注意鉴别。

RCM发病相对少见且预后较差，患者发病后严重程度不一，在发病早期识别RCM是提高患者生存率的关键。超声心动图检查对诊断RCM有重要的临床价值，能通过特征性表现及相关鉴别诊断为临床治疗提供依据。

一、定义

RCM指由不同病因引起，以一侧或双侧心室舒张功能受限为主，伴或不伴心室收缩功能降低的心肌结构和功能异常，且临床上无法完全用冠状动脉疾病、高血压、血管疾病或先天性心脏病解释的一类心肌受累疾患。

二、临床情况

1.限制型心肌病的分类

（1）RCM的病因学分类见表11-8-1。

表11-8-1　RCM的病因学分类及相关干扰基因

病因分类	疾病	相关干扰基因
浸润型	心肌淀粉样变 ^	*TTR* 基因变异（*V122I*；*I68L*；*L111M*；*T60A*；*S23N*；*P24S*；*W41L*；*V30M*；*V20I*），*APOA1*
	结节性心肌病 **	
	原发性高草酸尿症 *	*AGXT*（1 型）、*GRHPR*（2 型）、*HOGA1*（3 型）
贮积性 *	Fabry 病	*GLA*
	戈谢病	*GBA*
	遗传性血色素沉着症	*HAMP*，*HFE*，*HFE2*，*HJV*，*PNPLA3*，*SLC40A1*，*TfR2*
	糖原贮积病	
	黏多糖贮积症Ⅰ型（Hurler 综合征）	*IDUA*
	黏多糖贮积症Ⅱ型（Hunter 综合征）	*IDS*
	尼曼 – 皮克病	*NPC1*，*NPC2*，*SMPD1*
非浸润型	特发性 RCM**	
	糖尿病性心肌病 **	
	硬皮病 **	
	肌纤维性肌病 *	*BAG3*，*CRYAB*，*DES*，*DNAJB6*，*FHL1*，*FLNC*，*LDB3*，*MYOT*
	弹力纤维性假黄瘤 *	*ABCC6*
	肌小节蛋白失调症 *	*ACTC*，*β-MHC*，*TNNT2*，*TNNI3*，*TNNC1*，*DES*，*MYH*，*MYL3*，*CRYAB*
	沃纳综合征 *	*WRN*
心内膜心肌相关	心内膜心肌纤维化 ** — 特发性	
	心内膜心肌纤维化 ** — 嗜酸性粒细胞增多症	
	心内膜心肌纤维化 ** — 慢性嗜酸性粒细胞白血病	
	心内膜心肌纤维化 ** — 药物源性	
	心内膜弹力纤维增生症 *	*BMP5*，*BMP7*，*TAZ*
	类癌心脏病 **	
	肿瘤或肿瘤治疗源性心肌病 **	

注：*表示该疾病为遗传性；**表示该疾病为后天获得性；^表示该疾病二者兼具。

（2）RCM的遗传学分类标准见表11-8-2。

表11-8-2　RCM遗传学分类

RCM 分类	名称	
家族性 / 遗传性	特发性 RCM	
	心肌淀粉样变 *	
	其他	血色素沉着症
		Fabry 病
		糖原贮积病
		弹力纤维性假黄瘤
非家族性 / 遗传性	炎性心肌病伴血流动力学改变	结节性心肌病
		系统性硬化病
	放疗 / 癌症药物治疗源性 RCM	
心内膜心肌相关 RCM	心内膜心肌纤维化	
	嗜酸性粒细胞增多症	
	类癌心脏病	
	药物源性心内膜心肌纤维化	

注：*心肌淀粉样变中部分类型为非家族性/遗传性。

2.RCM的临床表现

不同病因类型患者的临床表现可有不同，部分RCM患者于发病早期出现发热、全身倦怠及嗜酸性粒细胞明显增多，随着病情的进一步发展，心力衰竭和体循环、肺循环栓塞症成为RCM的主要临床表现。当病变主要累及左心室时，常合并二尖瓣关闭不全，患者主诉为劳力性呼吸困难、疲惫、心悸、心绞痛样胸痛等，进而可出现端坐呼吸、夜间阵发性呼吸困难等左心衰竭的临床表现。当病变主要累及右心室或双心室同时受累时，患者可出现右心衰竭的临床症状和（或）体征：体循环淤血，肝大、腹水、少尿、颈静脉怒张和周围性水肿，其表现酷似缩窄性心包炎，故有学者称之为缩窄性心内膜炎。除左右心力衰竭的症状和（或）体征外，心律失常和传导障碍在RCM患者中也很常见。

3.RCM简要诊断流程（图11-8-1）

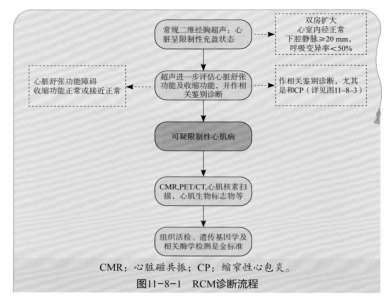

CMR：心脏磁共振；CP：缩窄性心包炎。

图11-8-1　RCM诊断流程

三、RCM的超声心动图诊断要点

超声是诊断RCM的重要影像学手段，其主要超声特点见表11-8-3。

1.RCM超声诊断要点

表11-8-3　RCM超声诊断要点

观察内容	诊断要点
典型二维超声征象	①双房扩大（可有附壁血栓），心室腔正常或缩小（< 40 mL/m²）； ②房间隔明显增厚（见于 CA 时，厚度≥ 5 mm）； ③室壁可增厚或正常（CA 时左室壁及右室游离壁均增厚）
心室收缩功能	正常或轻度减低，失代偿期重度减低
左心室舒张功能及充盈压评估	①平均 E/Ea > 14； ②二尖瓣环 Ea（间隔侧 Ea < 7 cm/s 或侧壁侧 Ea < 10 cm/s）； ③三尖瓣反流峰值流速> 2.8 m/s； ④左房最大容积指数 LAVI > 34 mL/m²； ⑤肺静脉收缩期（S）/ 舒张期（D）峰值血流速度< 1 或收缩 /舒张速度时间积分< 1；逆流波（AR）> 35 cm/s，时限延长，连续出现于整个房缩期；上腔静脉逆流波（AR）亦增加
其他心脏结构及功能改变	①左室壁整体纵向应变（GLS）减低（> -20%）（COR I，LOE A）； ②二尖瓣、三尖瓣可增厚、变形，固定于开放位置，失去关闭功能，出现瓣口反流； ③心包积液
其他间接征象	下腔静脉内径≥ 20 mm，吸气塌陷率< 50%

续表

观察内容	诊断要点
提示预后	①Valsalva动作后二尖瓣血流E/A≥0.5提示可逆性限制性充盈，若<0.5则认为不可逆，提示预后不良； ②当二尖瓣血流E/A>2.5，E峰减速时间DT<150 ms，IVRT<50 ms，间隔侧和侧壁侧二尖瓣环Ea<5 cm/s、E/Ea>14，左房容积指数LAVI>50 mL/m² 时提示预后较差

注：CA为心肌淀粉样变，IVRT为等容舒张时间，COR（class of recommendation），推荐类别有以下几种Ⅰ类（OR Ⅰ），指已证实和（或）一致公认有益、有用和有效的操作或治疗；Ⅱ类（COR Ⅱ），指有用和（或）有效的证据尚有矛盾或存在不同观点的操作或治疗；Ⅱa类（COR Ⅱa）：有关证据/观点倾向于有用和（或）有效，应用这些操作或治疗是合理的；Ⅱb类（COR Ⅱb）：有关证据/观点尚不能被充分证明有用和（或）有效，可考虑应用；Ⅲ类指征（COR Ⅲ）：指已证实和（或）一致公认无用和（或）无效，并对一些病例可能有害的操作或治疗，不推荐使用。LOE（level of evidence），证据来源水平：证据水平A（LOE A），资料来源于多项随机临床试验或荟萃分析；证据水平B（LOE B），资料来源于单项随机临床试验或多项大样本非随机对照研究。证据水平C（LOE C），仅为专家共识意见和（或）小型临床试验、回顾性研究或注册登记研究。

2.典型RCM病例超声图像（图11-8-2）

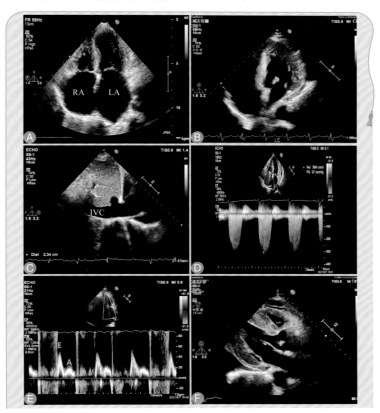

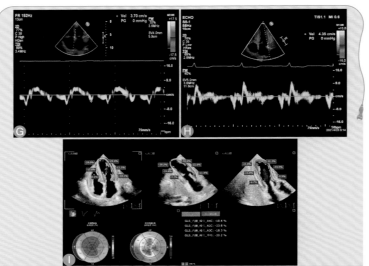

A.心尖四腔心切面：心内膜增厚，左室壁增厚，心肌回声增强，双房扩大；B.心肌淀粉样变患者的心尖心切面图像，左右室壁及房间隔均增厚，心肌回声呈磨玻璃样改变，二尖瓣叶及三尖瓣叶增厚；C.剑突下切面：下腔静脉扩张，呼吸变异率减低；D.频谱多普勒：三尖瓣反流峰值流速＞2.8 m/s；E.二尖瓣血流频谱，E峰明显增高；F.室间隔与左室壁增厚；G.组织多普勒：二尖瓣环间隔侧Ea明显减低，为3～4 cm/s；H.组织多普勒：二尖瓣环侧壁侧Ea明显减低，为3～4 cm/s；I.心肌淀粉样变患者的GLS图像：18节段"牛眼图"示左心室基底段和中间段纵向应变减低而心尖保留。

图11-8-2　RCM病例超声表现

四、RCM的超声心动图鉴别诊断要点

RCM的超声心动图鉴别诊断要点见表11-8-4。

表11-8-4　RCM超声鉴别诊断要点

鉴别疾病	鉴别要点
缩窄性心包炎	主要累及心包，存在心包增厚或回声增强，室壁厚度及回声正常（图11-8-3）
肥厚型心肌病	典型HCM的心室壁明显非对称性肥厚，常伴左室流出道梗阻，心包积液罕见
扩张型心肌病	心脏4个心腔均明显扩大，室壁相对变薄，左室收缩功能明显减低

五、治疗原则和预后

RCM患者普遍预后较差，治疗原则主要是缓解临床症状，改善心脏舒张功能，纠正心力衰竭；积极治疗原发病、处理并发

症；必要时需行外科手术治疗，包括心脏移植、安装左心室辅助装置等。

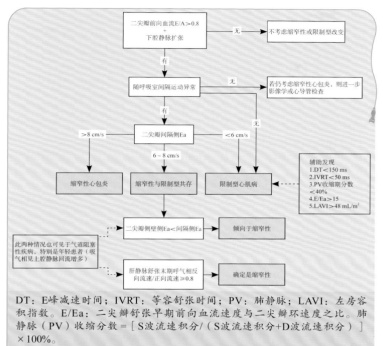

DT：E峰减速时间；IVRT：等容舒张时间；PV：肺静脉；LAVI：左房容积指数。E/Ea：二尖瓣舒张早期前向血流速度与二尖瓣环速度之比。肺静脉（PV）收缩分数＝［S波流速积分/（S波流速积分+D波流速积分）］×100%。

图11-8-3　RCM与缩窄性心包炎的鉴别诊断

［资料来源：European Journal of Echocardiography，2016，17（12）：1321-1360.］

六、超声诊断与临床相关思维

（1）重视了解RCM患者的病史、家族史及相关临床症状。

（2）RCM是一组病因广泛的疾病，主要是心室的舒张功能障碍，尤其是限制型舒张障碍，可伴有心肌和（或）心内膜心肌增厚、纤维化，因此评估心室的舒张功能状态至关重要。

（3）确诊RCM还需结合其他影像学检查、心肌标志物、组织活检及遗传基因学检测结果。

（4）仔细观察RCM的典型二维超声心动图表现，并结合组织多普勒、斑点追踪、应变及三维成像等超声检查技术进行诊断和鉴别诊断。

（张梦娜）

第九节 致心律失常型右室心肌病

致心律失常型心肌病（arrhythmogenic cardio myopathy，ACM）是一种特征为脂肪和纤维组织替代心肌细胞而引起心室结构与功能异常的遗传性进行性心肌疾病，致心律失常型右室心肌病（arrhythmogenic right ventricular cardio myopathy，ARVC）是ACM的主要亚型，还可见以左心室受累为主或双心室合并受累的ACM。ARVC诊断需要结合影像学检查及各项临床指标，其典型的超声表现为右室扩大、右室流出道增宽，右室壁局部无运动、运动减低或室壁瘤形成，右室功能减退等。ARVC为一种进展性器质性心肌病，随着病程进展可出现心力衰竭或猝死，应尽早诊断并进行临床干预以改善预后，减少心源性猝死的发生。超声作为无创便捷的检查方法，在ARVC的诊断及治疗过程中起着重要作用。

一、定义

ACM是一种遗传性进行性心肌疾病，特征为脂肪和纤维组织替代心肌细胞而引起心室结构与功能异常。

二、临床情况及分型

ACM的病因复杂，主要由遗传因素导致，导致ACM的遗传因素主要涉及桥粒相关基因突变，包括*JUP*、*DSP*、*PKP2*、*DSC2*和*DSG2*。约一半的ACM患者伴有桥粒基因突变，且在成年人和小儿中分别以*PKP2*和*DSP*突变为主。根据临床表型，ACM可分为ARVC（经典类型）、致心律失常型左室心肌病（arrhythmogenic left ventricular cardio myopathy，ALVC）、致心律失常型双室心肌病（包括右心室为主型、左心室为主型及左右心室均衡型）。ARVC患者的主要临床表现为室性心律失常、心力衰竭和心源性猝死。部分患者以猝死为首发临床症状，常在剧烈运动后或情绪激动时猝死，也可在休息状态或睡眠中猝死，首发猝死以青年人和年轻运动员最多见。

三、ARVC临床诊断标准

ARVC的诊断需要结合影像学检查、组织活检、心电图检查、家族史、基因检测等，诊断标准详见表11-9-1。在6个不同项目中满足2个主要标准，或1个主要标准和2个次要标准，或4个次要标准者为确诊；满足1个主要标准和1个次要标准，或3个次要标准为临界确诊；满足1个主要标准或2个次要标准为可疑确诊。

表11-9-1　ARVC诊断标准

检查项目		主要标准	次要标准
1. 影像学检查	超声	节段性右心室无运动、运动障碍或室壁瘤，以及心室舒张末期测量到下列参数之一：① PLAX RVOT ≥ 32 mm 或 PLAX/BSA ≥ 19 mm/m²；② PSAX RVOT ≥ 36 mm 或 PSAX/BSA ≥ 21 mm/m²；③面积变化分数 ≤ 33%	节段性右心室无运动、运动障碍或室壁瘤，以及心室舒张末期测量到下列参数之一：① 29 mm ≤ PLAX RVOT < 32 mm（16 mm/m² ≤ PLAX/BSA < 19 mm/m²）；② 32 mm ≤ PSAX RVOT < 36 mm（18 mm/m² ≤ PLAX/BSA < 21 mm/m²）；③ 33% <面积变化分数 ≤ 40%
	磁共振	节段性右心室无运动、运动障碍或心室收缩不同步，以及下列情况之一：① RVEDV/BSA ≥ 110 mL/m²（男性），≥ 100 mL/m²（女性）；② RVEF ≤ 40%	节段性右心室无运动、运动障碍或右心室收缩不同步，以及下列情况之一：① 100 mL/m² ≤ RVEDV/BSA < 110 mL/m²（男性）或 90 mL/m² ≤ RVEDV/BSA < 100 mL/m²（女性）；② 40% < RVEF ≤ 50%
	右心室造影	节段性右心室无运动、运动障碍或室壁瘤	——
2. 心内膜活检		至少 1 处心内膜活检显示纤维替代右心室游离壁心肌，伴或不伴有脂肪替代。且形态学分析残余心肌细胞 < 60%（或估测 < 50%）	至少 1 处心内膜活检显示纤维替代右心室游离壁心肌伴或不伴有脂肪替代。且形态学分析残余心肌细胞 60% ~ 75%（或估测 50% ~ 65%）
3. 心电图复极异常		右胸导联（V₁、V₂ 及 V₃）T 波倒置，或 14 岁患者出现 QRS 波时限 ≥ 120 ms 且无完全性右束支阻滞	①> 14 岁，无完全性右束支阻滞，V₁、V₂ 导联，或者 V₄、V₅ 或 V₆ 导联 T 波倒置；②> 14 岁，完全性右束支阻滞 V₁、V₂、V₃ 及 V₄ 导联 T 波倒置
4. 心电图去极化异常		右胸导联（V₁、V₂ 及 V₃）Epsilon 波（QRS 波终末到 T 波起始的可重复低振幅信号）	（1）如果在标准心电图上 QRS 时限 < 110 ms，信号平均心电图上晚电位至少满足下列 3 个参数之一：①碎裂 QRS 波间期 ≥ 114 ms；②终末 QRS 波幅度 < 40 μV，低振幅信号时限 ≥ 38 ms；③终末 40 ms 的电压平方根 ≤ 20 μV。（2）或 QRS 波终末激动时间（从 S 波的最低点到 QRS 波终点，含 R' 波）≥ 55 ms
5. 心律失常		非持续性或持续性室性心动过速，伴左束支阻滞且电轴左偏	①非持续性或持续性室性心动过速，伴左束支传递阻滞，且电轴右偏或电轴不明；②室性期前收缩> 500 次 /24 h
6. 家族史		①一级亲属中有符合本诊断标准的 ARVC 患者；②一级亲属中有经活检或手术病理证实的 ARVC 患者；③在被评估的患者中识别与 ARVC 有关或可能有关的致病性基因突变	①不能确定其之前被诊断为 ARVC 的一级亲属是否满足本诊断标准；②一级亲属由于可疑 ARVC 导致早发心源性猝死（< 35 岁）；③二级亲属中有病理确诊或满足本诊断标准的 ARVC 患者

注：PLAX指胸骨旁长轴；RVOT指右心室流出道；BSA指体表面积；PSAX指胸骨旁短轴；RVEDV指右心室舒张末期容积；RVEF指右心室射血分数。

资料来源：2010年欧洲心脏病协会ARVC诊断指南。

四、超声心动图诊断及鉴别诊断要点

1.ARVC超声诊断要点

ARVC典型的超声表现是右室扩大，右室流出道增宽，右室壁运动异常，室壁瘤形成等，详见表11-9-2。

表11-9-2　ARVC超声诊断要点

观察内容	诊断要点
心脏结构	右心室扩大，右室收缩功能降低
	右心室壁局限性或广泛性变薄，常累及三尖瓣环下区、右心室流出道、右心室心尖部（即右室发育不良三角），受累室壁呈节段性或弥漫性运动明显减低或无运动或室壁瘤形成
	部分患者可因右心室收缩功能降低，右室腔内出现血栓
	多数患者右心室调节束回声增粗、增强且形态不规则
	累及左心室时常好发于左心室后侧壁
心脏功能	右心室面积变化率减小 三尖瓣环收缩期位移减低 三尖瓣环收缩期峰值运动速度减低

如表11-9-1所示，2010年欧洲心脏病学会心肌病相关指南主要依据常规超声心动图从右室壁运动异常、右心室流出道内径和RVFAC诊断ACM，分为主要标准和次要标准，2020年我国《超声心动图诊断心肌病临床应用指南》参考2017年欧洲心血管影像协会ACM诊断共识、ASE、英国和中国右心功能评估指南，推荐的ARVC超声诊断标准如表11-9-3。

表11-9-3　推荐对可疑或确诊ARVC患者的超声诊断标准及定量评估指标

主要标准	右室壁局部无运动、运动减低或室壁瘤形成，伴有下列表现之一： ① PLAX RVOT ≥ 32 mm（经 BSA 标化后：PLAX RVOT ≥ 19 mm/m²）； ② PSAX RVOT ≥ 36 mm（经 BSA 标化后：PSAX RVOT ≥ 21 mm/m²）； ③ RVFAC < 35%
次要标准	右心室壁局部无运动或运动减低，伴有以下表现之一： ① 29 mm ≤ PLAX RVOT < 32 mm（经 BSA 标化后：16 mm/m² ≤ PLAX RVOT < 19 mm/m²）； ② 32 mm ≤ PSAX RVOT < 36 mm（经 BSA 标化后：18 mm/m² ≤ PSAX RVOT ≤ 21 mm/m²）； ③右室基底直径> 39 mm（女性）；或 42 mm（男性）； ④ TAPSE ≤ 16 mm； ⑤ RV GLS 绝对值< 20%； ⑥ 3D RVEF ≤ 44%； ⑦ RMPI > 55%； ⑧三尖瓣收缩峰值速度（S'）< 8 cm/s； ⑨（三节段/六节段模型）右室机械离散度（应变达峰时间标准差> 25 ~ 30 ms）

注：BSA为体表面积；PLAX为胸骨旁左室长轴切面；PSAX为胸骨旁大动脉短轴切面；RVOT为右室流出道；RVFAC为右室面积变化分数；RVEF为右室射血分数；TAPSE为三尖瓣环收缩位移；RV GLS为右室游离壁纵向应变；RMPI为右室心肌做功指数。

2.典型ARVC病例超声图像举例（图11-9-1）

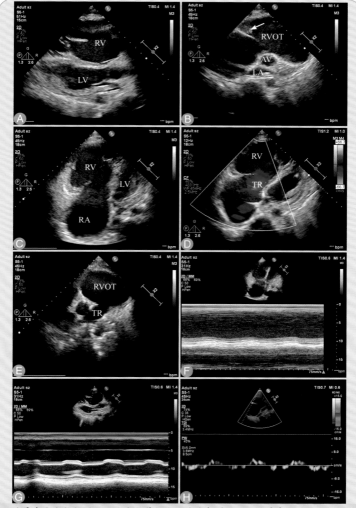

A.胸骨旁左室长轴图，示右室显著扩大，左室相对小；B.胸骨旁大动脉短轴图，示右室流出道显著扩大，心肌变薄，三尖瓣根部可见血栓样回声（白箭头）；C.心尖四腔心切面，示右心显著扩大，右室壁变薄，三尖瓣环扩大，左心相对小；D.三尖瓣环扩大，三尖瓣关闭不拢，CDFI示三尖瓣反流；E.胸骨旁肺动脉长轴图，显示右室流出道扩大，向外膨出，但肺动脉未见扩张；F.心尖四腔心切面：M型超声测量三尖瓣环位移，明显小于16 mm，提示右心功能降低；G.胸骨旁左室长轴切面：M型超声显示右室前壁几乎无运动，室间隔呈矛盾性运动；H.心尖四腔心切面：组织多普勒测量三尖瓣环收缩峰值速度明显降低，提示右室收缩功能显著减低。RV：右心室；LV：左心室；RVOT：右室流出道；AV：主动脉瓣；LA：左心房；RA：右心房；TR：三尖瓣反流；PA：肺动脉。

图11-9-1　1例临床诊断为ARVC患者的超声心动图

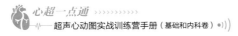

3.鉴别诊断要点（表11-9-4）

表11-9-4　ACM鉴别诊断要点

肺动脉高压	无晕厥或心律失常病史，右心室壁运动通常正常或整体运动减低，根据三尖瓣反流测得肺动脉收缩压增高
右室壁心肌梗死	有胸痛等临床症状，通常合并左室下后壁节段性运动异常
三尖瓣重度关闭不全	三尖瓣环明显增宽，瓣叶关闭不拢，出现大量反流，右心室壁运动及肺动脉压力通常正常
房间隔缺损	缺损达一定大小时右心扩大，可见房间隔回声脱失，房水平探及分流束
三尖瓣下移畸形	右心扩大，可看到1个、2个或全部三尖瓣叶附着点由瓣环向右室壁下移

五、治疗原则和预后

1.治疗原则

目前对ARVC的治疗主要是通过抗心律失常药物、射频消融和埋藏式心律转复除颤器（implantable cardioverterdefibrillator，ICD），终末期心力衰竭患者可进行心脏移植；研究证明ICD是目前唯一明确的可预防心源性猝死的有效治疗措施，其他治疗方法可以改善ARVC临床表现，提高患者的生活质量，但未证实任何一项治疗可降低ARVC死亡率。

（1）限制运动：建议ACM患者不参加竞技性或高强度耐力运动，否则可能加速ACM疾病进展，甚至诱发致命性室性心律失常。

（2）药物治疗：主要目的是缓解右心衰竭和（或）左心衰竭的症状，并预防或治疗心律失常，还应对相关并发症行抗凝或抗栓治疗。

1）抗心力衰竭治疗：可使用ACEI、ARB、β受体阻滞剂、醛固酮拮抗剂，同时可考虑使用硝酸酯类药物降低右心前负荷。

2）抗心律失常治疗：β受体阻滞剂可控制心室率，胺碘酮或索他洛尔可控制室性心律失常，上述药物均可减少ICD的不适当放电。

3）对并发症的抗凝或抗栓治疗：对合并心房颤动、心腔内血栓或动/静脉血栓的ACM患者，应进行抗凝治疗，对合并室壁瘤的ACM患者，可行抗栓治疗。

（3）导管消融

1）适应证：反复发作的持续性单形性室性心动过速，但胺碘酮无效或不耐受的患者；伴室性期前收缩或持续性室性心动过速，且由于心脏负荷过大而出现心力衰竭症状，但抗心律失常药物治疗无效或不能耐受的患者；反复发作的持续性室性心动过速患者，在药物治疗辅助下可尝试行导管消融。

2）疗效：导管消融可减少室性心动过速发作的频率，进而提高患者的生活质量，但未证实其可减少猝死的风险或提高生存率。

（4）ICD：ICD是预防心源性猝死有效手段，目前虽无临床随机对照试验证实ICD可降低ACM患者的死亡率，但观察型研究发现植入ICD的ACM患者发生心源性猝死的概率显著低于未植入ICD的ACM患者。

（5）心脏移植：如果ARVC患者在接受了最佳药物治疗、ICD及其他辅助治疗后，仍出现心力衰竭症状或室性心律失常逐渐进展并严重影响日常生活，则患者可能适合接受心脏移植。

2.预后

ARVC为一种进展性器质性心肌病，随着病程进展可出现心力衰竭或猝死。目前研究认为ARVC的预后与年龄性别、持续性心律失常、心脏器质性病变程度、室性期前收缩的数量或非持续性心动过速、心源性晕厥、基因突变和运动相关。临床多采取对ARVC患者的危险因素分层，为ARVC患者的分层治疗提供依据。对有家族史的患者进行基因筛查，确诊患者避免超负荷运动，准确判断ARVC患者的危险分级，及时植入ICD，可改善预后，降低心源性猝死的发生率。

六、超声诊断与临床相关思维

（1）了解ARVC的各项临床诊断标准，包括主要标准和次要标准。

（2）熟知ARVC的典型超声表现，并掌握相关疾病的鉴别诊断。

（3）对可疑ARVC的患者行超声心动图检查时，应注意观察左室的形态及功能，以免漏诊双室受累型的ACM或ALVC。

（唐宁宁）

第十节　高血压性心脏病

高血压被定义为诊室SBP值≥140 mmHg和（或）DBP值≥90 mmHg。根据诊室血压，估计2015年全球高血压患病人数为11.3亿，成人中高血压的总患病率为30%~45%，在年龄＞60岁的人中患病率＞60%。中国高血压调查2012—2015年我国18岁及以上居民高血压患病粗率为27.9%（标化率23.2%）。高血压是发生冠心病、充血性心力衰竭、心房颤动、脑血管疾病、外周动脉疾病、主动脉瘤和慢性肾病等心血管疾病的主要危险因素之一。

一、定义

高血压性心脏病（hypertensive heart disease，HHD）是指由于慢性血压升高或长期高血压控制不佳而引起左心室、左心房和冠状动脉的一系列改变。

高血压患者左室工作负荷长期增加可引起左心室肥厚、左室松弛受损、左房扩大、心律失常特别是心房颤动风险增高、HFPEF（射血分数保留的心力衰竭）和HFREF（射血分数减低的心力衰竭）的风险增高。

二、高血压临床及诊断

临床关注重点包括高血压的严重程度、持续时间和目前的治疗。病史和体格检查是高血压心脏病管理的重要组成部分，明确高血压介导的脏器损害（表11-10-1）。

表11-10-1　高血压的临床及诊断简表

重要危险因素	高钠、低钾膳食；超重和肥胖；过量饮酒；长期精神紧张；其他：年龄、家族史、缺乏体力活动、糖尿病、血脂异常、大气污染等
诊断性评估	确立高血压诊断、确定高压水平分级；判断高血压的原因：区分原发性或是继发性高血压；寻找其他心脑血管危险因素、靶器官损害及相关临床情况，从而做出高血压病因的鉴别诊断和评估患者的心脑血管疾病风险程度，指导诊断与治疗
体格检查	测量血压、脉率、BMI、腰围及臀围；观察有无库欣综合征面容、神经纤维瘤性皮肤斑、甲状腺功能亢进性突眼征或下肢水肿，听诊颈动脉、胸主动脉、腹部动脉和股动脉有无杂音；触诊甲状腺，全面的心肺检查，检查腹部有无肾脏增大（多囊肾）或肿块；检查四肢动脉搏动和神经系统体征
实验室检查	血生化（血钾、钠、空腹血糖、血脂、尿酸和肌酐）、血常规、尿液分析（尿蛋白、尿糖和尿沉渣镜检）、血同型半胱氨酸血浆肾素活性或肾素浓度、血和尿醛固酮、血和尿皮质醇、血游离甲氧基肾上腺素及甲氧基去甲肾上腺素、血或尿儿茶酚胺等
影像学检查	心电图、超声心动图、胸部X线检查、运动试验、心脏同位素显像、计算机断层扫描冠状动脉造影（CTA）、心脏磁共振成像及磁共振血管造影（MRA）、冠状动脉造影等，肾动脉超声和造影、肾和肾上腺超声、CT或磁共振成像、肾上腺静脉采血及睡眠呼吸监测等
临床症状	左室肥厚患者可无症状，然而左室肥厚可导致心绞痛、缺血性胸痛；可表现为心绞痛和冠脉狭窄，也可表现为劳力性胸痛；在急性失代偿性心力衰竭期，可表现为呼吸短促；心房颤动、传导异常时，可表现为心悸、脑卒中、头晕、晕厥，甚至心源性猝死

三、高血压左室肥厚筛查及临床诊断流程

高血压患者常合并有多重心血管风险因素，左心室肥厚是心血管事件独立的危险因素，超声心动图可提供有关左室几何形状、左房容量、主动脉根部直径、左室收缩和舒张功能信息（图11-10-1）。

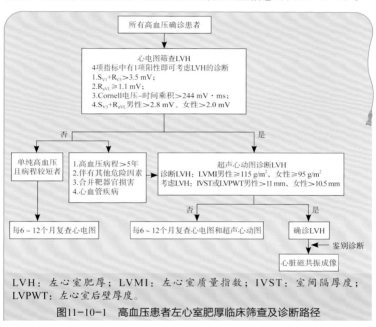

LVH：左心室肥厚；LVMI：左心室质量指数；IVST：室间隔厚度；
LVPWT：左心室后壁厚度。

图11-10-1　高血压患者左心室肥厚临床筛查及诊断路径

四、超声心动图诊断及鉴别诊断要点

1.超声诊断要点（表11-10-2，表11-10-3）

表11-10-2　高血压心脏病超声检查要点

观察内容	诊断要点
M 型超声	左室质量增加，室间隔与左室后壁增厚（男＞11 mm、女＞10.5 mm），射血分数正常或减低
二维超声	长轴、短轴、四腔心切面探查，以向心性肥厚为主，常有不对称性肥厚，左室腔变小，室壁运动增强，左房增大（容积/身高）。心力衰竭时可出现左室扩大、射血分数减低
彩色多普勒及组织多普勒	二尖瓣频谱形态、瓣环速度，通过 E/e' 值及左心室质量指数、肺静脉频谱等综合评估左室舒张功能降低的程度
结合临床检查及病史	明确高血压病史、排除其他引起左室肥厚等心脏改变的疾病

左心室质量指数（left ventricular mass index，LVMI）是超声心动图诊断LVH的主要指标，是心血管事件的强预测因子。LVMI计算公式如下：

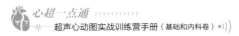

$$LVM（g）= 1.04 ×\left[（LVID + IVST + LVPWT）^3 - LVID^3\right] × 0.8 + 0.6$$

$$LVMI（g/m^2）= LVM/BSA$$

式中：IVST为室间隔厚度；LVPWT为左心室后壁厚度，LVID为左心室舒张末期内径。

对超声心动图不能明确诊断的LVH或临床解释不清的LVH，可行心脏磁共振成像检查以帮助鉴别诊断，继发性高血压患者还要排除主动脉缩窄。

表11-10-3　左室肥厚、向心性几何结构、左室腔大小和左房扩张的超声心动图定义

参数	测量	异常阈值
LVH	LVM/身高$^{2.7}$（g/m$^{2.7}$）	＞50（男）；＞47（女）
LVMI	LVM/BSA（g/m^2）	＞115（男）；＞95（女）
左室向心性几何结构	RWT（相对室壁厚度）	≥ 0.43
左室腔大小	左室舒张末内径/身高（cm/m）	＞3.4（男）；＞3.3（女）
左房大小（椭圆形）	左房容积/身高^2（mL/m^2）	＞18.5（男）；＞16.5（女）

注：LVH：左心室肥厚；LVM：左心室质量，LVMI：左心室质量指数；BSA：体表面积；RWT：（IVST+LVPWT）/LVID。

2.典型病例超声图像举例（图11-10-2）

患者男性，46岁，身高163 cm，体重63 kg，体表面积（BSA）1.68 m^2。高血压病史10年，平日血压150～180/90～120 mmHg，未规律服药。

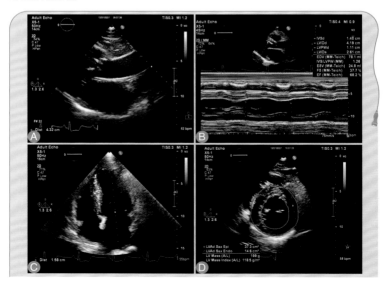

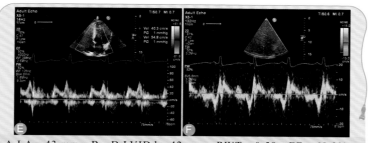

A.LA = 43 mm；B ~ D.LVIDd = 42 mm，RWT = 0.59，EF = 68.2%，LVH = 53.2 g/m², LVM = 199 g，LVMI = 119 g/m²；E、F.E＜A，E/E'=14。

图11-10-2　高血压心脏病，心房扩大，室壁增厚，左室舒张功能降低

3.鉴别诊断要点（表11-10-4）

表11-10-4　HHD鉴别诊断要点

鉴别内容		鉴别要点
家族史 既往史	获得性心肌肥厚	血流动力学障碍（高血压、主动脉瓣狭窄、主动脉缩窄） 内分泌疾病（生长激素过多、嗜铬细胞瘤等）
	遗传性心肌肥厚	肥厚型心肌病、代谢性心肌病或贮积型心肌病等
左心室肥厚类型		高血压左心室肥厚多为对称性向心性肥厚，急进或终末期可发展为左心衰竭； 运动员心脏、HCM、贮积型心肌病多为非对称性向心性肥厚； 淀粉样心肌病、代谢性心肌病为向心性肥厚、心脏扩大、心功能弥漫性减低，多有瓣膜增厚
左心室质量指数		高血压左心室肥厚高于HCM
心脏磁共振成像		高血压左心室肥厚多无钆延迟显像； HCM、淀粉样心肌病、线粒体心肌病、Fabry病等可出现相应不同部位的钆延迟显像
心内膜心肌活检		HCM、淀粉样心肌病、线粒体心肌病、Fabry病等可出现相应阳性结果

五、治疗原则和预后

1.高血压合并左室肥厚患者治疗及随诊原则

（1）所有高血压患者均应筛查LVH。心电图作为LVH的主要筛查手段，超声心动图作为LVH的主要诊断工具。

（2）高血压合并LVH的患者须进行全程生活方式干预，优先推荐ARB并用至足剂量；对血压不能达标者可联合利尿剂或钙通道阻滞剂，必要时也可使用血管紧张素Ⅱ受体阻滞剂、钙通道阻滞剂和利尿剂3种药物联合的方案（图11-10-3）。

（3）高血压合并LVH患者的降压目标为血压＜140/90 mmHg，能耐受者血压＜130/80 mmHg。

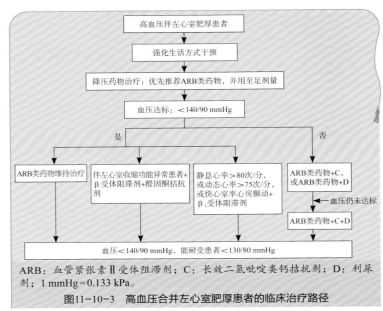

ARB：血管紧张素Ⅱ受体阻滞剂；C：长效二氢吡啶类钙拮抗剂；D：利尿剂；1 mmHg＝0.133 kPa。

图11-10-3　高血压合并左心室肥厚患者的临床治疗路径

（4）高血压心脏病患者应长期坚持降压治疗，并定期随访。随诊间隔时间须根据患者的心血管总体风险及血压水平决定。血压达标后每1～3个月随访血压，每6～12个月随访1次心电图或超声心动图。并定期或不定期进行血糖、血脂、肾功能、尿常规、心电图和超声心动图检查。

2.高血压合并心力衰竭患者治疗及预后

高血压合并心力衰竭患者的临床结局更差，死亡率增加。建议调整生活方式（饮食和运动）。高血压的治疗对降低早期心力衰竭和心力衰竭住院的风险有重要影响。如果血压≥140/90 mmHg，应进行降压治疗，降压目标为＜130/80 mmHg但＞120/70 mmHg。RAS抑制剂、β受体阻滞剂和盐皮质激素受体拮抗剂可有效改善已确诊的HFREF患者的临床结局，而证据显示利尿剂限于症状改善。当血压控制不佳时，可使用钙通道阻滞剂。对于高血压人群，血管紧张素受体和脑啡肽酶抑制剂（ARNI，沙库巴曲/缬沙坦）可替代血管紧张素转化酶抑制剂或血管紧张素Ⅱ受体阻滞剂用于高血压人群中HFREF的治疗。即使最佳治疗策略目前尚不清楚，同样的治疗策略也适用于合并HFPEF的患者。

六、超声诊断与临床相关思维

（1）重点关注病史，高血压的严重程度、持续时间和目前的治疗。

（2）结合临床化验、影像检查，如冠脉CT、肾脏超声及造影、心脏磁共振等。

（3）仔细观察鉴别超声心动图表现，重点关注左室肥厚的相关指标，进行诊断和鉴别诊断。

（4）定期随访观察对诊断、治疗及预后具有重要作用。

（李　欣）

第十一节　代谢性心肌病

心脏是代谢活跃的器官，代谢性疾病是一类异质性疾病，常累及心脏，引起不良心血管事件。目前对代谢性心肌病的定义缺乏共识。根据1995年世界卫生组织/国际心脏病学会及联合会关于心肌病的定义和分类，代谢性心肌病包括以下几类：①内分泌性，如甲状腺功能亢进、甲状腺功能减退、肾上腺皮质功能不全、嗜铬细胞瘤、肢端肥大症和糖尿病等；②家族性贮积疾病和浸润性疾病，如含铁血黄素沉着症、糖原贮积病、Hurler综合征、Refsum综合征、尼曼-皮克病、Hand-Schüller-Christian病、Fabry病和Morquio-Ullrich病等；③元素缺乏症和营养失调，如钾代谢紊乱、镁缺乏症、恶性营养不良、贫血、脚气病和硒缺乏症等。此外40多种先天性代谢缺陷疾病可引起代谢性心肌病，包括脂肪酸氧化缺陷、糖原、溶酶体和过氧物酶体贮积疾病、线粒体病、有机酸血症、氨基酸代谢疾病和先天性糖基化障碍。甲状腺疾病、嗜铬细胞瘤和生长激素过量或缺乏通常导致可逆转的扩张型心肌病。

一、甲状腺功能减退性心肌病

（一）定义

甲状腺功能减退症（简称甲减）是各种原因导致的甲状腺激素合成和分泌减少或组织利用不足引起的全身性低代谢综合征。原发性甲减占99%。当甲减严重、且病史较长时，由于心肌细胞间质黏多糖的沉积和心肌腺苷酸环化酶减少，使心肌细胞产生黏液性水肿，心肌纤维肿胀，变性坏死，从而引起心脏扩大或心肌假性肥大、收缩无力、心律失常和心包积液（为最常见表现），称为甲减性心脏病。引起心肌病变时称为甲减性心肌病。

（二）临床情况

甲减性心肌病的临床情况见表11-11-1。

表11-11-1　甲减性心肌病的临床情况

既往史： ¹³¹I 治疗史，甲状腺放疗史，甲状腺手术史，甲状腺炎史等	临床症状：出现甲减症状：怕冷、易疲乏、注意力降低、颜面虚肿、音调低、皮肤干、便秘、食欲降低等；心律失常：室性期前收缩、心房颤动、房室传导阻滞等；多数患者心力衰竭症状不突出；少数患者心源性休克；心包积液多见	
实验室检查： BNP 或 NT-proBNP升高；甲状腺功能异常：促甲状腺激素升高；贫血、血脂升高	影像学检查：X线：心影大、胸腔积液；心电图：低电压、窦性心动过缓；超声心动图；心脏磁共振	预后：及时治疗，心室结构和功能可逆转

（三）甲减性心肌病临床诊断要点

临床上如符合以下情况需考虑甲减性心肌病（表11-11-2）：①有甲状腺功能减退的临床表现及实验室证据；②有心肌病变的表现；③排除其他心肌病；④甲状腺素替代治疗有效。亚临床甲减也可引起心肌病。

表11-11-2　甲减性心肌病临床诊断要点

诊断要点
1. 可能存在甲状腺炎史或甲状腺¹³¹I治疗史、放疗史、手术史等
2. 出现低代谢综合征或多系统症状等
3. 可出现气短、外周水肿等心力衰竭症状，但症状常常不明显
4. 窦性心动过缓
5. 促甲状腺激素升高，甲状腺素或游离型甲状腺素降低提示原发性甲减；促甲状腺激素升高，甲状腺素或游离型甲状腺素正常提示亚临床甲减
6. 超声心动图、心脏磁共振检查相关表现
7. 补充甲状腺素和进行抗心力衰竭治疗后，心脏异常改变可逆转
8. 心肌活检：部分心肌肥大，细胞核增大，心肌内空泡变性，细胞质内细颗粒状PAS阳性物质沉积

（四）超声心动图诊断及鉴别诊断要点

1.甲减性心肌病超声诊断要点（表11-11-3）

表11-11-3　甲减性心肌病超声诊断要点

观察内容	诊断要点
超声诊断标准	1. 左心室扩大，左心室室壁运动普遍减低，左心室射血分数减低 2. 或左心室向心性肥厚或以室间隔肥厚为主，心肌回声增强 3. 常见不同程度心包积液，多无心脏压塞
心脏瓣膜	可出现不同程度功能性二尖瓣或三尖瓣反流，也可出现二尖瓣脱垂
心腔血栓	左室收缩功能明显减低的患者可能出现左室内附壁血栓
可逆性	多数患者经甲状腺素补充和抗心力衰竭治疗后心脏大小和功能可恢复正常

2.典型甲减性心肌病病例超声图像举例（图11-11-1）

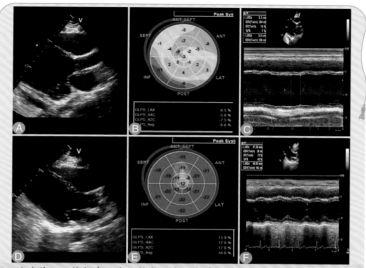

A.治疗前，二维超声示左心扩大，左心室壁运动幅度弥漫性减低；B.治疗前左室长轴应变降低，为-6.6%；C.治疗前，M型超声示左心扩大，左心室射血分数为14%；D.经甲状腺素及抗心力衰竭药物治疗后，左心内径较前明显缩小，运动恢复正常；E.治疗后左室长轴应变明显改善，为-16.6%，局部节段应变仍减低；F.治疗后，M型超声示左心扩大，左心室射血分数为73%。

图11-11-1　甲减性心肌病超声表现

3.鉴别诊断要点（表11-11-4）

表11-11-4　甲减性心肌病超声鉴别诊断要点

鉴别疾病	鉴别要点
扩张型心肌病	左室增大、射血分数减低的患者需与扩张型心肌病鉴别。甲减性心肌病常伴心包积液，有甲减的临床表现，补充甲状腺素后心脏异常改变多可逆转
肥厚型心肌病	甲减性心肌病除了有甲减的临床表现，左室多向心性肥厚；而遗传性 HCM 大多为左室非对称性肥厚，可伴流出道梗阻
淀粉样变心肌病	常双房大，心肌呈"毛玻璃样"或颗粒样回声，常有瓣膜增厚、心包积液，限制性舒张功能降低

（五）治疗原则和预后

1.治疗原则

补充甲状腺素，起始剂量宜小，剂量逐渐增加。甲减患者补充甲状腺素前应评估其他心脏病风险。表现为扩张型心肌病样改变的患者遵循慢性心力衰竭治疗的指南用药。因可能存在心动过缓，需注意β受体阻滞剂的剂量。其他药物治疗包括血管紧张素转换酶抑制剂/血管紧张素内啡肽酶抑制剂/血管紧张素Ⅱ受体阻滞剂、醛固酮受体拮抗剂和钠葡萄糖共转运蛋白2抑制剂等。

2.预后

经补充甲状腺素和抗心力衰竭治疗后，多数患者甲减性心肌病可逆转。

（六）超声诊断与临床相关思维

（1）需要了解甲状腺功能减退的临床表现。

（2）TSH升高是评估原发性甲减最敏感和早期的指标。

（3）部分老年患者心脏症状出现早于甲减症状，易造成诊断困难。

（4）甲减性心肌病可表现为心肌肥厚或左室扩大，收缩功能可正常或减低。

（5）临床上对存在扩张型心肌病样表现或心肌肥厚伴心包积液的患者应行甲状腺功能检查，排除甲减性心肌病。

（6）定期随访观察甲减性心肌病患者对补充甲状腺素的治疗反应及疗效。

二、儿茶酚胺心肌病

（一）定义

嗜铬细胞瘤/副神经节瘤是一种少见的导致内源性儿茶酚胺过量的神经内分泌肿瘤，来源于肾上腺或肾上腺外的嗜铬细胞。大量儿茶酚胺对心肌有直接的毒性作用，引起心肌退行性变、坏死、炎性改变，称为儿茶酚胺心肌病。3%～10%的嗜铬细胞瘤/副神经节瘤患者存在心肌病变。嗜铬细胞瘤/副神经节瘤引起的儿茶酚胺心肌病根据病程及左室收缩功能恢复的时间，可分为急性和非急性两类。

（二）临床情况

儿茶酚胺心肌病的临床情况见表11-11-5。

表11-11-5　儿茶酚胺心肌病的临床情况

临床症状	实验室检查
1. 持续性或间歇性高血压 2. 头痛、心悸、出汗、脸色苍白、消瘦、便秘、腹痛等 3. 低血压、休克 4. 心力衰竭 5. 多种心律失常 6. 高血糖、高脂血症、低钾血症	1. 血、尿儿茶酚胺及其代谢产物升高 2. BNP 或 NT-proBNP 升高 3. 肌钙蛋白 I 或 T 升高

续表

影像学检查	预后
1. 肾上腺 CT、磁共振显示肾上腺占位 2. B 超：灵敏度不如 CT 和磁共振 3. 同位素 ^{131}I- 间碘苄胺闪烁扫描、生长抑素受体显像：可发现肾上腺及其他部位的嗜铬细胞瘤，有定位和定性意义 4. 超声心动图、心脏磁共振	及时切除肿瘤，心室结构和功能可逆转

（三）儿茶酚胺心肌病临床诊断要点

儿茶酚胺心肌病临床诊断要点见表11-11-6。

表11-11-6　儿茶酚胺心肌病临床诊断要点

诊断要点
1. 明确诊断嗜铬细胞瘤 / 副神经节瘤 2. 出现胸痛、急性或慢性心力衰竭、肌钙蛋白和利钠肽升高、心电图缺血表现、心律失常、低血压、高血压等表现 3. 超声心动图、磁共振等出现心肌受累表现，磁共振可显示心肌急性病理改变 4. 排除阻塞性冠状动脉疾病

（四）超声心动图诊断及鉴别诊断要点

1.儿茶酚胺心肌病主要的超声特点（表11-11-7）

表11-11-7　儿茶酚胺心肌病超声诊断要点

观察内容	诊断要点
超声诊断标准	1. 多数左心室轻度扩大且增厚，左心室室壁运动普遍减低，左室射血分数减低 2. 或左心室向心性肥厚，心肌回声增强，肥厚程度与高血压的病程不符合 3. 也可表现为应激性心肌病样改变，可表现为左室心尖部运动降低而心底部运动亢进，或心尖部运动亢进而心底部运动减低等，心功能短期内恢复快
心脏瓣膜	可出现不同程度功能性二尖瓣或三尖瓣反流
可逆性	表现为急性心肌病的患者经支持治疗后可恢复，慢性心肌病患者经切除肿瘤后恢复

2.典型儿茶酚胺心肌病病例超声图像举例（图11-11-2）

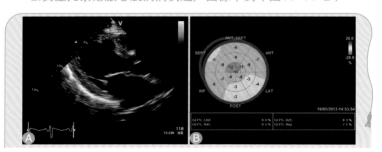

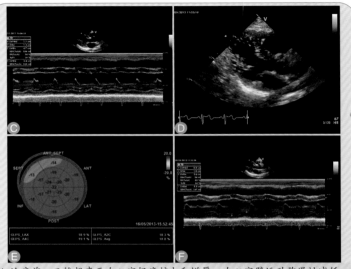

A.治疗前，二维超声示左心室轻度扩大和增厚，左心室壁运动弥漫性减低；
B.治疗前左心室长轴应变降低，为-7.1%；C.治疗前，M型超声示左心室扩大和增厚，左心室射血分数为38%；D.切除肿瘤及进行抗心力衰竭治疗后，二维超声示左心室大小基本恢复正常，左心室壁运动正常；E.切除肿瘤及进行抗心力衰竭治疗后左心室长轴应变改善，为-18.8%；F.切除肿瘤及抗心力衰竭治疗后，M型超声示左心内径和厚度减小，左心室射血分数为63%。

图11-11-2　典型儿茶酚胺心肌病病例超声图像举例

3.鉴别诊断要点（表11-11-8）

表11-11-8　儿茶酚胺心肌病超声鉴别诊断要点

鉴别疾病	鉴别要点
扩张型心肌病	一般扩张型心肌病左心室明显扩大，室壁不增厚或变薄，多数儿茶酚胺心肌病左室轻度增大而且心肌变厚，明确诊断嗜铬细胞瘤是关键
肥厚型心肌病	遗传性HCM大多为左室非对称性肥厚，可伴流出道梗阻，儿茶酚胺心肌病左室为向心性肥厚，明确诊断嗜铬细胞瘤是关键
高血压	嗜铬细胞瘤患者常受高血压的影响，需要根据高血压的病程、室壁厚度、心肌回声、收缩功能、肌钙蛋白、心电图等综合判断

（五）治疗原则和预后

1.治疗原则

嗜铬细胞瘤/副神经节瘤一旦明确并定位，应尽早切除肿瘤。应用α受体阻滞剂做术前准备。在未使用α受体阻滞剂前不能单独使用β受体阻滞剂。手术准备阶段，改善体位性低血压、恢复血管容量。抗心力衰竭药物治疗。

2.预后

儿茶酚胺心肌病患者住院死亡率可达8%，心源性休克发生率高达50%，未进行手术切除肿瘤者可反复发作儿茶酚胺心肌病，死亡率高达33%，有效切除肿瘤的大部分患者心肌功能和大小可恢复。

（六）超声诊断与临床相关思维

（1）临床中对无明确冠状动脉病变或无动脉粥样硬化高危因素人群出现心肌梗死、心力衰竭的临床表现，特别是合并高血压/阵发性高血压患者，需警惕存在嗜铬细胞瘤及相关儿茶酚胺心肌病的可能。另嗜铬细胞瘤/副神经节瘤患者出现血压明显升高需警惕是否存在儿茶酚胺心肌病。

（2）儿茶酚胺心肌病临床表型多样，可表现为扩张型心肌病样改变、肥厚型心肌病样改变，或应激性心肌病。

（3）儿茶酚胺心肌病在切除肿瘤和抗心力衰竭治疗后具有可逆性，急性类型也可支持治疗下短期恢复正常。

（方理刚）

第十二节　应激性心肌病

应激性心肌病（stress cardiomyopathy，SC），又称Tako-Tsubo综合征、心尖气球综合征或心碎综合征，是一种暂时性心室功能不全综合征，最早由日本Sato等于1990年提出。SC女性患者居多，占66.7%～90%，往往由精神应激诱发。任何年龄段均可发病，高发年龄为66～80岁。由于SC的流行病学资料较为匮乏，因此其诊断标准和治疗指南尚未统一。超声心动图可以评估心脏形态、功能及血流动力学参数，为SC的早期诊断和疗效评估提供重要依据。

一、定义

SC是一种由精神或躯体应激诱发的非缺血性心肌病，其特征是心室（通常为左心室）短暂的局部收缩功能障碍，类似于急性心肌梗死，但心肌酶的释放较少，且缺乏相应的冠脉造影证据。在大多数SC病例中，局部室壁运动异常的范围超出了单支冠状动脉灌注的范围。

二、发病机制

SC的发病机制尚未完全明确。主要与脑–心轴和交感–肾上腺系统异常激活导致的儿茶酚胺一过性异常增高有关。另外，也与更年期雌激素缺乏、精神疾病、病原体感染、心肌炎症等因素密切相关。

三、分型

按室壁运动异常的发生部位可分为心尖型、室中型、心底型和局灶型（图11-12-1）。其中心尖型最多，占75%~80%，其次是室中型。除了上述4种类型外，文献还报道了双心室型（左室心尖和右心室受累）、孤立性右心室型和心脏整体受累型。

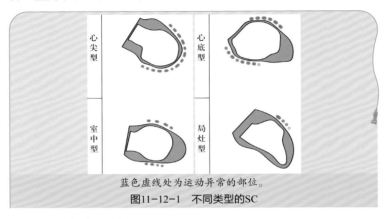

蓝色虚线处为运动异常的部位。

图11-12-1　不同类型的SC

四、临床症状

SC最常见的症状是急性胸痛、呼吸困难或晕厥，与急性心肌梗死相似，但常缺乏心血管疾病病史，反而有精神或身体应激史。由严重身体应激诱发者，其胸痛的发生率往往较低，主要表现为基础病的加重或血流动力学的恶化。而由精神应激诱发者，胸痛和心悸的发生率较高。部分患者可能会出现肺水肿、脑卒中、心源性休克，甚至心脏骤停。

五、超声表现及其他辅助检查

1.SC的超声特征

（1）局部室壁运动异常。心尖型表现为收缩期左室心尖部呈球囊样扩张，中间段运动减低，基底段运动亢进（图11-12-2）。除累及心尖外，还可累及整个室间隔、左室前壁、下壁或前外侧壁中间段。室中型、心底型和局灶型分别表现为相应受累部位的运动减低、运动消失或矛盾运动，局灶型最常见的受累部位是左心室前外侧壁。右心室受累者表现为右心室扩大，伴有右心室壁的运动异常。值得注意的是，SC局部室壁运动异常的范围超出了单支冠状动脉的灌注范围，有助于与ACS的鉴别。

（2）心室功能降低。发病早期LVEF即明显降低，3～7天开始缓慢升高，4～8周可恢复正常。

另外，超声有助于SC并发症的检查。心尖型SC，由于基底段运动亢进，可能导致动态左室流出道血流梗阻。乳头肌移位或功能障碍可引起不同程度的二尖瓣反流。超声心动图还可识别心尖部或左心耳内的血栓形成。

近年来，斑点追踪成像技术也被应用于SC的研究中。心尖型SC患者急性期双心室中间段至心尖段的收缩期纵向应变增高，左心室扭转减低或逆转，解旋率减低。

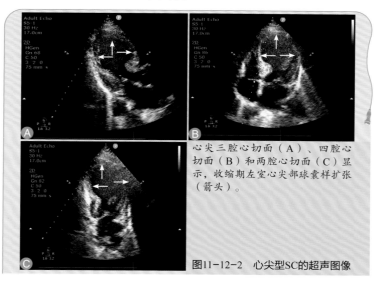

心尖三腔心切面（A）、四腔心切面（B）和两腔心切面（C）显示，收缩期左室心尖部球囊样扩张（箭头）。

图11-12-2　心尖型SC的超声图像

2.心电图

早期出现ST段抬高，其位置和范围与心肌损伤的解剖位置相对应。QT间期延长和进行性T波倒置也是SC常见的心电图表现。QT间期延长持续1～2天后可恢复正常。T波倒置的恢复相对较为缓慢，甚至无法完全恢复。

3.心脏生物标志物

肌钙蛋白轻度增高，增高的水平低于急性冠脉综合征的平均水平。肌酸激酶轻微增高。局部室壁运动异常的程度通常大大超过心肌坏死生物标志物水平。BNP或NT-proBNP水平增高，且高于ACS平均水平，24～48小时达到峰值，几个月内恢复正常。

4.冠状动脉造影

缺乏冠脉闭塞或急性斑块破裂的证据。

六、诊断标准和诊断流程

疑似急性冠状动脉疾病的成年人（尤其是绝经后妇女），当临床表现和心电图异常与心脏生物标记物的升高程度不匹配时，应考虑到SC的可能。目前广为接受的诊断标准是梅奥临床诊断标准。

（1）伴或不伴心尖受累的左心室中段短暂性运动减低、运动消失或矛盾运动；局部室壁运动异常的范围超出单支冠脉的灌注范围。

（2）往往但不总是由应激性因素诱发。

（3）没有冠脉闭塞或急性斑块破裂的血管造影证据。

（4）新发心电图异常［ST段抬高和（或）T波倒置］，或心肌肌钙蛋白轻度增高。

（5）已排除嗜铬细胞瘤和心肌炎。

临床可疑SC的诊断流程见图11-12-3。

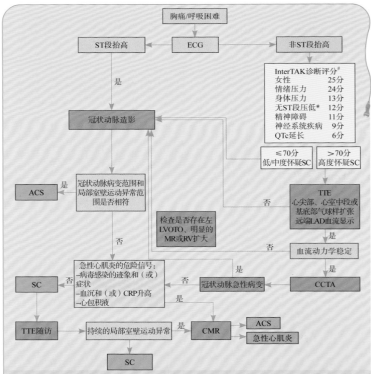

注：# Inter TAK诊断评分不包括嗜铬细胞瘤诱发的SC患者，*aVR导联除外。SC：应激性心肌病；ACS：急性冠脉综合征；LVOTO：左室流出道梗阻；MR：二尖瓣反流；CPR：C-反应蛋白；QTc：QT间期；LAD：冠状动脉前降支；TTE：经胸超声心动图；CMR：心脏磁共振；CCTA：冠状动脉CT检查。

图11-12-3　临床可疑SC的诊断流程

七、鉴别诊断

需要与ACS、冠状动脉痉挛、心肌炎、急性心包炎鉴别，见表11-12-1。

表11-12-1　SC的鉴别诊断

疾病/鉴别要点	性别、年龄	超声特征	心电图	心肌酶	冠脉造影
SC	绝经后女性多见	局部室壁运动异常	ST段抬高（范围与室壁运动异常不匹配），QTc延长，进行性T波改变	轻度增高，与心肌受累程度不匹配	轻度病变，与室壁运动异常范围不匹配
ACS	老年男性及绝经后女性多见	节段性室壁运动异常	ST段动态改变（范围与室壁运动异常相匹配）	增高	有冠脉闭塞或斑块不稳定的证据
冠脉痉挛	<50岁者常见	节段性室壁运动异常	ST段动态改变（范围与室壁运动异常相匹配）	不增高或一过性增高	可正常
心肌炎	均可发病，儿童及青少年多见	局部或弥漫性运动异常，室壁增厚，心肌回声不均	ST段水平或下斜性压低，伴不同类型的心律失常	增高	正常
急性心包炎	均可发病	心包积液	干性心包炎时ST段抬高，大量心包积液时QRS呈低电压	无变化	正常

八、治疗

SC的治疗基于临床经验和专家共识（证据等级C），以对症治疗为主。对于血流动力学稳定的患者，可选用β受体阻滞剂和血管紧张素转换酶抑制剂。而对于血流动力学不稳定或心源性休克的患者，可给予营养支持治疗，或主动脉内球囊反搏甚至左心室辅助装置以维持血流动力学稳定。如果患者出现左心室流出道梗阻伴有心源性休克，应避免使用促肾上腺素，去甲肾上腺素是首选的升压剂，通常与β受体阻滞剂联合使用。有血栓形成或栓塞的患者，则应进行抗凝治疗。

九、预后

大多数SC患者可以康复，但其死亡率和并发症的发生率与

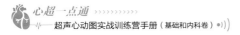

AMI相似。SC的预后主要取决于诱发因素，情绪或心理刺激引起的SC预后较好，而由败血症、创伤、手术或其他严重疾病诱发的SC预后不良。尽管男性SC的患病率较低，但预后通常更差。

（李俊芳）

第十三节　肝硬化心肌病

有研究报道，尸检发现部分肝硬化患者的心脏明显扩大，并且肝硬化病情进展可能会影响心脏的结构和功能，最终诱发严重的心血管病变。一些肝硬化患者会出现进行性心功能受限，这种情况被称为肝硬化心肌病，并且由于高心输出量和低全身血管阻力，患者在休息时没有任何临床症状。肝硬化心肌病在肝硬化患者中的发病率为40%～50%。虽然酒精性心肌病可能是肝硬化患者心脏病的原因，但实验和观察性研究发现，肝硬化引起心肌功能障碍可能独立于饮酒。肝硬化心肌病的病因和临床表现尚未充分明确。

一、定义

肝硬化心肌病是指肝硬化患者在无其他已知心脏疾病的情况下，心脏出现应激的收缩功能受损和（或）舒张功能障碍及电生理异常的一类心肌病。

二、发病机制

（1）交感神经系统异常：肝硬化患者交感神经系统异常，循环去甲肾上腺素水平持续增高，引起心脏β肾上腺素受体数目下降、反应性降低及其信号传导通路异常，使心肌对肾上腺素激动剂的正性变力效应敏感度降低。

（2）心肌细胞膜胆固醇/磷脂比例失调，导致心肌收缩功能异常。

（3）心脏抑制性物质增加。

（4）自主神经系统功能障碍，引起心肌损伤，心肌收缩能力抑制。

（5）肾素–血管紧张素–醛固酮系统的过度激活，血浆醛固酮含量增加，引起心肌纤维化及心肌重构。

（6）长期高动力循环，心脏负荷增加引起心肌肥厚，心肌收缩功能进一步下降，最终导致心力衰竭。

三、病理生理

（1）收缩功能不全：导致肝肾综合征发生，由于高动力循环存在，静息状态下大多数肝硬化患者心肌收缩功能正常或稍加强，而在运动或药物刺激下，收缩功能反应迟钝，表现为潜在的收缩功能不全。

（2）舒张功能不全：肝硬化患者舒张功能不全较收缩功能不全更常见，可作为肝硬化心肌病早期标志。舒张功能不全以左心室松弛异常、舒张末期压力增高、心房至心室晚期充盈延长为特征。

四、实验室检查

血清心肌标志物：肝硬化心肌病患者肌钙蛋白I、NT-proBNP、BNP会有所上升。

五、临床表现

肝硬化心肌病临床表现通常较隐匿，早期多无明显症状，晚期可发生心功能衰竭，主要表现为胸闷、憋喘、外周水肿等症状。静息时，可无症状；应激时可出现心功能不全。

六、超声诊断

1.常规超声心动图

（1）心脏结构改变：左心房及左心室容积增大、左心室壁增厚及心肌质量增大；右心室容积增大、右室壁增厚。

（2）左心室收缩功能障碍：左心室射血分数≤50%（图11-13-1）。

（3）左心室舒张功能障碍：三尖瓣反流速度＞2.8 m/s（图11-13-2）；左心房容积指数＞34 mL/m^2（图11-13-3）。

2.组织多普勒成像（左心室舒张功能障碍）

（1）室间隔舒张早期二尖瓣环流速（e'）＜7 cm/s（图11-13-4）；

（2）E/e'值≥15（图11-13-5）。

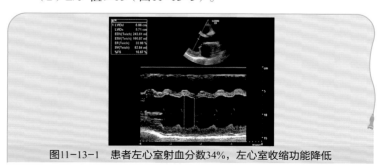

图11-13-1　患者左心室射血分数34%，左心室收缩功能降低

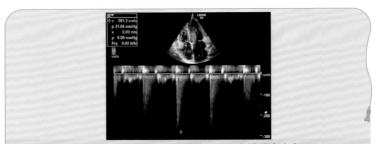

图11-13-2　患者左心室舒张功能障碍，三尖瓣反流速度＞2.8 m/s

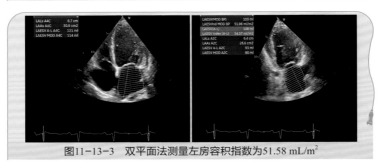

图11-13-3　双平面法测量左房容积指数为51.58 mL/m²

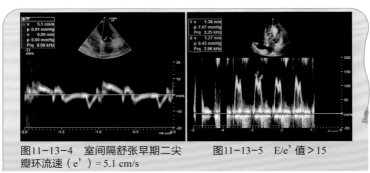

图11-13-4　室间隔舒张早期二尖瓣环流速（e'）＝5.1 cm/s

图11-13-5　E/e'值＞15

3.斑点追踪超声心动图

左心室收缩功能障碍：整体纵向应变绝对值＜18%（图11-13-6）（射血分数正常的肝硬化患者，建议行负荷超声心动图检查）。

七、其他检查

除了超声心动图外，心电图与心脏磁共振成像对肝硬化心肌病的检查也有帮助。

八、鉴别诊断要点

肝硬化心肌病鉴别诊断要点见表11-13-1。

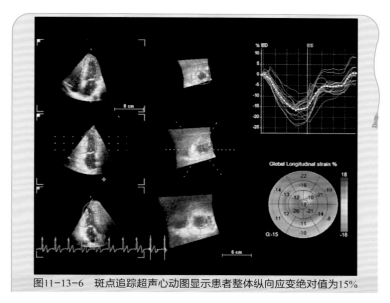

图11-13-6　斑点追踪超声心动图显示患者整体纵向应变绝对值为15%

表11-13-1　肝硬化心肌病鉴别诊断要点

鉴别疾病	鉴别诊断要点
冠心病	往往通过冠脉造影与肝硬化心肌病进行鉴别
糖尿病心肌病	糖尿病病史，以微血管病变和代谢紊乱造成的心肌细胞广泛坏死，常表现为心绞痛
酒精性心肌病	长期饮酒史，戒酒后症状缓解，或 6 ~ 12 个月心内结构改善或逆转

九、治疗原则和预后

　　肝硬化心肌病目前缺乏有效、规范的诊治指南。由于肝硬化心肌病基础表现为低血压，降低后负荷的治疗应慎重选择，且禁用血管扩张剂如血管紧张素转化酶抑制剂；强心苷类药物（如地高辛）并不能有效改善肝硬化心肌病患者的心脏收缩力。肝移植是治愈肝硬化心肌病的唯一方法，对肝硬化心肌病患者进行随访发现肝移植术后6 ~ 12个月受损的收缩功能、舒张功能障碍及增厚的心室壁都可逐步恢复，但在临床中对于预行肝移植术且伴有肝硬化心肌病的患者应快速做好预防措施，并第一时间开展治疗，即便患者未出现明显的临床症状也要积极预防和治疗，减少并发症的发生。

（张　瑶）

第十四节　心肌炎的超声诊断

一、定义及分类

心肌炎是指由非缺血性病因引起的心肌炎症性病变，其组织学改变为炎症细胞在心肌间质内浸润，伴有心肌细胞变性和坏死，需要心内膜心肌组织病理学、心内膜心肌活检组织学、免疫学及免疫组织化学确诊。心肌炎病因复杂，临床表现多样：①根据病因不同，可分为感染性和非感染性；②根据临床表现不同，可分为爆发性心肌炎、急性心肌炎和慢性心肌炎；③根据组织学特点不同，又可分为淋巴细胞性心肌炎、巨细胞性心肌炎、嗜酸性粒细胞性心肌炎、心脏结节病、中性粒细胞性心肌炎及病理组织学难以分类型心肌炎。目前，较为常用的分型是依据临床表现不同来分型，而其中暴发性心肌炎（fulminant myocarditis，FM）是以血流动力学障碍为突出表现的急性心肌炎症病变，因起病急、病情进展迅猛、预后不良而备受临床关注。

二、临床表现及诊断

根据2013年欧洲心脏病协会的心肌炎诊治共识，心肌炎的临床表现包括：①急性胸痛、心包炎或假性缺血；②新发（<3个月）的或静息时恶化的，或运动时出现呼吸困难、疲劳，伴有或不伴左/右心力衰竭症状；③亚急性/慢性（>3个月）或静息时恶化的，或运动时出现呼吸困难、疲劳，伴有或不伴左/右心衰竭症状；④心悸、不明原因的心律失常症状、晕厥、心源性猝死；⑤不明原因心源性休克。

2013年欧洲心脏病协会指南推荐的成人心肌炎的诊断标准包括：①新发的心电图变化；②心肌损伤标志物如肌钙蛋白T、肌钙蛋白I升高；③心脏彩超或心脏磁共振显示心脏的结构和功能异常；④心脏磁共振显示典型心肌炎性水肿和（或）钆剂延迟增强。如果临床表现≥1项且不同类别的诊断标准≥1项，排除冠状动脉疾病和已知的可解释该综合征的既往心血管疾病或心外原因，可诊断临床怀疑的心肌炎。如果患者无症状，应符合2项以上的诊断标准。所有临床怀疑心肌炎的患者都应该考虑行冠状动脉造影和心内膜心肌活检。心内膜心肌活检获得的组织应该进行进一步的组织学、免疫组化及聚合酶链反应分析。但目前也有观点认为，心肌炎患者常规进行心内膜心肌活检并不合理。尽管心内膜心肌活检有一套安全的程序，但其仍是一种侵入性检查，只有在预期对治疗和预后分层有重大影响时可考虑进行。如当怀疑心肌受累与全身性炎症或自身免疫性疾病有关，或怀疑有巨细胞性、嗜酸性或中毒性心肌炎时，心内膜心肌活检的发现可能是至关重要的。

2021年美国心脏协会总结了儿童心肌炎领域内现有的知识和治疗方法后，重新给出了儿童心肌炎的定义，强调了儿童心肌炎免疫发病机制、新的和不断变化的主要病因、现代实验室检测和机械循环支持使用方面认识的进步，特别强调了有关心脏磁共振成像的创新，且临床医师也更加重视心脏磁共振与临床指标和实验室指标的结合；基于此，美国心脏协会综合文献、专家建议和当前医学实践，制定了儿童心肌炎的4种诊断层次：①活检确诊；②临床疑诊、心脏磁共振证实；③临床疑诊；④心肌炎可能（图11-14-1）。

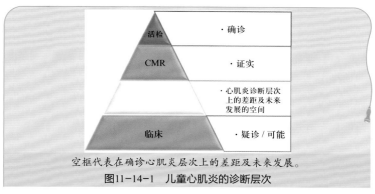

空框代表在确诊心肌炎层次上的差距及未来发展。

图11-14-1　儿童心肌炎的诊断层次

但美国心脏协会发布的声明仍强调超声心动图是评估临床疑诊心肌炎结构和功能的一线和首选工具，实时成像和便携性是其快速评估心脏的优势，尤其适合用于配合欠佳或血流动力学不稳定的儿童患者。美国心脏协会发布的声明指出儿童心肌炎的超声心动图表现包括：心室收缩功能的改变及局部室壁运动异常、不同程度的左心室扩大、心肌水肿导致的心室壁增厚、心包积液、心脏内血栓形成和功能性瓣膜反流；支持心肌炎存在的标志性超声表现为严重左心室收缩功能障碍和与左心室扩张不成比例的心室壁增厚。组织多普勒成像技术和心肌应变力检测可观察到心脏收缩或舒张功能的细微变化，且与心肌组织活检或心脏磁共振结果相关。但美国心脏协会发布的声明也强调了超声心动图在确定发病原因上的局限性。

三、超声心动图在心肌炎中的诊断价值

1.左心整体结构和功能的评价

心肌炎超声心动图改变常与其病理生理改变特征相关。早期或轻度心肌炎性细胞浸润，超声心动图可无明显改变或仅表现为心脏腔室（主要是左心室）的轻度增大（图11-14-2）或左室壁稍增厚，而左室收缩、舒张功能正常。

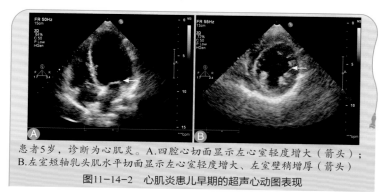

患者5岁，诊断为心肌炎。A.四腔心切面显示左心室轻度增大（箭头）；B.左室短轴乳头肌水平切面显示左心室轻度增大、左室壁稍增厚（箭头）

图11-14-2　心肌炎患儿早期的超声心动图表现

而当炎症进一步加强，心肌细胞呈弥漫性浸润的时候，肌细胞发生凋亡和坏死，则可快速发展为FM，超声心动图可表现为室壁明显增厚（图11-14-3A，图11-14-3B）及弥漫性室壁运动减弱（图11-14-3C）。急性心肌梗死常引起左心室内径增大，室壁厚度往往正常；FM患者的左心室内径无明显变化，但伴室壁增厚，这是FM与急性心肌梗死、扩张型心肌病的主要区别。FM患者室壁增厚可能是由于更强烈和快速的免疫反应直接导致心肌细胞凋亡或坏死，伴有更明显的左室心肌炎症和损伤。FM常表现为不对称的心室壁水肿增厚，通常累及下外侧壁、室间隔、乳头肌和下壁。及时选择体外循环支持，一般在1周左右急剧增厚的左室壁会明显缓解。

2.左心局部功能的评价

传统超声心动图虽然是临床中评估和诊断心肌炎的最常用影像学方式，但仅限于整体的功能评估。斑点追踪超声心动图可以提供对左心室、右心室和心房壁局部的心肌变形信息，允许在3个主要空间方向（纵向、径向、垂直方向）提供半自动量化心肌应变和应变率等多参数准确评估左心室功能障碍，弥补了传统超声心动图只能用LVEF反映心脏泵血功能变化的不足。尤其是对于FM治疗后恢复期的患者，即使LVEF恢复至正常，也不代表心肌细胞功能完全恢

复，STE可以弥补LVEF评估左心局部功能的不足（图11-14-4）。

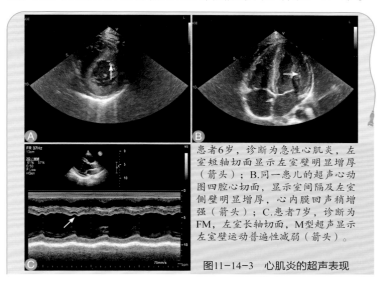

患者6岁，诊断为急性心肌炎，左室短轴切面显示左室壁明显增厚（箭头）；B.同一患儿的超声心动图四腔心切面，显示室间隔及左室侧壁明显增厚，心内膜回声稍增强（箭头）；C.患者7岁，诊断为FM，左室长轴切面，M型超声显示左室壁运动普遍性减弱（箭头）。

图11-14-3　心肌炎的超声表现

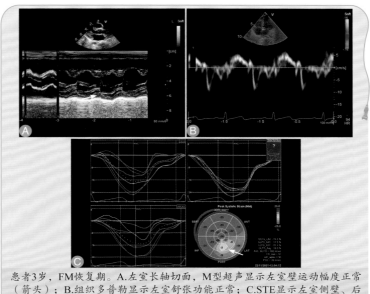

患者3岁，FM恢复期。A.左室长轴切面，M型超声显示左室壁运动幅度正常（箭头）；B.组织多普勒显示左室舒张功能正常；C.STE显示左室侧壁、后壁心肌应变减低，尤其与左室侧壁中间段、后壁中间段明显（箭头）。

图11-14-4　多种超声技术评价FM恢复期患儿左心室功能

四、治疗及预后

心肌炎的常规治疗以对症支持治疗为主。以心力衰竭为主要

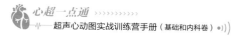

表现的心肌炎，在常规药物治疗无效的基础上，需进行器械支持治疗，包括主动脉内球囊反搏、体外膜肺氧合及心室辅助装置等。此外也可联合免疫抑制治疗。

心肌炎的预后取决于其病因、临床表现和组织学类型。约50%的急性心肌炎患者在2~4周恢复，但约25%的患者发展为持续的心功能障碍，12%~25%的患者会急剧恶化或死亡或进展至需心脏移植的晚期扩张型心肌病患者。值得一提的是，左心室舒张末期容积和功能障碍严重程度与心肌炎的预后相关。

（闵杰青）

第十五节　嗜酸性粒细胞性心内膜炎

嗜酸性粒细胞性心内膜炎也叫Loeffler心内膜炎，是一种罕见的嗜酸性粒细胞增多症引起的并发症，1936年由Wilhelm Loeffler首次描述。好发于男性，临床表现多种多样，易被误诊为急性心肌炎、感染性心内膜炎及急性心肌梗死等心脏急症，如果该病得不到及时治疗，患者可能会出现心源性血栓、心律失常或急性心力衰竭等可能危及生命的并发症。

一、病理与临床

嗜酸性粒细胞脱颗粒产生对心脏组织有毒性的蛋白质颗粒，会直接或间接损伤心肌组织，同时破坏凝血与抗凝调节机制。疾病发展过程一般分为3个阶段，第一阶段是心肌细胞急性炎性坏死期（患病最初1~2个月），表现为急性坏死性心肌炎。第二阶段是血栓形成期（约10个月后），本阶段血管内皮损伤、血栓形成并可导致瓣膜功能障碍。第三阶段是纤维化瘢痕形成阶段（1~2年后），其中血栓被纤维化取代，纤维化可累及心内膜、瓣膜和腱索。其临床表现多种多样，从轻度到严重症状，大部分患者主要表现为呼吸急促、呼吸困难、心力衰竭、体重减轻、皮疹、心律失常，其次是疲劳、咳嗽、发热、阵发性夜间呼吸困难、脑卒中相关症状、胸痛和下肢水肿。

二、超声心动图表现

典型表现为心肌增厚、心尖血栓形成并可累及瓣膜，其次为少量心包积液，双房增大，心室腔扩大，心室收缩及舒张功能降低，当病变累及瓣膜和腱索时可引起瓣膜关闭不全（图11-15-1～图11-15-3）。

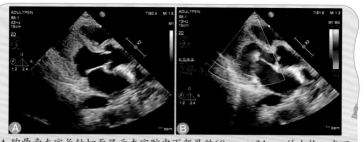

A.胸骨旁左室长轴切面显示左室腔中下部见约60 mm×34 mm的血栓，内回声不均匀，有浮动感；B.CDFI显示二尖瓣少量反流。左室后壁中间段至心尖段，前室间隔中间段至心尖段心肌运动近消失。左心房42 mm，左心室47 mm，右心室22 mm，右室流出道35 mm，射血分数39%。

图11-15-1　胸骨旁左室长轴切面

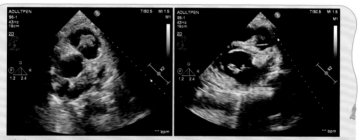

胸骨旁大动脉短轴切面显示右室流出道（近肺动脉瓣）见大小约34 mm×20 mm的等回声占位，形态不规则，结构疏松，甩动明显；肺动脉内径约24 mm。

图11-15-2　胸骨旁大动脉短轴切面

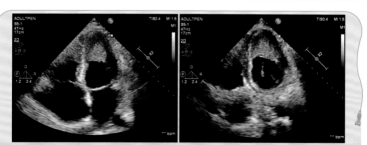

心尖四腔心切面显示左室心内膜增厚并见血栓，浮动感明显；后室间隔中间段至心尖段及心尖部心肌运动近消失。

图11-15-3　心尖四腔心切面

三、临床诊断要点

超声心动图只能提供形态学上的依据，临床还需结合以下几方面来进行诊断：①外周血嗜酸性粒细胞计数＞1.5×10^9/L持续6个月以上；②排除其他嗜酸性粒细胞增多的原因；③有心脏损伤的证据，如表现为胸痛、胸闷及呼吸困难、心肌损伤标志物的升高、ST段抬高或T波倒置。心内膜心肌活组织检查为诊断的金标准。

四、临床经验总结

该病早期超声心动图表现可正常，或仅有心房的增大及心肌节段性运动减弱；中期可出现心内膜增厚、心室血栓及收缩和舒张功能障碍；晚期血栓可纤维化，表现为限制型心肌病的特点，如下腔静脉增宽、腹水等。因此需要结合病史、临床表现及辅助检查等进行综合诊断。此外该病需要与以下疾病进行鉴别诊断。

（1）冠心病前壁心肌梗死合并血栓：左室心肌节段性运动减弱；血栓多见于运动消失或反向运动的心尖部，形状不规则，基底较宽，回声不均匀。根据临床症状（是否有胸腹或头面部疼痛、疼痛性质、持续时间）及辅助检查（冠脉造影、心电图及心肌酶等化验指标）进行综合鉴别。

（2）黏液瘤：左室腔无血流动力学异常，占位形态不规则，有蒂，有活动度或活动轻微，内部回声不均匀。需要结合血常规、心电图及心肌酶等进行鉴别。

（3）感染性心内膜炎：一般存在心脏基础性疾病，各瓣膜可存在赘生物，新形成的赘生物回声较低，多为团絮状，活动度较大，需要结合病史和临床表现进行鉴别。

（马　　丽）

第十六节　心肌淀粉样变

心肌淀粉样变（cardiac amyloidosis，CA）是一种全身浸润性疾病，结构不稳定的蛋白质异常折叠、聚集形成淀粉样纤维，可沉积于心脏、肾脏、肝脏、胃肠道、神经系统、肺或软组织等器官，多与遗传相关。心脏受累可发生在两种主要类型的淀粉样变中：一种是免疫球蛋白轻链（amyloid light chain，AL）型，是CA最常见的类型；另一种是转甲状腺素蛋白淀粉样变（transthyretin amyloidosis，ATTR）型，包括突变型ATTR（mutant transthyretin amyloidosis，ATTRm）型CA，又称家族型CA；野生型ATTR（wild-type transthyretin amyloidosis，ATTRwt）型CA，又称老年型CA。CA中这两种类型占95%以上，也有部分患者继发于感染性疾病。

心脏淀粉样纤维浸润导致心室壁增厚，舒张受损，心室弹性下降，临床上常被归类为限制型心肌病。CA被认为是射血分数保留的心力衰竭的重要原因，具有较高的发病率和死亡率；早期诊断CA变非常重要，因为心肌浸润影响预后和治疗选择；虽然心肌活检被认为是确诊CA的金标准，但属于有创操作，在临床实践中并不常规进行；超声心动图是最广泛使用的无创检查方法，淀粉样变患者可有明显的心脏异常，其中一些超声心动图的特征可提示本病，在CA的无创诊断中起着重要作用。

一、定义

CA是由于原发性或继发性因素，致使异常折叠蛋白分子构成的不可溶性淀粉样纤维在心肌间质沉积而导致的一种浸润性限制型心肌病，主要引起心脏肥厚和限制型充盈障碍，最终导致进行性心力衰竭为主要临床表现的一种心脏疾病。

二、临床情况

1.CA的临床分型

已知超过30余种前体蛋白可形成淀粉样纤维蛋白，其中约11种可沉积于心肌、血管、心内膜、瓣膜及心外膜部位。目前已报道的CA临床类型包括以下几种。

（1）免疫球蛋白轻链（AL）型，是CA最常见类型，AL由浆细胞异常增生引起，单克隆浆细胞生成的AL蛋白因折叠错误无法溶解于血清，被心肌细胞内吞产生毒性，可伴发于多发性骨髓瘤。此类型常为多器官受累，如肾脏（70%）、肝脏（17%）、神经系统（15%）和胃肠道（10%）等。

（2）转甲状腺素蛋白淀粉样变（ATTR）型，包括ATTRm型CA和ATTRwt型CA。ATTRm型CA属于常染色体显性遗传性疾病，异常的转甲状腺素蛋白（transthyretin，TTR）由基因突变产生，涉及100余种TTR基因变异，其中以*Val30Met*、*Val122Ile*和*Thr60Ala*最常见。ATTRwt型CA的发病机制尚不明确。

（3）血清淀粉样蛋白A型，又称继发性CA，多为慢性感染、慢性炎症或肿瘤引起，影响心脏者较少。

（4）载脂蛋白A1型。

（5）免疫球蛋白重链型。

（6）纤维蛋白原α链型。

2.CA的临床表现

淀粉样变的临床类型不同，心肌受累程度可不同。在老年患者中，AL与ATTR型心肌受累常见，而血清淀粉样蛋白A型心肌受累罕见。CA的延迟诊断常归因于其无特异性临床表现，其表现从无症状到心力衰竭阶段各不相同。

患者可能会出现心力衰竭的症状，主要表现为舒张功能障碍和左心室充盈压增加，射血分数保持不变；由于淀粉样蛋白浸润自主神经系统和（或）血管壁，约10%的患者发生直立性低血压；心绞痛的原因可能是淀粉样蛋白浸润心肌血管；晕厥是继发于自主神经功能障碍和心律失常的常见症状；其他常见的还有头晕、腹水和充血性或浸润性肝大相关的右上腹痛；紫癜、出血、体重减轻（尽管有液体潴留）、自主神经功能障碍引起的腹泻或便秘、感觉异常、口干和声音嘶哑可能是伴随的非心脏症状，特别是在AL淀粉样变中。AL淀粉样变的特征性表现为眼眶周围淤斑和巨舌症，但仅在少数病例中可见；而体重减轻在老年人中并不常见。由于症状重叠，仅依靠临床表现诊断CA并不明智。

3.CA的诊断技术及预后（表11-16-1）

表11-16-1　CA的生物标志物、影像学检查和预后特点

生物标志物检查	影像学检查	预后
1.BNP 或 NT-proBNP 升高与心力衰竭不成比例，且合并肌钙蛋白升高 2.血和尿 κ 、λ 轻链比例异常 3.血、尿免疫固定电泳找到单克隆免疫球蛋白 4.24 小时尿蛋白定量＞0.5 g 5.骨髓检查和组织活检明确有无浆细胞增生和淀粉样蛋白沉积 6.心肌及外周组织活检有无淀粉样物质沉积	1.心电图 2.超声心动图 3.心脏磁共振 4.放射性核素显像	1.预后与 CA 的特定亚型有关 2.与 ATTRm 型 CA 相比，ATTRwt 型 CA 心脏受累较少，预后良好 3.而 AL 型 CA，预后则较差

注：BNP：血浆B型利钠肽；NT-proBNP：N末端B型利钠肽原。

三、CA的超声心动图表现

超声心动图是诊断和评估CA的首选无创检查方法，是拟诊CA的主要手段。CA具有限制型心肌病的典型超声心动图表现，超声医师要熟练掌握CA的超声特征和诊断要点，并善于在临床工作中

发现这些特征（表11-16-2）。

表11-16-2　CA超声心动图声像图表现

观察内容	诊断要点
左心室壁和右心室壁对称性肥厚	室间隔和左心室后壁厚度 ≥ 12 mm，右心室前壁 > 6 mm（图 11-16-1）
散在圆形或不规则形闪烁样颗粒样回声	增厚心肌内可见，尤以室间隔和左心室后壁显著，为本病特征性表现，92%CA 患者会出现（图 11-16-1）
房间隔明显增厚	房间隔厚度 ≥ 5 mm；心瓣膜或乳头肌也可因淀粉样物质沉积而增厚或增粗，瓣口出现不同程度的反流（图 11-16-2）
心室舒张功能严重受损	二尖瓣口舒张期血流呈限制性充盈，即 E/A > 2，E/e' > 11（图 11-16-3）
形态改变	左心房、右心房扩大，心室腔正常或缩小（图 11-16-4）
下腔静脉	下腔静脉扩张，呼吸变异率降低（图 11-16-4）
应变及收缩功能	左室壁基底段及中间段应变明显降低，心尖部应变保留或轻微受累；早 - 中期射血分数正常或轻度下降（图 11-16-5）
心包积液	约 50% 的患者出现少量心包积液（图 11-16-5）

在所有这些超声心动图表现中，心肌"闪烁样""颗粒样"回声和房间隔增厚对诊断CA的敏感度最高，因此对于怀疑淀粉样变的患者尤其要注意这两点。

病例1：患者男性，62岁，无明显诱因出现腹泻10余年，胸闷、憋气1个月入院。胃肠镜活检病理发现组织内淀粉样物质沉积，刚果红染色阳性。临床诊断为系统性淀粉样变伴心肌受累。超声心动图表现见图11-16-1 ~ 图11-16-3。

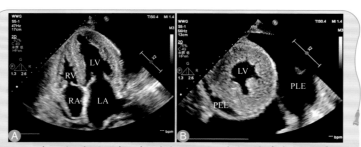

A、B.心尖四腔心切面及左心室短轴切面，显示左右心室壁对称性肥厚，心肌回声呈"磨玻璃样"，心肌内见不规则闪烁样颗粒样回声（红箭头）；另见心包积液及胸腔积液，可能是由于CA导致心腔限制性充盈障碍所致。LA：左心房；LV：左心室；RA：右心房；RV：右心室；PEE：心包积液；PLE：胸腔积液。

图11-16-1　病例1的超声心动图表现（1）

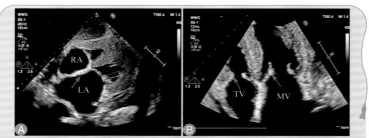

A.剑突下四腔心切面，显示房间隔增厚（红箭头）；B.放大心尖四腔心切面显示二尖瓣及三尖瓣叶增厚，毛糙（红箭头）；房间隔增厚及瓣膜增厚毛糙皆为淀粉样物质沉积所致。TV：三尖瓣；MV：二尖瓣。

图11-16-2　病例1的超声心动图表现（2）

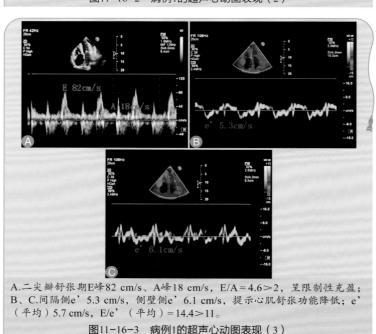

A.二尖瓣舒张期E峰82 cm/s、A峰18 cm/s，E/A＝4.6＞2，呈限制性充盈；B、C.间隔侧e' 5.3 cm/s，侧壁侧e' 6.1 cm/s，提示心肌舒张功能降低；e'（平均）5.7 cm/s，E/e'（平均）＝14.4＞11。

图11-16-3　病例1的超声心动图表现（3）

　　病例2：患者男性，50岁，诊断为CA，超声心动图表现见图11-16-4。

　　病例3：1例ATTR型CA患者，超声心动图表现见图11-16-5。

四、CA的其他诊断技术表现

　　（1）心电图：肢体导联低电压是CA的重要心电图特点，确诊的CA患者肢体导联低电压发生率约为78%（图11-16-6）。

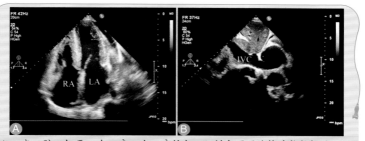

A.心尖四腔心切面，左心房、右心房扩大；B.剑突下下腔静脉长轴切面，下腔静脉扩张（IVC=24 mm）；双心房扩大和下腔静脉扩张皆为心腔限制性充盈障碍所致。LA：左心房；RA：右心房；IVC：下腔静脉。

图11-16-4 病例2的超声心动图表现（3）

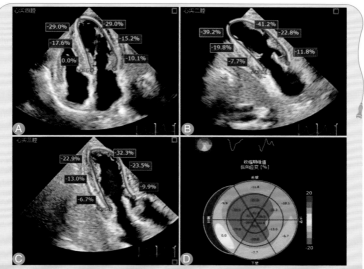

A~C.分别显示心尖四腔、两腔及心尖长轴切面，左室壁基底段及中间段长轴应变减低，而心尖部应变保留；C.牛眼图，有学者称之为樱桃红现象。

图11-16-5 患者左心室长轴应变异常

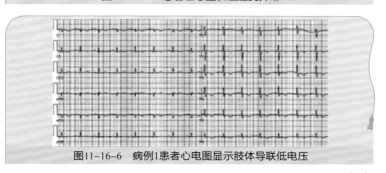

图11-16-6 病例1患者心电图显示肢体导联低电压

（2）心脏磁共振：多数CA患者延迟钆增强显像示弥漫性心内膜和室间隔延迟性强化，延迟强化可以是"颗粒样"或斑片状。病理学研究表明延迟钆增强显像区域为淀粉样物质沉积区，两者相关性良好，为CA特异性表现。心脏磁共振还可以准确测量室壁及房间隔厚度、左心室射血分数和进行CA分型诊断。

（3）放射性核素显像：^{99}Tc-二羧基丙烷二磷酸盐和焦磷酸盐SPECT示踪剂与甲状腺素转运蛋白结合，可用于AL型和ATTR型CA的诊断及鉴别。^{18}F-氟比他班PET-CT检查可以计算心肌示踪剂滞留率，用于监测治疗前后的心肌淀粉样物质沉积量。

（4）脐周皮下脂肪抽吸或其他组织+骨髓穿刺活检：85%的患者刚果红染色阳性，可代替心内膜心肌活检。

（5）心内膜心肌活检：是诊断CA的金标准。由于心肌弥漫性浸润，心肌活检的敏感度可达100%，但取材困难且属于侵入性有创操作，临床并发症发生率为6%，多数患者不易接受，难以开展。

五、CA的诊断流程

2021年，欧洲心脏病学会与心包工作组就CA的诊治发布立场声明，诊断流程主要包括以下3步。

（1）疑诊：依赖于超声心动图检查结果，如果左心室壁厚度≥12 mm，外加≥1个特征性超声表现（表11-16-3），即可疑诊CA。

（2）确诊：通过适用于所有类型CA的有创诊断标准或适用于转甲状腺素蛋白CA的无创诊断标准明确诊断。有创诊断标准适用于所有类型的CA，即心内膜活检病理组织通过刚果红染色证实淀粉样物质沉积，无论左室壁厚度如何，可诊断为CA，或心外器官活检病理组织证实淀粉样物质沉积，同时合并CA的特征性超声心动图和心脏磁共振表现，在无其他原因解释左心室肥厚的前提下，可诊断为CA。无创诊断标准仅适用于ATTRm，即具有CA典型的超声心动图或心脏磁共振表现，伴放射性核素显像^{99m}Tc-PYP 2～3级心肌摄取，并且通过血清游离轻链检测及血、尿免疫固定电泳检测除外单克隆浆细胞增殖性疾病。

（3）分型：根据血液单克隆轻链检测及^{99m}Tc-PYP核素显像的结果进行初步鉴别，通过病理活检联合质谱分型确定诊断。在CA诊断成立后，需进一步明确淀粉样物质类型，质谱分析是金标准，临床中也可以使用免疫组化或免疫电镜进行识别。

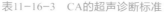

表11-16-3　CA的超声诊断标准

不能用其他原因解释的左心室壁厚度 ≥ 12 mm，同时满足下述（1）或（2）标准中的一项	
（1）典型的超声心动图表现（下述三项中具备两项）	
①Ⅱ级或更严重的舒张功能障碍	
②组织多普勒超声提示 s'、a' 和 e' 速度均减低（< 5 cm/s）	
③左心室整体长轴应变减低（绝对值< 15%）	
（2）多因素超声心动图积分≥ 8 分	
①左心室壁相对厚度（IVS+PWT）/LVEDD > 0.6	3 分
②多普勒 E/e' > 11	1 分
③ TAPSE ≤ 19 mm	2 分
④左心室整体长轴应变绝对值≤ 13%	1 分
⑤收缩期心尖部与基底部长轴应变比值> 2.9	3 分

注：IVS：室间隔厚度；PWT：左心室后壁厚度；LVEDD：左心室舒张末期内径；TAPSE：三尖瓣环收缩期位移。

　　在诊断CA时需要注意，虽然心肌活检被认为是确诊CA的金标准，但由于其侵袭性及风险较高，在临床实践中并不常规进行；患者只要具有典型CA超声心动图或心脏磁共振表现，且生化标志物阳性，或在其他组织活检证实有淀粉样变，即可诊断为CA，不一定要采取心内膜心肌活检。

六、CA的超声鉴别诊断要点

　　ＣＡ的超声心动图表现主要在于心肌肥厚的鉴别诊断见表11-16-4。

表11-16-4　CA的超声鉴别诊断要点

鉴别疾病	鉴别要点
高血压性心脏病	CA 的心电图 QRS 波呈肢体导联低电压，而高血压心脏病心电图呈左心室高电压；CA 除左心室壁对称性肥厚外，右室壁、房间隔及房室瓣也增厚，而高血压引起的是左心室壁肥厚，而右室壁、房间隔及瓣膜无肥厚；且肥厚左心室壁无闪烁"颗粒样"回声
肥厚型心肌病	CA 的心电图 QRS 波呈肢体导联低电压，而 HCM 常于胸导联出现巨大倒置的 T 波，或出现 Q 波；HCM 超声心动图常表现为心肌非对称性肥厚，室间隔 / 后壁厚度比至少 > 1.3，心肌回声可增强，但无"闪烁样""颗粒样"回声，LVEF 常明显增加，部分病例存在流出道梗阻，少见情况下可表现为左心室心尖或心腔中部心肌明显肥厚
急性心肌炎	此类疾病有感染病史，呈急性变化病程；部分患者因心肌水肿出现左心室壁显著增厚和收缩功能降低，但心肌厚度和功能可短期改善

七、治疗原则和预后

1.治疗原则

CA的治疗分为原发病治疗、心力衰竭管理和控制心律失常。

（1）原发病治疗：AL型CA的治疗目标是获得靶器官缓解，一线治疗是抗浆细胞治疗及外周血自体干细胞移植，抗浆细胞化疗方案包括基于硼替佐米的方案、基于美法仑的方案及基于免疫调控剂的方案。对于TTR，近年来针对发病机制不同节点开发了新药，包括氯苯唑酸、二氟尼柳和AG10等。器官移植是ATTR的治疗方式之一，包括原位肝移植和多器官移植。

（2）心力衰竭管理：CA患者主要表现为左室舒张功能障碍，导致左室充盈不足，每搏输出量减低。常用的控制心力衰竭的药物为祥利尿剂，可缓解患者的心力衰竭症状，但长期使用会导致肾功能不全。

（3）控制心律失常：CA患者因心房受累，易合并各种类型的房性心律失常。缓慢型心律失常的患者可能需要起搏器治疗。对于AL型CA合并非持续性室性心动过速的患者，可植入心律转复除颤器。

2.预后

CA预后差，一旦出现临床症状，则病程进展迅速，中位生存期一般<6个月，尤其是发展为右心衰竭后病情进展恶化，常短期内死亡。死亡原因主要为充血性心力衰竭，其次为心源性猝死。既往研究表明，NYHA心功能分级、NT-proBNP水平、左室射血分数、室间隔厚度、E/A等与患者预后相关，可以作为CA患者预后的预测因素。

八、超声诊断与临床相关思维

（1）重视了解CA患者的病史及相关临床症状。

（2）结合生物标志物检查结果，如血和尿 κ 、λ 轻链比例异常等。

（3）仔细观察CA的典型超声心动图表现可提示诊断，如心肌对称性肥厚，增厚心肌内可见闪烁样颗粒样回声、房间隔明显增厚（≥5 mm）、心瓣膜增厚或毛糙、心室基底段及中间段应变减低、心尖段应变保留（牛眼图显示心尖部樱桃红现象）。

（4）结合其他辅助检查结果，如心电图低电压，其与超声心动图显示的左心室肥厚相矛盾。

（王吴刚）

第十七节　Fabry病

Fabry病是一种X染色体隐性遗传的溶酶体贮积症，由皮肤科医师Johann Fabry和Anderson于1898年分别各自报道了1例患者，故名Anderson-Fabry病，简称Fabry病或AFD，也称血管角质瘤综合征，国内翻译为法布里病，是仅次于戈谢病的第二大溶酶体贮积疾病，Fabry病的早期临床表现通常是非特异性的，常被误诊，以至于许多患者被确诊时已经表现出不可逆转的器官损害。

国外报道男性新生儿的发病率为1/110 000～1/40 000，男女均可受累，由于Fabry病为X伴性遗传，结合该病的遗传方式，男性常为半合子呈完全表现型，女性则为杂合子无症状或较轻微。多在儿童至青少年时期发病，并随病程进展而逐渐加重，许多患者尤其是男性患者常在中青年死于严重的肾衰竭或心脑血管并发症。国内尚无人群发病率统计数据，有报道在终末期肾衰竭透析患者中法布里病的患病率为0.12%，有研究者在52例肥厚型心肌病患者中发现2例法布里病患者，患病率为1.92%。

一、定义

Fabry病是一种罕见的X染色体遗传性疾病（致病基因位于$Xq22.1$），其发病与人体α-半乳糖苷酶A基因突变有关，该酶活性部分或全部丧失，可造成与其代谢相关的物质［三己糖酰基鞘脂醇（Gb3）和相关的鞘糖脂］在人体各器官组织如心脏、肾脏、胰腺、皮肤、神经、肺等大量贮积，最终引起一系列脏器病变，症状可波及多个系统，造成全身受累。

Fabry病心血管损害很普遍，心脏障碍主要是因为鞘糖脂沉积在心肌细胞及传导组织，导致心肌细胞的增生及纤维化，受损部位包括心肌、传导系统、瓣膜及冠状动脉。Fabry病最常见的形态学模式是心肌向心性增厚，但偶尔也会见到室间隔不对称性增厚、偏心或正常室壁厚度。

二、分型

（1）经典型（患者α-半乳糖苷酶A活性明显减低或消失，导致多器官受累）。

（2）迟发型（患者α-半乳糖苷酶A活性轻度减低，多表现为心脏或肾脏单一器官受累）。

Fabry病绝大部分男性患者和极少部分女性患者为经典型，大部分女性患者为迟发型。

三、Fabry病的临床特征

该病的致病基因突变使 α-半乳糖苷酶A活性部分或全部丧失，造成与代谢相关的物质在人体各器官组织如心脏、肾脏、胰腺、皮肤、神经、肺等大量贮积，最终引起一系列脏器病变，症状可波及多个系统，造成全身受累（表11-17-1）。

表11-17-1　Fabry病的受累部位及临床表现

受累部位 （系统）	主要临床表现
肾脏	早期表现为尿浓缩功能障碍，如夜尿增多、多尿和遗尿，随病程进展可逐渐出现蛋白尿，甚至达肾病综合征水平，伴随肾功能损害，多在30岁左右进入终末期肾病
皮肤	皮肤血管角质瘤，常见于经典型患者，阴囊部角化血管瘤最明显，常伴有面部毛细血管扩张，皮肤表面红色斑点，压之不褪色，较大皮疹有过度角化，随年龄增长角质瘤数量和面积随之增多、增大
面容	男性患者多在12～14岁出现特征性面容，表现为眶上嵴外凸、额部隆起和嘴唇增厚
眼部	特征性的表现为角膜混浊、晶状体后囊混浊和视网膜血管迂曲，严重者可导致视力降低甚至丧失，常为女性患者就诊的主要原因之一
神经系统	多数患者会出现周围神经疼痛，表现为足底和手掌难以忍受的烧灼感，并放射到四肢近端，甚至出现痛性痉挛；自主神经受累时表现为少汗或无汗；中枢神经系统受累时多表现为早发的短暂性脑缺血发作或缺血性卒中
消化系统	多在进食后出现恶心、呕吐、腹胀、痉挛性腹痛和腹泻等症状，也可表现为吸收不良或便秘
心血管系统	可表现为高血压、冠状动脉受累导致的心肌缺血，心脏瓣膜病变和肥厚型心肌病，严重者可表现为心绞痛、心肌梗死和心力衰竭。多为疾病的晚期表现和主要的死亡原因
骨骼	青年及成年人患者中骨质疏松较常见，多见于腰椎及股骨颈

四、Fabry病的检查与评判标准

Fabry病的检与评判标准见表11-17-2。

表11-17-2　Fabry病的检查与评判标准

检查方法	评判标准
致病基因检测	是诊断 Fabry 病的金标准
α-半乳糖苷酶 A （α-Gal A）活性检测	男性、女性患者的血浆、白细胞中的 α-Gal A 活力显著减低，可直接作为诊断依据
血、尿 Gb3 和血球形 Gb3（lyso-Gb3）测定	血浆 lyso-Gb3 的水平与器官损害及其严重程度呈正相关，而且血浆 lyso-Gb3 水平在男性中的相关性比女性更高
病理检查	光学显微镜下可见相应的组织细胞空泡改变，电子显微镜下相应的组织细胞质内充满嗜锇"髓样小体"，为 Fabry 病特征性病理表现

续表

检查方法	评判标准
心电图	ST 段改变、T 波倒置和心律失常等
超声心动图	可见室间隔和左室后壁对称性增厚
增强心脏磁共振成像	可显示心肌壁内脂肪沉积和后壁纤维化
头颅磁共振成像	可见进行性的脑白质病变
尿沉渣检查	可见内含双折光脂质的泡沫样上皮细胞特征性的桑树状细胞和桑树小体

五、Fabry病的超声心动图表现

（1）左心室肥厚：左心室肥厚是该病患者常见的超声心动图表现，室间隔与左室游离壁呈对称性增厚，部分患者呈双心室肥厚（图11-17-1）。

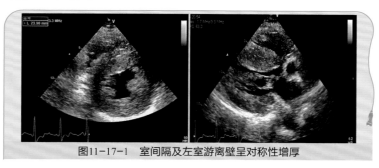

图11-17-1　室间隔及左室游离壁呈对称性增厚

（2）内膜、外膜边界出现"双边征"现象（图11-17-2）："双边征"是Fabry患者心脏受累的特异性超声表现，是Gb3在心脏各层内不同程度积聚所致，内层强回声为受累明显的心内膜和内膜下组织，中层低回声为受累较轻的心肌细胞层，外层强回声为心外膜。

（3）左心室收缩/舒张功能障碍。

（4）心脏瓣膜异常，以关闭不全为主，但程度较轻。

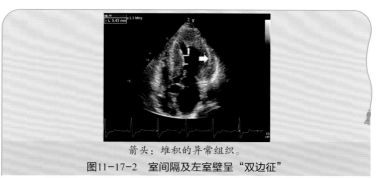

箭头：堆积的异常组织。

图11-17-2　室间隔及左室壁呈"双边征"

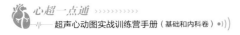

六、Fabry病的诊断与治疗

1.诊断

（1）基因诊断是法布里病的金指标，可通过提取外周血DNA或RNA或提取头发毛囊DNA进行基因检测。

（2）在明确确定了家族史和典型表型的情况下，如果男性的白细胞或血浆α-Gal A活性较低，则通常可以确诊。对于女性携带者，需要进行α-Gal A基因突变分析以做出诊断，男性和女性的诊断流程不尽相同，见图11-17-3。

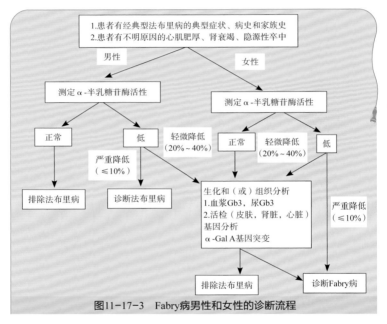

图11-17-3　Fabry病男性和女性的诊断流程

（3）羊膜或绒毛囊穿刺通过检测羊水及绒毛中（妊娠14周时）α-半乳糖苷酶的活性有助于产前诊断。

2.治疗

Fabry病的治疗重点在于补充缺失或不足的酶（α-Gal A）。主要分为特异性治疗和非特异性治疗。

（1）非特异性治疗：主要是针对各脏器受累情况给予相应的处理，如应用肾素-血管紧张素系统抑制剂治疗存在Fabry病的高血压患者；对慢性肾脏病患者的并发症给予标准治疗，并在需要时进行透析和（或）移植等。

（2）特异性治疗：酶替代治疗，即利用基因重组技术体外合

成 α-Gal A 替代体内缺陷的酶治疗 Fabry 病。

七、临床经验总结

（1）如果患者出现肢端疼痛、无汗、皮肤血管角质瘤、耳鸣、眼睛受累、蛋白尿、心肌肥厚等临床症状及具有男性重于女性的家族史，应考虑 Fabry 病。

（2）Fabry 病是一种 Gb3 沉积弥漫浸润心肌细胞的一种疾病，所以主要表现为左室壁均匀性向心性的增厚，右室壁亦可受累。

（3）Fabry 病出现心脏受累表现为左室壁肥厚时，难以与 HCM、CA 等疾病相鉴别，Fabry 病更符合限制型心肌病的特点，而 HCM 主要是左室壁增厚，且为非对称性肥厚，常表现为不对称的室间隔肥厚，同时可伴有左室流出道的梗阻，SAM 征这些在 Fabry 病中是少见的。

（4）在 Fabry 病的早期至中期，左心室显示轻度至中度向心性左心室肥大。在 Fabry 病的晚期，主要表现为心肌的纤维化，纤维化的进展也存在性别的差异，在男性患者中，左室壁出现增厚后发生心肌纤维化，心脏可扩大，室壁变薄。与男性患者相比，女性出现纤维化要延迟了大约10年，而且不一定需要出现心肌肥大。

（刘　哲）

第十八节　心脏结节病

一、定义

结节病是一种全身性肉芽肿病，病因不明，可累及全身多脏器，以侵犯肺实质为主，也可累及淋巴结、皮肤，以及神经系统、肝脏、肾脏、心脏等，临床过程较隐匿，心血管疾病是结节病患者死亡的主要因素。

心脏结节病（cardiac sarcoidosis，CS）大多为系统性结节病心脏受累表现，约有25%的结节病累及心脏，也可发生无其他器官结节病证据的孤立性 CS。同时还有部分 CS 患者存在非特异性症状或亚临床心脏受累，所以 CS 的真实患病率很有可能被低估。

二、临床表现

CS 最常见的临床表现是房室传导阻滞、心律失常、心力衰竭和猝死，其中比例最高的是房室传导阻滞。

CS的症状和体征包括心悸、晕厥、乏力、呼吸困难、端坐呼吸、心源性猝死。心悸可由室上性或室性心律失常引起，晕厥可能由房室传导阻滞、室性心动过速、室上性心动过速引起。乏力、呼吸困难和端坐呼吸反映CS会引起心力衰竭。CS可累及冠状动脉导致血管炎，是心绞痛的罕见原因。临床表现可以是偶然发现的情况，也可能表现为缓慢性或者快速性心律失常，甚至是猝死。随着心脏受累的进展，心肌功能进一步恶化，引起收缩和（或）舒张功能障碍，最终导致心力衰竭的发生。根据肉芽肿性炎症的部位和严重程度，CS的临床表现包括心脏传导障碍和心肌损害相关症状，而没有特征性的临床表现，临床中常被漏诊。

CS在各种族、各年龄人群中均可发生，平均发病年龄约50岁，最常见于中年女性。CS是一种原因不明的疾病，导致不同器官中Th1应答较高的非干酪样上皮样肉芽肿。

CS是遗传易感性和环境暴露共同作用导致的全身性炎症性疾病。心脏任何部位可受累，心室肌最常受累，心房、乳头肌、瓣膜、冠状动脉和心包也有报道。与其他病变器官一样，心脏病变也是从局灶性炎症进展为瘢痕。

三、CS临床诊断要点及诊断流程

CS的诊断仍是一个挑战。心脏影像学的进步提高了对CS的认识，同时也有助于识别接受治疗可获益的CS患者。患病率的增加（包括晚期心力衰竭或难治性心律失常在内的相关发病率）及治疗影响提高了对CS的认识。

目前，国际上已报道了三部CS治疗指南。第一部是1992年日本制定并于2006年修订的指南。第二部是1999年世界结节病和其他肉芽肿性疾病协会（World Association of Sarcoidosis and Other Granulomatous Disorder，WASOGD）发布的指南文件。第三部是美国心律学会（Heart Rhythm Society，HRS）于2014年提出的指南文件（表11-18-1，表11-18-2）。

表11-18-1　心律学会HRS心脏结节病诊断指南

CS 的诊断有以下 2 种途径：
1. 组织学诊断：
通过心肌组织学检查发现非干酪样肉芽肿，同时未发现其他原因时。
2. 临床诊断：通过侵入性或非侵入性检查
可能存在 CS，如果以下情况同时存在
①有心外结节病的组织学诊断

续表

②一种或以上的以下情况存在

a）皮质类固醇和（或）免疫抑制剂应答性心肌病或心脏传导阻滞

b）不明原因的 LVEF（＜40%）

c）不明原因的持续性（自发性或诱导性）室性心动过速

d）Mobitz Ⅱ 型二度或三度心脏传导阻滞

e）心脏正电子断层扫描（PET；与 CS 病灶一致）（

f）心脏磁共振钆对比剂延迟增强（LGE）模式符合 CS 表现

g）镓显像阳性（与 CS 病灶一致）

③排除了心脏表现的其他原因

资料来源：HRS Expert Consensus Statement on the Diagnosis and Management of Arrhythmias Associated With Cardiac Sarcoidosis，Heart Rhythm，2014.

表11-18-2　心脏结节病诊断指南

心脏受累的临床检查结果主要通过主要标准和次要标准进行评价，满足以下（1）或（2）高度提示心脏受累

心脏受累【主要标准】
（a）高度房室传导阻滞或致死性室性心律失常
（b）室间隔基底段室壁变薄或室壁解剖结构异常（室壁瘤、室间隔中部或上部变薄、局部室壁增厚）
（c）左室收缩功能异常（LVEF ＜ 50%）
（d）^{67}Ga 柠檬酸盐闪烁显像或 ^{18}F-FDG PET 显示心脏中异常高的示失踪剂蓄积
（e）钆增强磁共振成像显示心肌延迟对比增强

心脏受累【次要标准】
（f）异常心电图：室性心律失常（非持续的室性心动过速，多灶性或频发室性期前收缩），束支传导阻滞，轴偏离，异常 Q 波
（g）心肌灌注显像可见灌注缺损（SPECT）
（h）心内膜心肌活检：单核细胞浸润和中 - 重度心肌间质纤维化

CS 诊断指南
（1）组织学诊断组（心内膜心肌活检结果阳性的患者）：
当心内膜心肌活检或手术标本显示非干酪样上皮样肉芽肿时，组织学诊断为 CS
（2）临床诊断组（心内膜心肌活检结果阴性或未行心内膜心肌活检的患者）：
①当在心脏以外的器官发现上皮样肉芽肿时，临床发现高度提示上述心脏受累；或
②当患者的临床发现强烈提示肺或眼科结节病时；结节病的 5 个特征性实验室检查结果中至少有 2 个（表 11-18-1）；临床结果高度提示上述心脏受累

资料来源：JCS 2016 Guideline on Diagnosis and Treatment of Cardiac Sarcoidosis，Circulation Journal，2019.

　　在结节病的诊断中，重要的是证实存在非干酪样上皮样肉芽肿、器官特异性临床结果和结节病特异性实验室结果这三项内容。因此，当根据临床诊断标准诊断其他器官结节病时，应注意是否存在心脏受累。相反，对于有强烈提示CS的患者，应仔细检查其他器官是否受累。

　　CS血清生物标志物的实验室检查包括血管紧张素转换酶、溶菌酶、血清可溶性IL-2受体和血清/尿钙，但这些都不能确诊CS。

心脏磁共振、^{18}F-FDG PET和超声心动图等影像技术和临床经验的积累可更正确地诊断CS。心脏磁共振的典型表现是累及室间隔基底段至中间段，可延续至右心室的多发钆延迟显像增强，多为心外膜下及中层心肌。^{18}F-FDG PET局灶模式被认为是CS的特征性表现，还用于评价炎症的活动性，判断治疗过程是否停用激素。而超声心动图缺乏敏感度。

指南允许通过心内膜心肌活检或者心脏外科手术来明确心肌组织学诊断，从而排除CS的诊断，但心肌活检可能存在假阴性，在一项对符合常规诊断标准的相对严重CS患者的研究中，仅在10%～17%的患者中组织学诊断CS。

在心肌活检中发现非干酪样上皮样细胞肉芽肿和（或）单核细胞浸润，同时无心外脏器受累的情况，称为孤立性CS。孤立性CS病例占确诊或疑似CS患者的5%～15%。这种疾病可能为：①结节病的初始病变，未累及其他器官；②结节病仅累及心脏的一个类型；③或仅在心脏中检测到与结节病一致的结果，而在其他器官中未检测到结果。目前认为孤立性CS在病理生理学和预后方面其他器官同时受累的CS无差异，因此重要的是尽早识别、诊断并且立即开始适当的治疗（诊断标准见表11-18-3）。

表11-18-3　孤立性CS诊断指南

前提条件
（1）在心脏以外的任何器官中均未观察到结节病的临床结果特征（应详细检查结节病的呼吸系统、眼科和皮肤受累。当患者出现症状时，必须排除可影响相应器官的其他病因）。 （2）^{67}Ga 显像或 ^{18}F-FDG PET 未见心脏以外任何器官有异常示踪剂蓄积。 （3）胸部 CT 扫描显示肺内无肺部淋巴管旁影或肺门及纵隔淋巴结肿大（短轴＞10 mm）。
诊断标准
（1）组织学诊断组：当心内膜心肌活检或手术标本显示非干酪性上皮样肉芽肿时，组织学诊断为孤立性心脏结节病。 （2）临床诊断组：当满足 CS 诊断指南（表11-18-2）中的主要标准（d）或主要标准（a）至（e）中至少 3 个其他标准时，临床诊断为孤立性结节病。

资料来源：JCS 2016 Guideline on Diagnosis and Treatment of Cardiac Sarcoidosis，Circulation Journal，2019.

四、超声心动图诊断及鉴别诊断要点

1.CS超声诊断要点

超声心动图在CS诊断方面敏感度较低，指南指出，以下声像图征象均与CS有相关性，包括：①左右室收缩、舒张功能异常；②左右心室扩张，室壁运动异常，如室间隔基底段变薄、运动减低或局部室壁瘤；③限制型心肌病表现，如室壁增厚、限制性充盈；④左心室长轴应变受损。有研究总结了46位CS患者的超声心动图特点，发生左室壁变薄者39例，基底段变薄者9例，左室壁运动异常者43例，基底段运动异常者17例，弥漫性运动异常20例，右室壁运动异常2例，左室壁瘤8例，左心室室壁增厚8例，左室血栓形成2例，心包积液2例，明显二尖瓣反流15例。

2.CS病例超声图像举例（图11-18-1）

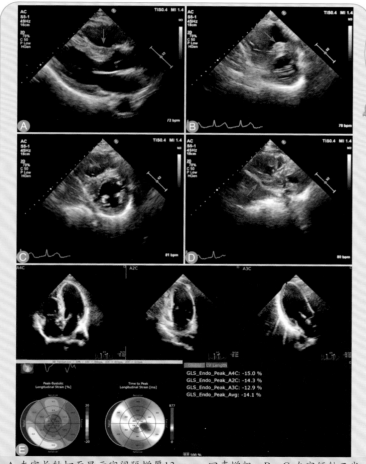

A.左室长轴切面显示室间隔增厚13 mm、回声增粗；B、C.左室短轴二尖瓣水平可见室间隔不均匀增厚，室间隔右室面不规则；D.右室游离壁增厚8 mm；E.二维斑点追踪技术提示左心室整体长轴应变减低。

图11-18-1　CS病例超声图像

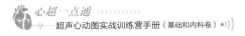

CS的超声图像多种多样，而且同一位患者在疾病的不同病程中可以发生巨大变化，由心肌增厚的限制性表型发展为室壁变薄、纤维化的扩张性表型。

对该疾病的诊断，临床医师应结合临床、影像学、组织病理学检查，从患者病史和多个器官的临床数据中寻找线索，当存在心脏肉芽肿性炎症的组织学证据并已排除该免疫应答的其他原因时，即可确诊CS。

3.鉴别诊断要点

在许多情况下，CS的诊断并不容易。它很难与扩张型心肌病、肥厚型心肌病、慢性心肌炎、巨细胞心肌炎及与全身性疾病相关的心肌炎相鉴别。有些患者在尸检、心脏移植或左室心肌组织学检查之前，未被诊断为CS。临床医师应仔细监测，并结合其他临床结果以做出诊断。

五、治疗原则及预后

1.治疗原则

治疗包括以下4个方面：①激素与免疫抑制剂治疗：一般而言，免疫抑制疗法（皮质类固醇疗法）可有效治疗心脏受累，确诊为CS的患者基本上应该接受糖皮质激素治疗；②心力衰竭治疗：常规药物治疗，血流动力学不稳定时考虑主动脉球囊反搏术、机械循环支持等；③抗心律失常治疗：快速性心律失常使用相关药物治疗，出现难治性恶性室性心律失常考虑植入ICD；④左室辅助装置或心脏移植：适用于终末期心力衰竭、难治性室性心律失常、反复心源性休克等。

2.预后

1年、5年和10年无移植心脏存活率分别为97%、90%和83%。心力衰竭患者预后较差，其10年无移植心脏存活率仅为53%。是否存在心脏受累可能决定结节病患者的预后。严重心力衰竭患者需要安装左室辅助装置或者心脏移植。

六、超声诊断与临床相关思维

CS的诊断复杂，主要依靠核素、磁共振和病理检测，而很难仅仅采用超声能够确诊，CS及孤立性CS的具体诊断流程见图11-18-2，图11-18-3。

（陶　瑾）

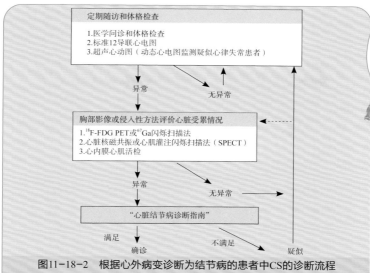

图11-18-2　根据心外病变诊断为结节病的患者中CS的诊断流程

（资料来源：HRS Expert Consensus Statement on the Diagnosis and Management of Arrhythmias Associated With Cardiac Sarcoidosis，Heart Rhythm，2014）

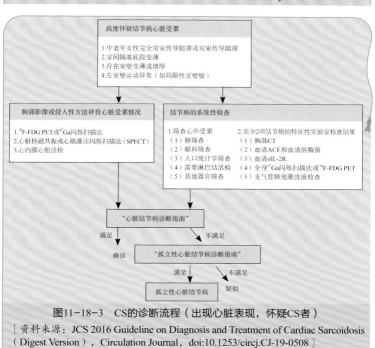

图11-18-3　CS的诊断流程（出现心脏表现，怀疑CS者）

［资料来源：JCS 2016 Guideline on Diagnosis and Treatment of Cardiac Sarcoidosis（Digest Version），Circulation Journal，doi:10.1253/circj.CJ-19-0508］

第十九节 Danon病

Danon病是一种X染色体显性遗传病，累及全身多个器官，常表现为心肌病、骨骼肌无力、认知功能障碍、肝损伤、呼吸系统疾病和视网膜病变。男性患者通常于儿童期起病，心肌肥厚为主要表现，伴有射血分数和传导系统异常，并迅速发展为致命性室性心律失常或心力衰竭。心室肥厚可以是Danon病的临床表现之一，也可以是唯一的临床表现。

一、定义

Danon病是一种由溶酶体膜相关蛋白-2（LAMP-2）基因突变导致的溶酶体存储障碍性疾病。由于溶酶体膜相关蛋白-2缺乏会导致LAMP-2功能缺失，LAMP-2在自噬体成熟过程中发挥着重要的作用，其功能缺失可引起溶酶体自噬降解功能下降，从而导致心肌和骨骼肌细胞内自噬性物质和（或）糖原沉积形成空泡。

二、临床情况

Danon病的临床情况见表11-19-1。

表11-19-1　Danon病的临床情况简表

临床症状	（1）男性发病早，且多在20岁前出现心脏症状，进展快，预后差，早期多表现梗阻性肥厚型心肌病，后出现心肌变薄、心脏扩大、心力衰竭，死亡的主要原因是严重心力衰竭 （2）女性发病晚，症状轻，进展慢，多表现为非梗阻性肥厚型心肌病
主要病因	Ⅱ型溶酶体相关膜蛋白（lysosome-associated membrane protein-2，LAMP2）的基因突变是导致Danon病的主要病因
心电图检查	心律失常在Danon病患者中常见，主要表现为房室传导阻滞和预激综合征是Danon病患者最常见的心律失常，且男性患者中的发生率高于女性。房室传导阻滞或预激综合征可进一步发展为心房颤动、室性心律失常，是患者猝死的主要原因
实验室检查	男性患者cTnI、CK-MB等心肌标志物指标升高；女性患者多正常
影像学检查	主要有X线、超声心动图检查、心脏磁共振
预后	心脏受累的临床表现、预后存在明显的性别差异，考虑可能与该病遗传方式为X连锁显性遗传有关

三、Danon病临床诊断要点

Danon病临床诊断要点见表11-19-2。

表11-19-2　Danon病临床诊断要点

检查内容	诊断要点
发生症状时间	男性患者平均在 12 岁时首次出现症状，大多数（88%）会发展为 HCM。18 岁左右时，可能已经进行心脏移植或死亡
发生临床症状	可累及全身多系统，其中以心肌肥厚、骨骼肌病和智力障碍三联征为主要临床表现
体格检查	骨骼肌病变最常表现为四肢近端和颈部的骨骼肌疲劳、无力，重者表现为肌肉萎缩及运动能力的丧失。智力障碍可表现为感知速度减慢、注意力分散、言语能力差、情绪不稳定、自控力差等
实验室检查	男性患者 cTnI、CK-MB 等心肌标志物指标升高，而女性患者多正常
心电图检查	左室高电压、宽大畸形 QRS 波和 ST-T 改变，预激心电图发生率较高
影像学检查	超声心动图、X 线胸片、心脏磁共振检查等
其他检查	骨骼肌或心肌活检行 LAMP2 免疫组织化学检查可作为确诊标准
基因检查	外周血 LAMP2 基因测序检测可作为诊断 Danon 病的金标准

四、超声心动图诊断及鉴别诊断要点

超声是Danon病重要的诊断方法，主要的超声特点见表11-19-3。

1.Danon病超声诊断要点

表11-19-3　Danon病超声诊断要点

观察内容	诊断要点
超声诊断	Danon 病患者在早期主要表现为心肌肥厚，部分可表现为扩张型心肌病（11% ~ 12%）
其他心脏大小及功能改变	早期可表现为射血分数正常、心室腔大小正常，晚期时左心室扩大或全心扩大，室壁运动弥漫性减低
心脏瓣膜	会出现不同程度的二尖瓣或三尖瓣反流，反流情况与心脏大小相关，当心脏扩大明显时，反流亦增多，心脏缩小时，反流亦会减低
血栓栓塞	当出现心功能降低时，可出现左室内附壁血栓

2.典型Danon病例超声图像举例（图11-19-1）

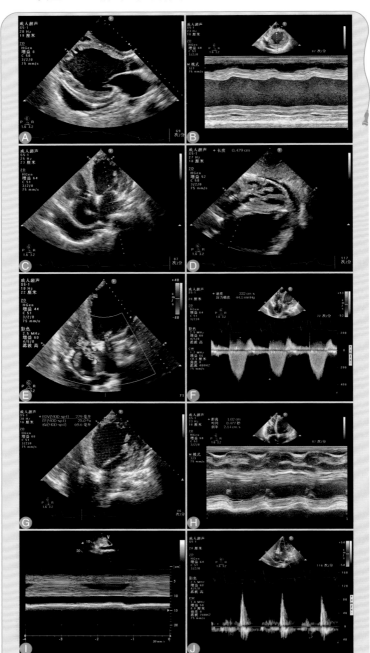

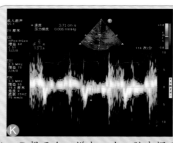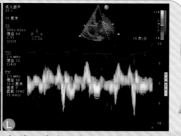

A～C.提示全心增大，右心腔内探及起搏器导线，室间隔及左室壁增厚（IVS：13 mm，LVPW：13 mm）心肌回声细腻增强、排列紊乱，中大量心包腔积液；D～F.提示左心室、右心室肌小梁增多，分布杂乱，心室中段及心尖部肌小梁明显增多，房室瓣瓣环扩张，三尖瓣中量反流，二尖瓣少量反流，肺动脉高压；G～I.提示左室壁、右室壁弥漫性运动减低，Simpson法测量左室射血分数约25%，三尖瓣环收缩期位移（TAPSE）为10 mm，下腔静脉增宽且吸气塌陷率＜50%；J～L.提示心室限制性的充盈障碍。

图11-19-1 Danon病例超声表现

3.鉴别诊断要点（表11-19-4）

表11-19-4 Danon超声鉴别诊断要点

鉴别疾病	鉴别要点
肥厚型心肌病	其为常染色体显性遗传的心肌疾病，常由肌小节基因突变引起，其病变以非对称性室间隔肥厚为主要特点，无骨骼肌和神经系统等多系统病变，无 LAMP2 基因突变可以鉴别
Pompe 病	其为常染色体隐性遗传病，多在婴儿期发病，其肌肉病理改变与 Danon 病相同，无法通过超声检查鉴别，需结合其他检查，如肌纤维呈空泡样改变，PAS 染色阳性，但病因为溶酶体内 α-葡萄糖苷酶缺陷，心肌、骨骼肌受累，多在 1～2 岁死于心力衰竭
高血压心肌病	有长年高血压的病史，心肌呈均匀性肥厚，严格控制血压后心肌肥厚具有可逆性
心肌淀粉样变	典型表现为左室壁弥漫均匀性增厚、舒张功能受损，该类患者存在一种特殊的应变模式，即"心尖应变保留模式"，即中间段至基底段心肌损伤最明显，心尖没有或轻微受累

五、治疗原则和预后

1.治疗原则

Danon病仍没有特效的治疗方法。目前认为，心脏移植手术是Danon病唯一有效的治疗手段，可以显著提高患者生存率，其手术时机的选择十分重要。

2.预后

Danon病患者预后差，恶性心律失常为其主要死因之一，该病可快速进展为心力衰竭的终末期阶段。

六、超声诊断与临床相关思维

（1）重视了解Danon患者的家族史情况及临床表现。

（2）最终疾病的确诊需要靠基因检查。

（3）仔细观察其超声心动图表现，重视其临床表现，对高度怀疑该病的患者应进行诊断和鉴别诊断。

（4）当年轻男性如出现超声表现为心肌肥厚、肌无力、血浆肌酸激酶升高、心电图发现预激综合征，应当高度警惕Danon病的可能，并尽早进行LAMP2基因检测，从而诊断或排除Danon病。

（赵　莹）

参考文献

[1] AHMAD S A，BRITO D，KHALID N，et al.Takotsubo Cardiomyopathy，2022 Mar.

[2] 张茗卉，郭春燕，赵树梅，等.心肌淀粉样变性——不陌生的心衰.中国医学论坛报今日循环，2019，10：21.

[3] Circulation research.Circ Res，2017，120（1）：1.

第 **12** 章

超声诊断冠状动脉粥样硬化性心脏病实战训练营

>>>>>>>>>>>>>>>>>>>>>>>>>

第一节　节段性室壁运动异常

冠状动脉粥样硬化性心脏病（coronary atherosclerotic heart disease，CHD）简称冠心病，是冠状动脉发生粥样硬化造成管腔狭窄、闭塞或冠状动脉痉挛，导致冠状动脉供血障碍、心肌缺血改变，又称为缺血性心脏病（ischemic heart disease，IHD）。

心室不同部位的心肌接受冠状动脉不同分支的血液供应，当冠心病导致局部血管狭窄时会造成相应的心肌供血异常，在超声上就可能会在静息或负荷状态下观察到相应心肌运动的障碍——节段性室壁运动异常（regional wall motion abnormality，RWMA）。

超声心动图诊断冠心病主要是通过各种超声方法来定性、半定量和定量地确定节段性室壁运动异常，从而间接推测冠状动脉的病变位置和心肌受损情况。总之，节段性室壁运动异常是超声诊断冠心病的基础。

一、定义

超声可观察心室壁的某些部位、相应的心肌运动、室壁增厚或完全不运动的表现。

二、临床诊断方法

（1）目测法：肉眼观察二维超声节段性室壁运动异常；分辨运动减弱、消失、矛盾运动；操作简便，适用性广；主观性强，可根据医师的经验来判断。

（2）室壁运动评分法：对每一节段心肌运动进行半定量"1~5分"评分，1分表示心肌正常运动，2分表示心肌运动减弱，3分表示心肌运动消失，4分表示心肌矛盾运动，5分表示室壁瘤。

室壁增厚率的诊断标准：（左心室收缩期室壁厚度−舒张期室壁厚度）/舒张期室壁厚度×100%；正常值＞25%；通过二维超声、M型超声进行测量。

定量测量心肌的运动情况：每个心肌节段的运动速度/位移；应变/应变率；采用组织多普勒、斑点追踪技术进行测量。

此外，评估节段性室壁运动异常的新技术，即三维超声、心肌声学造影和负荷超声心动图见"本章第六节"。

三、心脏室壁运动的节段分法

冠状动脉供血与心肌节段可以一一对应，根据指南冠状动脉的常用供血节段，推荐可将左室壁节段分为16节段或17节段，17节段与16节段分法类似，仅比16节段多了心尖帽的概念（图12-1-1）。右室壁节段划分详见图12-1-2。

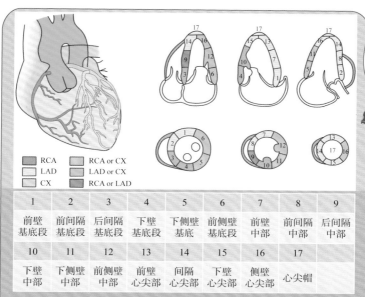

1	2	3	4	5	6	7	8	9
前壁基底段	前间隔基底段	后间隔基底段	下壁基底段	下侧壁基底	前侧壁基底段	前壁中部	前间隔中部	后间隔中部

10	11	12	13	14	15	16	17	
下壁中部	下侧壁中部	前侧壁中部	前壁心尖部	间隔心尖部	下壁心尖部	侧壁心尖部	心尖帽	

RCA：右冠状动脉；LAD：左前降支；CX：左旋支。前壁、前间隔、后间隔心尖段由前降支供血；下侧壁（既往也称为后壁）、前侧壁基底段及中段可以由回旋支供血；侧壁心尖段由左回旋支/左前降支共同供血；左心室下壁、后间隔基底段及右室壁由右冠状动脉供血。

图12-1-1　冠心病血管分支与相应节段血管17节段分布

［资料来源：GALDERISI M，COSYNS B，EDVARDSEN T, et al. Standardization of adult transthoracic echocardiography reporting in agreement with recent chamber quantification, diastolic function, and heart valve disease recommendations: an expert consensus document of the European Association of Cardiovascular Imaging. Eur Heart J Cardiovasc Imaging, 2017, 18 (12)：1301-1310.］

在图12-1-1中，外环代表心底节段，中环代表二尖瓣乳头肌水平，内环代表心尖水平。右室壁与左心室前连接处，为前间隔和前壁直接的边界。从此点开始，心肌被分成6个各成60°的相等节段。16节段或17节段模式的心尖心肌为4个各为90°的相等节段。在17节段模式，加入另一节段（心尖帽）。

四、意义

超声心动图主要根据节段性室壁运动异常来分析判断冠心病患者中可能存在的心肌缺血或梗死，但是超声敏感度不高，只有当冠状动脉血供减少50%以上时，超声才能识别出室壁运动异常，所以必要时要借助负荷超声心动图检查，负荷超声心动图可以把节段性室壁运动异常的敏感度提高到80%以上。此外，非ST段抬高型心肌梗死由于梗死部分为非透壁性的，往往也不能发现相应的节段性室壁运动异常。

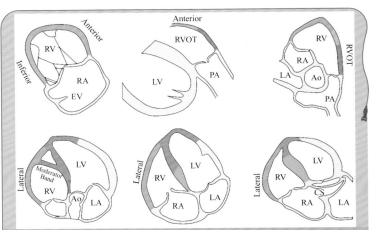

绿色：右冠状动脉的后降支，紫色：右冠状动脉锐缘支，红色：右圆锥支，蓝色：左前降支。黄色：其他供血节段。切面依次为胸骨旁右心室流入道切面、右心室流出道长轴切面、剑突下大动脉短轴切面、心尖五腔心切面、右心室为焦点的四腔心切面、冠状静脉窦切面。

图12-1-2 右室壁供血节段及超声切面示意

［资料来源：ARVANITAKI A，GIANNAKOULAS G，BAUMGARTNER H，et al. Eisenmenger syndrome：diagnosis，prognosis and clinical management. Heart. 2020，106（21）：1638-1645.］

虽然节段性室壁运动异常被认为是心肌缺血和心肌梗死的特征性超声心动图表现，但是，还必须认识到，节段性室壁运动异常并不是冠心病的特有表现，左束支阻滞、胸廓异常、肺部疾病、右心室压力和容量负荷过重、右心室起搏器的置入、开胸心脏手术也会出现异常的室间隔运动，局限性包裹性心包粘连等均会引起节段性室壁运动异常。

五、病例实战分析

正常室壁各节段运动幅度稍有差异，室壁中间段运动幅度＞心尖部＞基底段。此外，左心室后壁运动幅度＞室间隔。正常室间隔运动幅度为5～8 mm，＜5 mm称为运动幅度减低；左心室后壁运动幅度为7～14 mm，＜7 mm称为运动幅度减低（表12-1-1）。

当室壁增厚率＜25%时为异常，室壁增厚率越小，说明心肌缺血导致室壁运动异常越严重。

表12-1-1　存在不同节段性室壁运动异常的示意

节段性室壁运动异常的部位	典型图像
前壁	
后壁	
下壁	 下壁矛盾运动，下壁中上段室壁局部膨凸
右室壁	 右室及室间隔心肌梗死发生机械并发症，室间隔穿孔

续表

节段性室壁运动异常的部位	典型图像
室间隔	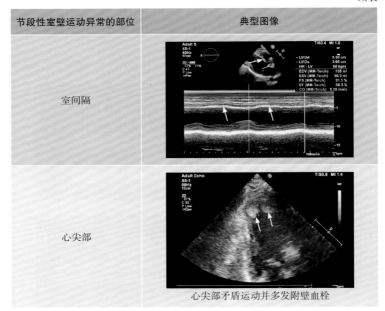
心尖部	心尖部矛盾运动并多发附壁血栓

注：*请扫二维码观看视频。

（田莉莉）

第二节　超声对冠心病患者心功能的评估

对于存在着节段性室壁运动异常的冠心病患者，往往不能单纯采用M型超声来评估左心和右心室功能。指南和临床推荐可采用二维双平面Simpson法、三维超声来评估左心室容积和射血分数，采用组织多普勒和应变技术来评估左心室局部功能，而采用三尖瓣环收缩期位移、右心室面积变化分数及三维超声等评估右心室的收缩功能。

（1）M型超声测量左心室射血分数：左心室射血分数 = （左心室舒张末期容积−左心室收缩末期容积）/左心室舒张末期容积×100%。

　　M型超声能发现较为明显的局部室壁运动异常，并协助测量心脏收缩功能，这种方法的优点就是测量方便省时，但存在节段性室壁运动异常时测量会有误差（图12-2-1）。

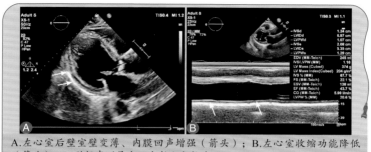

A.左心室后壁室壁变薄、内膜回声增强（箭头）；B.左心室收缩功能降低（箭头），M型超声测量左心室射血分数为43.7%。

图12-2-1　陈旧性心肌梗死患者的超声表现

　　（2）双平面Simpson法测量左心室射血分数：分别于收缩末期和舒张末期，在心尖四腔心及两腔心切面手动描记心内膜以计算容量，沿左心室长轴将左心室分成20等分的圆柱体，各圆柱体容积之和即为左心室容积。在描记过程中，应将乳头肌从室腔中剔除。双平面Simpson法弥补了M型超声在面对节段性室壁运动异常时的不足，但仍依赖几何学假设，不能适用所有患者，且操作较为烦琐，如果图像不清晰或医师操作不熟练，测量误差会增大（图12-2-2）。

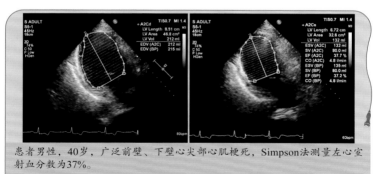

患者男性，40岁，广泛前壁、下壁心尖部心肌梗死，Simpson法测量左心室射血分数为37%。

图12-2-2　双平面Simpson法测量左心室射血分数

　　（3）三尖瓣环收缩期位移评估右心室功能：三尖瓣环收缩期位移正常值≥17 mm，见图12-2-3。

　　（4）右心室面积变化分数评估右心室功能：右心室面积变化分数=（右心室舒张末期面积-右心室收缩末期面积）/右心室舒张

末期面积×100%（右心室面积变化分数<35%，提示右心室收缩功能减退，见图12-2-4）。

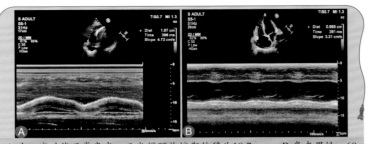

A.右心室功能正常患者，三尖瓣环收缩期位移为18.7 mm；B.患者男性，60岁，冠心病支架术后右心功能降低，三尖瓣环收缩期位移为8.6 mm，提示右心室收缩功能降低。

图12-2-3　三尖瓣环收缩期位移评估右心室功能

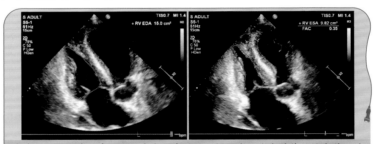

患者男性，56岁，高血压10余年，急性心肌梗死出现右室壁节段性室壁运动异常，右心室面积变化分数为35%。

图12-2-4　右心室面积变化分数评估右心室功能

（5）组织多普勒超声评估心室功能：直接测量二尖瓣间隔侧、侧壁侧及三尖瓣环的运动速度，当三尖瓣侧壁瓣环s' <9.5 cm/s时，提示右心室收缩功能异常（图12-2-5）。

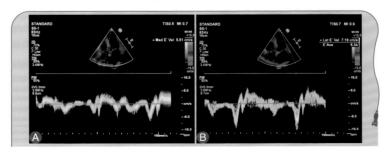

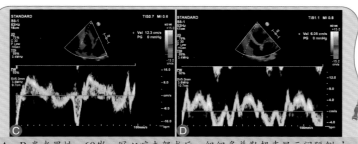

A、B.患者男性，69岁，冠心病支架术后，组织多普勒超声显示间隔侧e'为5.5 cm/s（图A）、侧壁侧e'为7 cm/s（图B），结合患者左心房容积增大，超声提示左心室舒张功能降低；C.右心室收缩功能正常患者，组织多普勒超声显示三尖瓣环s'为12 cm/s；D.组织多普勒超声显示三尖瓣环s'为6.5 cm/s，提示右心室收缩功能降低。

图12-2-5 组织多普勒超声评估心室功能

组织多普勒所测s'值与其他方法测得的右心室收缩功能值，如三尖瓣环收缩期位移、右心室面积变化率均具有良好的相关性，但在评估术后患者心功能时，因为右室心肌对低温刺激较左室心肌更敏感，所以开胸术后患者在围术期及术后短期复查右心室s'值及三尖瓣环收缩期位移值均减低，测值并不能准确反映右心功能，此时需结合右心室面积变化率或右心室射血分数来评估。

对于三维超声、心肌应变技术评估心脏功能等详见"本章第六节"。

（田莉莉）

第三节　真性室壁瘤

室壁瘤分为真性室壁瘤（也称解剖性室壁瘤）和假性室壁瘤（详见"第11章第四节"）。另有分类将室壁瘤分为真性室壁瘤、假性室壁瘤、功能性室壁瘤三类。超声心动图是诊断室壁瘤的常用方法，本节主要详述真性室壁瘤的超声诊断和鉴别诊断特点。

一、定义

目前对真性室壁瘤的定义仍存在争议，有文献资料认为，真性室壁瘤的定义为"真性室壁瘤指左心室舒张期轮廓异常伴收缩期运动障碍或反向膨出的区域"。根据超声特点倾向于将其定义为向外膨凸的因室壁无运动或反向运动的左心室局部区域，通常发生在左心室心尖部和下壁，临床上诊断真性室壁瘤往往直接称为"室壁瘤"（图12-3-1）。

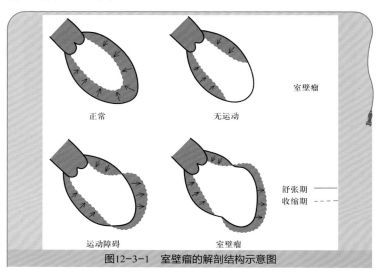

图12-3-1 室壁瘤的解剖结构示意图

真性室壁瘤又分为先天性室壁瘤和获得性室壁瘤。尸检研究显示，82%的室壁瘤位于左室心尖部，9%位于右心室，9%位于双心室。先天性室壁瘤发病率低。获得性室壁瘤最常见的病因是继发于透壁性心肌梗死，其中最常见于左冠状动脉前降支闭塞导致的前壁及心尖部室壁瘤，以及右冠状动脉主干闭塞导致的左心室下壁室壁瘤。左室心尖和前壁室壁瘤的发病率是下壁的4倍以上。其他获得性的病因主要包括肥厚型心肌病、应激性心肌病、心肌炎、致心律失常右室心肌病等心脏疾病，以及结节病、Chagas病等系统性疾病心脏受累等。本节主要介绍冠心病相关的室壁瘤。

冠心病相关的真性室壁瘤是心肌梗死的常见并发症，真性室壁瘤的发展包括2个基本阶段：早期扩张和晚期重塑。研究发现，50%的室壁瘤形成于心肌梗死后48小时内，其余发生于心肌梗死后2周内，冠状动脉侧支与室壁瘤形成有很强的相关性，缺乏侧支循环可能是形成运动不良的室壁瘤的必备条件。左心室室壁瘤形成的因素可能包括周围心肌收缩力的保留、透壁性心肌梗死、侧支循环的缺乏、再灌注的缺乏、室壁压力的增加、高血压、心室扩张及室壁变薄等。

由于心肌梗死区域心肌坏死、纤维化及心肌组织消失，导致心肌变薄，心腔内压力使其逐渐向外膨出，从而引起室壁瘤的形成。

室壁瘤导致心脏扩大、心脏形态失常、心脏功能降低。室壁瘤常累及心肌全层，在心室舒张期和收缩期均向外膨凸变形，在收缩期无向心运动，呈反向的离心运动（也称矛盾运动），与正常心肌交界部位可见宽大的"瘤口"，呈瓶颈形态。

功能性室壁瘤可以理解为真性室壁瘤的一种，与其对比的是解剖性真性室壁瘤。解剖性室壁瘤在收缩期和舒张期都向外膨出，室壁出现明显的矛盾运动；而功能性室壁瘤仅在收缩期向外膨出，在左心室造影上表现为运动障碍区。这种运动障碍区是一种急性缺血区，有恢复或部分恢复功能的可能性；或者是一个由心肌和纤维组织交错混合存在的区域。这类功能性室壁瘤瘤壁尚有存活心肌，不宜手术切除。

二、临床表现

急性心肌梗死后，特别是大面积透壁性心肌梗死，可导致左室心腔变形、左心室扩大、梗死心肌变薄向外扩张、收缩功能变差。而梗死心肌周围的心肌继续发生梗死，从而导致梗死区进一步扩展，部分变薄瘢痕化心肌运动减弱消失，甚至向外膨出，导致心脏功能进一步下降，所以出现室壁瘤的患者预后较差，常合并心力衰竭。主要的临床表现如下。

（1）心绞痛：是大多数左心室室壁瘤患者最常见的症状。60%以上患者合并三支病变，左心室扩张导致室壁张力增加是心肌耗氧增加的重要影响因素，部分患者表现为顽固性心绞痛。

（2）呼吸困难：由于左心功能不全或充血性心力衰竭导致呼吸困难、端坐呼吸等。

（3）心律失常：约1/3的室壁瘤患者有房性或室性心律失常，可导致心悸、晕厥、猝死等。

（4）血栓栓塞：心室附壁血栓引起动脉血栓栓塞，导致动脉供血脏器缺血的相关症状，如脑、肾、脾或肢体动脉栓塞等。

三、临床检查诊断要点

真性室壁瘤是指轮廓清晰、纤薄、有瘢痕或纤维化的室壁，不含心肌或含有坏死的心肌，是透壁性心肌梗死心脏重塑后形成的。外科术中心室排空后则向内塌陷，病理呈陈旧性透壁性心肌梗死。临床诊断大多来自影像学的证据。相关诊断方法如下。

（1）心电图检查：一般认为符合以下条件越多，诊断的准确性越高：①ST段弓形抬高≥1 mV；②ST段抬高≥1 mV，持续1个月或≥2 mV持续15天；③ST段抬高的同一导联有异常Q波；④ST段抬高至少出现在4个导联；⑤运动负荷心电图试验时ST段弓形抬高≥1 mV。

（2）超声心动图检查：是目前广泛应用的室壁瘤检查手段，敏感度为65%～91%，特异度高达83%～95%。对诊断左心室室壁瘤具有敏感度和特异度，可发现附壁血栓，评价二尖瓣的反流情况，同时也能鉴别真性或假性室壁瘤。

（3）磁共振检查：真性室壁瘤的磁共振影像学表现如下。①受累节段室壁变薄，室壁增厚率消失；②受累节段无运动或矛盾运动；③瘤体与左心室腔相通，瘤口较大；④瘤壁延迟强化，与正常左心室壁相连续，无中断现象。同时，磁共振检查是评估左心室容量最可靠的手段，也可以明确附壁血栓。

（4）单光子发射计算机断层成像（single-photon emission computed tomography，SPECT）检查：进行心肌血流灌注显像，可以评价室壁瘤处心肌血流受损情况，门控显像对于评价室壁瘤心肌运动及心室同步性有重要意义。正电子发射型计算机断层显像（positron emission computed tomography，PET）对于鉴别心肌梗死早期真性室壁瘤和功能可恢复的冬眠心肌有重要意义。

（5）左心室造影检查：是诊断左心室室壁瘤的金标准，造影可显示大面积室壁运动障碍。局部室壁的收缩功能可通过描记舒张期末及收缩期末左室腔边缘计算得出。左心室造影还可以发现室壁瘤的钙化及附壁血栓的情况，但为有创检查。

（6）X线检查：可见左心室扩大或心脏增大，但对室壁瘤的诊断并无特异度。

（7）病理学检查：瘤壁薄而平滑，以纤维组织和坏死心肌为主，有完整的心内膜和心肌层。心内膜肌小梁消失，心肌层大部分为坏死心肌，多可见残留的存活心肌，腔内附壁血栓形成常见。

四、超声诊断及鉴别诊断要点

1.超声诊断方法

（1）二维超声：是诊断左心室室壁瘤较为敏感和特异的方法，可以描述和评价室壁各节段的室壁厚度、室壁回声、运动幅度、收缩增厚率等情况。通过标准切面的扫查，一般不会遗漏室壁瘤，检查中要注意连续的、多切面的观察及图像的局部放大。

（2）M型超声：可见病变节段室壁的矛盾运动及收缩增厚率减低。

（3）三维超声：测量形态失常左心室的射血分数、左心室舒张末容积等。

（4）超声对比增强显像：对于声窗较差的患者，二维超声难以确定是否有附壁血栓，超声对此增强显像可确诊。

2.超声诊断要点

真性室壁瘤的超声诊断要点如下。

（1）室壁瘤位置：可见于室壁各节段，最常见的是左室心尖部。

（2）室壁瘤大小、范围：室壁瘤处心肌纤维化，与正常心肌分界明显，在不同时相、切面、角度，观察到的室壁瘤大小不完全一致，受操作者经验及手法影响大。由于目前仍未有明确室壁瘤测量指南规范，故我们结合临床和自身经验，推荐一种测量方法供大家参考。①测量膨出范围，推荐以"瘤口"处作为边界；②通过动态的图像寻找心脏膨出交界区作为"瘤口"的位置；③真性解剖性室壁瘤可在舒张期进行测量；④于通过心尖系列切面测量膨出区域的上下径、左右径、前后径描述室壁瘤膨出的范围，在条件受限的情况下，测量其中2个径线。

（3）附壁血栓及血栓活动性：活动性较大的血栓需要汇报"临床危急值"。

（4）节段性室壁运动异常：在超声检查中，根据观察到的心肌节段室壁收缩增厚率和心内膜运动幅度评估局部心肌功能。由于心肌运动可能是由相邻节段栓系或整体心脏位移引起，因此区域变形（增厚、缩短）应该是分析的重点。但是，必须认识到变形也可能是被动的，因此可能并非总能准确地反映心肌收缩。

（5）心室功能：室壁瘤形成后，左心室形态失常，需要通过双平面Simpson法或三维超声的方法测量心室的射血分数。

（6）继发的瓣膜反流情况：左心室下后壁心肌梗死常伴发缺血性的二尖瓣关闭不全。同时还要关注急性心肌梗死相关的机械并发症，如二尖瓣乳头肌断裂、腱索断裂、瓣叶脱垂引起的重度二尖瓣关闭不全。

3.病例实战举例

真性室壁瘤的经典病例见图12-3-2～图12-3-4。

4.鉴别诊断

（1）心脏憩室：是一种少见的先天性心脏畸形，为室壁出现的肌性或纤维性向外囊性突出结构。肌性憩室相对多见，最常发生的部位是心尖部和主动脉瓣下。肌性憩室室壁有完整的3层结构，运动正常或减低，瘤壁与周边正常组织自然延续，瘤壁具有心肌组织，甚至有肌小梁结构，与其他节段室壁同步收缩，瘤体口径偏小。纤维性憩室更为少见，憩室室壁由纤维组织构成，无收缩。

（2）假性室壁瘤：本质是心室游离壁破裂，心肌组织消失（详见"第11章第四节"）。

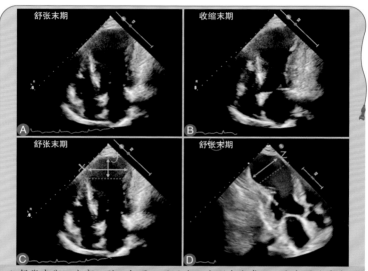

A.舒张末期心尖部四腔心切面，显示左心室形态失常，心尖部圆隆膨出；B.收缩末期膨出部分的室壁反向运动，室壁瘤与正常室壁间可见室壁瘤宽大"瘤口"；C.虚线显示舒张末期室壁瘤"瘤口"位置，以此为边界确定室壁瘤范围，如双箭头直线所示，x为左右径，y为上下径；D.舒张末期心尖部三腔心切面，虚线示舒张末期室壁瘤"瘤口"位置，如双箭头直线所示，z为室壁瘤前后径。

图12-3-2　典型左室心尖部室壁瘤的超声表现

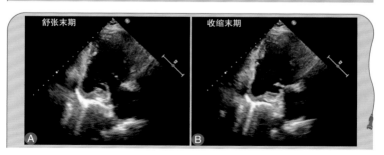

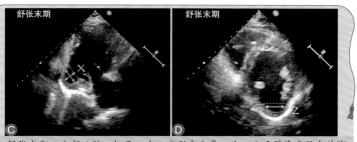

A.舒张末期心尖部三腔心切面，左心室形态失常，左心室后壁基底段向外膨出；B.收缩末期膨出部分的室壁反向运动，室壁瘤与正常室壁间可见室壁瘤宽大"瘤口"；C.虚线显示舒张末期室壁瘤"瘤口"位置，以此为边界确定室壁瘤范围，如双箭头直线所示，x为前后径，y为上下径；D.舒张末期心尖部三腔心切面，虚线显示舒张末期室壁瘤"瘤口"位置，如双箭头直线所示，z为室壁瘤左右径。

图12-3-3　典型左心室后壁室壁瘤的超声表现

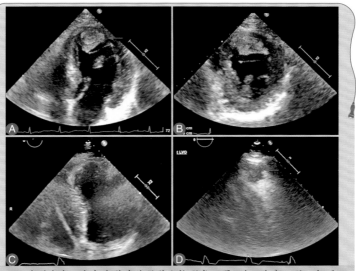

A、B.典型左室心尖部室壁瘤伴附壁血栓形成：图A为心尖部四腔心切面，显示左室心尖部室壁瘤伴附壁血栓形成（箭头），图B为从左心室短轴中间段至心尖段显示该附壁血栓（箭头）；C、D.通过超声对比增强显像的方法确诊左室心尖部室壁瘤伴附壁血栓形成：图C为心尖部四腔心切面，显示左室心尖部室壁瘤形成，但其内部显示不清，图D为通过静脉注射超声对比剂，心尖部局部呈对比剂"充盈缺损"（箭头），提示心尖部室壁瘤伴附壁血栓形成。

图12-3-4　室壁瘤伴附壁血栓的超声表现

五、治疗原则及预后

在冠状动脉疾病患者中，关于冠状动脉血运重建的治疗决策应基于临床适应证，冠状动脉旁路移植术（coronary artery bypass grafting，CABG）和经皮冠状动脉介入治疗（percutaneous coronary intervention，PCI）均是治疗冠心病心肌缺血的有效手段。

1.内科治疗

无症状的慢性室壁瘤，预后相对较好，以内科治疗为主。如果有明确的室壁瘤合并附壁血栓形成，内科需要加强抗凝治疗，预防继发的栓塞并发症。建议应使用口服抗凝药物治疗至少3个月，最多可达6个月（Ⅰ级，C），并定期进行超声心动图检查，根据血栓消失情况和出血风险等在医师指导下调整抗凝药。

2.外科治疗

冠状动脉旁路移植手术四大经典指征：①心绞痛；②充血性心力衰竭；③室性心律失常；④血栓栓塞或证实有左心室附壁血栓者。具有上述症状的患者接受手术治疗，明显优于药物治疗的远期疗效。

慢性无症状室壁瘤没有手术指征。2013年美国心脏协会基金会/美国心脏协会指南未明确任何级别的外科修复建议，但建议对难治性心力衰竭、药物或射频消融不适用的室性心律失常、抗凝治疗后血栓栓塞复发的患者进行左心室室壁瘤手术。

1984年Vincent Dor发明了左心室补片成形术，也称Dor手术，提出了左心室重建术，即切除瘢痕心肌、缩小左心室容积、恢复左心室形态，目前数据提示远期临床结果良好。之后又出现了SAVE术、KISS术及心内膜环缩术，统称为左心室重建术。左心室重建术还包括了线性折叠术、补片成形术、心内膜环缩术等。运动不良和无运动左心室室壁瘤导致左心室显著扩大，左心室收缩末容积指数超过80 mL/m^2，舒张末容积超过120 mL/m^2，手术治疗的意义较大。关于室壁瘤的随机对照研究表明，室壁瘤相对较小、无运动节段较少的患者生存率及症状改善的获益均较大。

左心室室壁瘤的相对手术指征：确诊处于扩张状态或巨大的室壁瘤、心绞痛或充血性心力衰竭、心律失常、破裂、假性室壁瘤、先天性室壁瘤、栓塞。

左心室室壁瘤手术的相对禁忌证，包括极端的麻醉风险、室壁瘤以外的心肌功能受损、静息心脏指数＜2.0 L/（min·m^2）、严重的二尖瓣反流、非透壁性心肌梗死的证据（冬眠心肌），以及分界不清晰的非孤立的未变薄的室壁瘤。

左心室功能严重受损、症状严重的患者可行心脏移植术。

六、超声诊断与临床相关思维

（1）左心室室壁瘤是冠心病急性心肌梗死后的常见并发症，

病死率高，室壁瘤与不良预后相关。左心室容量和收缩功能是影响室壁瘤患者预后的主要因素，因此，准确测量左心室容量和功能，对指导临床治疗及判定预后具有重要意义。

（2）室壁瘤患者左心室扩大、变形，所以超声测量误差较大。心脏磁共振检查目前被认为是测量心腔容量、射血分数的"金标准"。三维超声容积的测量是基于心腔的真实形态，不以几何假设为基础，对容积与心功能的准确测量具有独特优势，实时三维超声是评价左心室容积和左心室收缩功能的好方法。

（3）左心室容积和左心室射血分数的准确测量在室壁瘤患者术前评估、手术适应证、手术方式的选择和判断预后中有重要作用。

（4）对于冠状动脉血运重建的患者是否需要同时进行室壁瘤手术，最佳治疗策略决策应以患者为中心，结合患者的情况，包括身体质量指数、年龄、射血分数、冠状动脉病变的位置、二尖瓣关闭不全程度，以及是否有糖尿病、脑卒中等，共同制订决策。

（陶　瑾）

第四节　假性室壁瘤

一、定义

急性心肌梗死的机械并发症包括二尖瓣乳头肌断裂、室间隔穿孔、室壁破裂和假性室壁瘤。室壁破裂发生在室间隔时即表现为室间隔穿孔，室壁破裂发生在左心室游离壁则表现为大量心包积液、心脏压塞或假性室壁瘤。

左心室游离壁破裂后，大部分患者会在短时间内死于心脏压塞。少数患者的室壁破口被局限包裹，形成一个与左心室相通的囊腔，即假性室壁瘤，这种情况极其少见。假性室壁瘤的瘤壁不是心肌组织，而是由血凝块、心外膜、部分粘连的心包构成，所以不稳定，随时可能发生破裂。

假性室壁瘤最常见于急性心肌梗死，其他原因还包括外科手术后、胸部钝挫伤或贯通伤、感染等。本节主要讨论冠心病相关的假性室壁瘤。

二、临床表现

左心室游离壁破裂可以分为3个临床病理类型：急性、亚急性及慢性。急性左心室游离壁破裂的临床表现为突发的剧烈胸痛、电机械分离、深度的休克，患者会在数分钟内死于心脏压塞。亚急性破裂的特点是破口相对较小，可以暂时被血凝块或纤维性心包粘连封闭，患者可以表现出心脏压塞的症状或者体征，可能导致心源性休克。与其他心肌梗死并发症的症状相似，可以持续数小时、数天或更长的时间。慢性破裂时，渗血速度较慢，心外膜周围的粘连形成，可暂时控制出血，形成假性室壁瘤。

假性室壁瘤通常发生在心肌梗死5～10天后，常继发于回旋支闭塞。其临床表现多样，包括充血性心力衰竭、胸痛、呼吸急促，以及心律失常、全身性栓塞体征、心源性猝死等，但均不是其特异性的临床症状，甚至有部分患者在诊断时无症状。

假性室壁瘤多继发于透壁性心肌梗死后，多发生在冠状动脉的末端出现急性缺血且侧支循环差的情况下。假性室壁瘤更常累及下壁或侧壁，可能是由于前壁破裂更倾向于导致心包积血、心脏压塞而致死亡，而下侧壁假性室壁瘤可能是心肌梗死后卧位、恢复期患者发生依赖性心包粘连的结果。

三、临床检查诊断要点

急性透壁心肌梗死后，持续或反复发作的心绞痛是心脏破裂的先兆症状，持续性胸痛突发心功能不全，同时出现心脏压塞的症状等。如果临床高度怀疑急性透壁心肌梗死，通常需要使用多种辅助成像工具，其中包括冠状动脉造影和心室造影、二维经胸超声心动图、经食管超声心动图、心脏CT和心脏磁共振检查。假性室壁瘤的诊断多依赖影像学检查。

（1）心电图检查：变化通常是非特异性的，出现相应室壁节段的ST段抬高、Q波等表现。

（2）胸部X线检查：可见心影增大，出现不同程度的肺静脉高压-肺淤血、间质和肺泡性肺水肿征象、左心室壁缘局限性膨出等。

（3）超声心动图检查：可见左心室壁连续性中断，形成不规则的"囊样"膨出，破口处可见双期双向血流信号。

（4）心脏CT和心脏磁共振检查：空间分辨率高，可全方位观察心脏，扫查超声心动图显示欠清晰的部分。心脏磁共振检查还可以明确室壁成分，瘤区心外膜无脂肪垫附着及心包延迟强化均支持假性室壁瘤的诊断，可显示心腔内涡流也是假性室壁瘤的特点。心脏CT和心脏磁共振检查可用于明确解剖结构、测量左心室容积等。

（5）左心室造影及冠状动脉造影检查：左心室造影可以观察

室壁运动、瓣膜的功能、有无室壁瘤及附壁血栓等。冠状动脉造影瘤区未见心外膜冠状动脉的分布情况，有助于区别假性与真性室壁瘤。通常还需要进行冠状动脉造影以了解冠状动脉的整体情况，以评价是否需要同期进行冠状动脉旁路移植术。

（6）病理学检查：镜下可见瘤壁无心内膜、心肌纤维，而是由炎性增生的纤维组织和机化的血栓组成，表面无冠状动脉分布。

四、超声诊断及鉴别诊断要点

1.超声诊断方法

（1）二维超声：是诊断假性室壁瘤较为敏感和特异的方法。可以显示心包腔内的血肿，其外壁为心包和血凝块而不是心肌组织，其所在部位心室壁回声中断，瘤口与瘤体相通，瘤口直径通常小于瘤体最大直径，瘤壁由"纤维样"心包组织或血凝块构成，没有心肌成分。瘤内可见异常的回声（血栓），收缩期瘤体增大，呈矛盾运动。

（2）彩色多普勒超声：室壁破裂口较小时，可见双期双向的血流信号，破裂口较大时，双向血流不明显。

（3）M型超声：可见病变节段室壁的矛盾运动及收缩增厚率减低。

（4）三维超声：实时三维超声可更好地显示经胸二维超声心动图检查容易遗漏的假性室壁瘤，同时可测量形态失常左心室射血分数、左心室舒张末容积等。

（5）超声对比增强显像：对于声窗较差的患者，声学造影也有所帮助，可见造影剂从心腔进入瘤体内部。

2.超声诊断要点

假性室壁瘤的超声心动图诊断要点如下。

（1）室壁破裂位置、范围：如可描述室壁破裂边缘位置距离二尖瓣环、二尖瓣乳头肌的距离。

（2）破口数量及大小：多为一个破口，罕见室壁有数个室壁破口。

（3）假性室壁瘤大小的测量。

（4）是否有左心室血栓及血栓活动性。

（5）各瓣膜的功能：是否同期行瓣膜修复手术。

（6）节段性室壁运动异常，是否合并真性室壁瘤。

（7）心室功能：室壁瘤形成后，左心室形态失常，需要通过双平面Simpson法或三维超声的方法评价心室的射血分数。

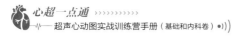

3.病例实战举例

患者男性，46岁，2个月前在当地医院诊断为急性心肌梗死，半月前再次突发胸痛，较前剧烈（图12-4-1）。

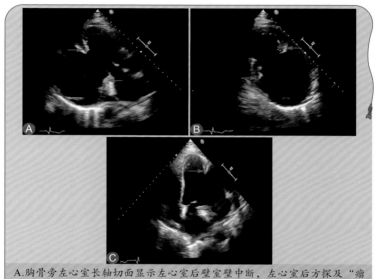

A.胸骨旁左心室长轴切面显示左心室后壁室壁中断，左心室后方探及"瘤样"膨凸结构，瘤壁无室壁三层结构；B.胸骨旁左心室短轴切面显示后壁至侧壁室壁中断，左心室后侧方可见"瘤样"膨凸结构；C.心尖部四腔心切面，左心室侧壁中断，侧壁外侧探及"瘤样"膨凸结构，瘤壁附着中高回声附壁血栓（蓝箭头）。红箭头：室壁中断处。

图12-4-1 典型的左心室后侧壁假性室壁瘤超声表现

4.鉴别诊断

（1）心脏憩室：是少见的先天性心脏畸形，为室壁出现的肌性或纤维性向外囊性突出结构。肌性憩室相对多见，最常发生的部位是心尖部和主动脉瓣下。憩室室壁有完整的3层结构，运动正常或减低。憩室瘤壁与周边正常组织自然延续，室壁具有心肌组织，甚至有肌小梁结构，与其他节段室壁同步收缩，瘤体口径偏小。纤维性憩室少见，憩室室壁由纤维组织构成，无收缩。

（2）真性室壁瘤：真性室壁瘤是心肌梗死后室壁变薄、纤维化后形成的，室壁连续完整、无室壁破裂中断（图12-4-2）。

（3）左心室双腔心：是罕见的先天性心肌发育异常，是胚胎期左心室肌小梁过度增生或退化不全所致，也有基因相关性。表现为左心室内异常的肌束或纤维条索将左心室分隔为主腔和副腔两部分，两者上下分布（A型）或左右分布（B型），交通口可为1个或多个，交通口处可以有或无梗阻（表12-4-1）。

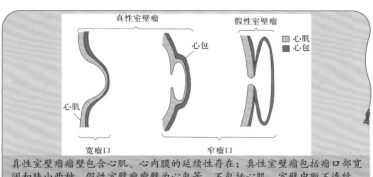

真性室壁瘤瘤壁包含心肌、心内膜的延续性存在；真性室壁瘤包括瘤口部宽阔和狭小两种。假性室壁瘤瘤壁为心包等，不包括心肌，室壁中断不连续，瘤口通常偏小。

图12-4-2　真性室壁瘤和假性室壁瘤的解剖结构示意

表12-4-1　假性室壁瘤、真性室壁瘤和心脏憩室的鉴别诊断

要点	假性室壁瘤	真性室壁瘤	心脏憩室（肌性或纤维性）
病因	心肌梗死、外科手术、外伤、感染	心肌梗死、肥厚型心肌病、心脏结节病、先天性心脏病等	先天发育异常
本质	室壁破裂	室壁变薄、室壁连续	局部心肌发育不良
瘤壁组成	心包、血凝块、炎性组织、血栓	纤维组织、瘢痕组织	完整的三层结构或纤维组织
好发位置	下后壁、侧壁、右心室流出道	前壁、心尖部	心尖部多发、瓣环下方
瘤口	一般较小、小于瘤体最大径	一般宽大	
室壁连续性+室壁运动	室壁中断；病变室壁运动减低；瘤壁矛盾运动	室壁连续、与正常室壁移行；室壁薄弱；矛盾运动	室壁连续；无变薄或变薄；运动正常或运动减低
血流	瘤口小，呈双期双向血流信号	涡流	正常或涡流
血栓	常有	常见	无或可见
心包积液	可见	少见	无

五、治疗原则及预后

1.外科手术

假性室壁瘤是非常罕见的心脏疾患，目前自然病史还尚不明确。假性室壁瘤容易破裂，导致猝死，预后不良，因进行性破裂的高风险而成为外科急症。当患者出现症状，或在急性心肌梗死后前2~3个月发现大的假性室壁瘤时，需要紧急外科手术。但对于心肌梗死后几个月甚至数年后发现的假性室壁瘤，且瘤体较小（<3 cm）、无扩张证据的患者，其手术指征存在争议。有观点认

为是否手术不取决于破裂的风险，而取决于患者的症状及冠状动脉病变的程度。也有观点认为无论假性室壁瘤的大小如何，除非存在禁止的风险，均应尽早手术治疗。

2.经皮介入封堵方法

在具有结构性心脏病的中心，重症患者可以考虑经皮介入封堵修复。通过穿过主动脉瓣的逆行方法闭合假性室壁瘤交通口，介入封堵要求瘤口小，上限为12 mm，瘤口大小通过CT三维成像获得，考虑到瘤口扩大和前壁移动性，选用的封堵器要大于瘤口6 mm，只有前壁和心尖部可用经皮介入封堵的方法。封堵交通口后，会促使囊内血栓形成。此时要注意冠状动脉的走行位置，不要造成冠状动脉受压缺血。封堵器的选择、进入路径的选择取决于瘤体大小、形态、位置及瘤口长度。

3.内科治疗

左心室假性室壁瘤破裂风险为30%～45%，内科治疗死亡率50%。保守治疗包括维持液体输注和根据需要进行正性肌力支持。保守治疗包括延长卧床时间和严格控制血压，以防止破裂。在无禁忌证的患者中开始冠状动脉疾病的常规药物治疗。

六、超声诊断与临床相关思维

急性心肌梗死稳定和不稳定机械并发症处理的治疗路径见图12-4-3。

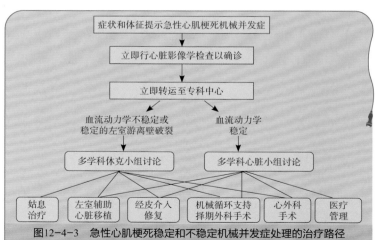

图12-4-3　急性心肌梗死稳定和不稳定机械并发症处理的治疗路径

［资料来源：DAMLUJI A A，VAN DIEPEN S，KATZ J N,et al. Mechanical Complications of Acute Myocardial Infarction：A Scientific Statement From the American Heart Association. Circulation. 2021 Jul 13;144（2）：e16-e35.https：//doi.org/10.1161/cir.0000000000000985.］

假性室壁瘤的症状体征、心电图改变无明显特异性，但假性室壁瘤是临床危急值，随时可能自发破裂，早发现、早诊断、早治疗极为重要。临床医师需要提高警惕以免漏诊，多学科的检查可提高诊断率。

（陶　瑾）

第五节　室间隔穿孔

室间隔穿孔是由于急性心肌梗死导致室间隔组织坏死缺失，出现心室水平分流，1%～2%的急性心肌梗死患者可出现。心肌梗死后室间隔穿孔通常发生在心肌梗死后2～4天，且大多数发生于首次心肌梗死的男性患者。

一、解剖结构与病理生理

室间隔穿孔患者通常合并室壁瘤。穿孔通常为单发，仅有5%～11%为多发，以室间隔心尖段及后间隔基底段最为常见，容易漏诊。关于室间隔穿孔的发生机制尚未明确，有学者认为与心肌梗死后心肌细胞发生"玻璃样"变，且与细胞酶的消化作用有关；也有学者认为是心肌梗死后血流冲击并破坏坏死的组织导致分流。

心肌梗死后相应室壁收缩和舒张功能下降，加之室间隔穿孔后突发的左向右分流，使得肺循环血流增加，这进一步加重了左心室的前负荷，最终可导致充血性心力衰竭和心源性休克。前室间隔穿孔一般发生在左心室前壁、前间壁心肌梗死患者，因心肌梗死面积较大，易发生左心功能不全。后室间隔穿孔通常与左心室下壁及右室心肌梗死同时存在，左室壁受累范围小，有时合并右心功能不全。大部分室间隔穿孔的患者分流为左向右分流，但在左室壁收缩功能严重减低或严重右心功能不全的情况下，室水平可出现双向分流。

二、症状与体征

心肌梗死后室间隔穿孔的患者临床表现为：有明确的急性心肌梗死病史，突发心力衰竭加重，血流动力学指标进行性恶化。听诊时可在胸骨左缘第3～4肋间闻及粗糙的全收缩期杂音，并可触及震颤。

三、超声表现

室间隔穿孔的二维超声、M型超声和多普勒超声心动图表现均类似于心脏病中的肌部室间隔缺损，且孔径的大小随心动周期而变化，患者可出现心包积液（表12-5-1）。

表12-5-1　室间隔穿孔所用的检查方法及超声表现

检查方法	超声表现
二维超声	左室壁节段性运动异常，常合并室壁瘤，室间隔回声中断，多数为单发，偶见多发，常见室前间隔心尖段及后间隔基底段（图12-5-1A，图12-5-2A，图12-5-3A）
彩色多普勒超声	能够清楚地显示室间隔穿孔处的分流，多数为左向右分流，也可见室水平双向分流（图12-5-1B，图12-5-2B，图12-5-3B，图12-5-3C）
M型超声	室间隔局部回声缺失，叠加彩色多普勒超声可显示缺损处的分流情况（图12-5-2B）
频谱多普勒	多数为收缩期分流，也可见双期分流，测量分流的峰值流速，可估测心室间的压差（图12-5-1B，图12-5-3D）

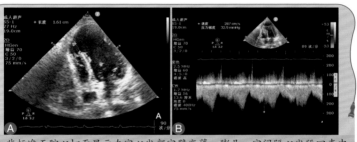

A.非标准五腔心切面显示左室心尖部室壁变薄、膨凸，室间隔心尖段回声中断，约为1.6 cm；B.缺损处连续多普勒频谱显示室水平双期分流，收缩期峰值流速约为287 cm/s。

图12-5-1　前间隔心尖部穿孔示例

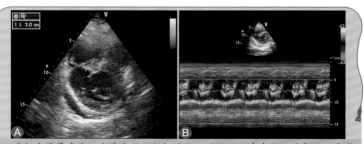

A.非标准胸骨旁左心室基底段短轴切面显示后间隔回声中断，局部呈"囊袋样"，最宽处约3.0 cm；B.缺损右心室破口面CDFI的M型超声显示局部为双向分流，收缩期高速左向右分流及舒张期低速右向左分流。

图12-5-2　后间隔基底部穿孔示例

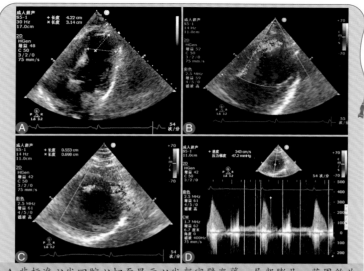

A.非标准心尖四腔心切面显示心尖部室壁变薄、局部膨凸，范围约为4.2 cm×3.1 cm，室间隔心尖段回声连续性似中段；B.聚焦于室间隔心尖段的斜四腔心切面CDFI显示相邻两束室水平高速分流；C.胸骨旁左室心尖部短轴切面CDFI显示两处左向右高速分流；D.室间隔心尖段缺损处的CW显示收缩期左向右高速分流，峰值流速约为343 cm/s。

图12-5-3　室间隔多发穿孔示例

四、治疗与术后超声表现

心肌梗死后室间隔穿孔的自然预后极差，对于大多数患者来说，一旦诊断明确，手术是唯一有效的治疗手段。

随着手术技巧、麻醉技术及围术期处理水平的提高，多数学者认为室间隔穿孔应及早手术。目前手术时机的选择可以参考以下原则：对于分流量小且不伴血流动力学障碍的室间隔穿孔患者，手术应延至3～6周更为安全；伴有血流动力学障碍且内科治疗和主动脉内球囊反搏支持仍不能维持的患者，应尽快手术；对于已经出现多脏器功能衰竭和败血症的患者，暂不宜手术。

外科手术修补原则包括切除梗死区、防止迟发性穿孔、闭合室间隔缺损。手术方法包括垫片缝合或直接缝闭后再用涤纶片加固修补等。

近年来，随着介入技术的发展，也有学者尝试采用经皮导管介入手段先封堵室间隔穿孔，减少左向右分流，减轻心脏负荷，待病情稳定后再行外科手术治疗。

室间隔穿孔术后超声表现与手术方式相关，若使用涤纶片修补，在修补处可见明显的片状强回声，室壁瘤可被隔绝在外或切除

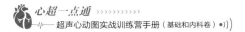

（图12-5-4）。若直接缝闭或带垫片缝合缺损，超声可能不能观察到明显的手术痕迹（图12-5-5）。术后观察重点是有无残余分流及对左心室功能的评估。

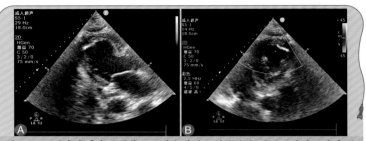

图12-5-1的患者手术后图像。A.非标准左心室长轴切面显示左室心尖部的补片回声，室壁瘤已切除；B.非标准心尖部斜切面CDFI显示室间隔心尖段分流信号消失。

图12-5-4　室间隔穿孔修补术后分流消失示例

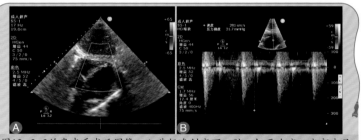

图12-5-3的患者手术后图像。A.非标准剑突下四腔心切面左室心尖部未见明显补片回声，CDFI可见少量残余分流；B.残余分流处的CW显示收缩期峰值流速约为281 cm/s。

图12-5-5　室间隔穿孔修补术后残余分流示例

（卫　青）

第六节　冠心病超声诊断新技术

超声心动图在冠心病患者病情评估中发挥着必不可少的作用，诊断冠心病除采用超声心动图的常用方法（二维超声、M型超声、多普勒超声等）外，还包括实时三维超声、斑点追踪技术、心肌声学造影、负荷超声、血管内超声和冠状动脉血流显像等新技术。

冠状动脉粥样硬化引起的心肌缺血和梗死是冠心病的主要表现。冠状动脉狭窄或闭塞影响下游血流，降低心肌灌注，引起收缩功能障碍，最终导致急性冠状动脉综合征。经胸超声心动图检查可以评估静息或负荷（包括药物负荷及运动负荷）状态下冠心病患者的结构改变和室壁运动、收缩功能、微血管灌注或心外膜冠状动脉血流。近年来，不断发展的超声新技术也为冠心病的诊断和预后提供了许多帮助，本书中第3至第9章对三维超声技术、超声应变技术、超声造影技术及负荷超声技术均有详细介绍，本节简单归纳见表12-6-1。

表12-6-1　冠心病超声诊断新技术简介

检查方法	作用与优势	局限性
实时三维超声	能够实时观察左心室的立体结构，全方位显示室壁各节段的运动状态，不依赖于几何假设，测量的左心室容积和射血分数更为准确，对评价左心室运动的同步性也有帮助（图12-6-1）	对图像质量要求高，声窗差的患者得出的结果可能不准确
二维斑点追踪成像	定量分析心肌组织的运动速度、应变及应变率，是评估左心室局部功能的优选方法；应变超声心动图检查左心室功能障碍比左心室射血分数更敏感，心内膜下纵向走行的肌纤维最容易缺血，因此，在急性冠状动脉综合征中，对静息状态下的整体纵向应变的评估比室壁运动异常更具优越性；可分节段评估，在左心室射血分数正常或无明显节段性室壁运动异常的情况下尤其有用；根据应变达峰时间差异可评价左心室再同步化的治疗效果（图12-6-2）	对图像质量要求高，声窗差的患者得出的结果可能不准确
左心声学造影（包括左心室腔声学造影和心肌声学造影两种模式）	在声窗欠佳或心尖部肌小梁增多的情况下，可清晰地显示心内膜边界，使得左心室容量和射血分数的评估更为准确；能够评估心肌血流的灌注（微血管病变），明确心肌缺血的范围和程度，判断存活心肌，评价再灌注的治疗效果；怀疑左心室血栓及假性室壁瘤的情况下推荐使用（图12-6-3）	造影剂经呼吸代谢，虽然概率极低，但也有发生过敏的风险
负荷超声心动图	运动负荷超声心动图可根据患者的心电图结果、运动能力、出现症状的时间和血压反应提供额外的预后信息（与药物应激相比），药物负荷超声心动图主要用于不能运动的患者或一些特殊的临床情况；除诊断冠心病外，负荷超声心动图在评估患者风险和预后方面也有重要作用；多项研究表明，以冠状动脉造影作为金标准比较，负荷超声心动图具有良好的准确性；与心肌灌注显像比较，负荷超声心动图具有相似的敏感度且特异度更高	推荐与应变成像、心肌灌注成像和三维成像等定量方法结合应用
血管内超声	以导管为基础的介入技术，与冠状动脉造影相比，能显示冠状动脉局部管壁和管腔的病变，提供更多关于冠状动脉斑块成分的信息	仅能显示血管的横截面，不能显示整个动脉走行
冠状动脉血流显像	可以观察冠状动脉主要分支的血流状态，评估冠状动脉狭窄程度及介入治疗后的效果	获得高质量的图像较困难

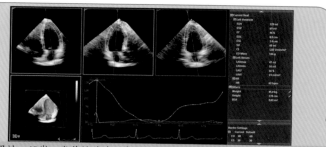

患者男性，48岁，发作性胸痛12年，冠状动脉造影显示三支冠状动脉病变，狭窄率为60%~80%，实时三维超声显示左心室舒张末容积为129 mL、左心室射血分数为46%。

图12-6-1　实时三维定量超声心动图示例

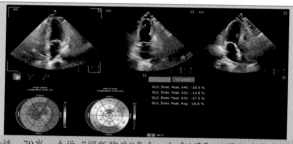

患者女性，70岁，主诉"间断胸痛8年余，加重1月"，冠状动脉造影显示靶血管为左前降支近中段。常规二维超声显示患者左心室下壁运动减低，射血分数正常。左心室长轴应变分析显示患者左心室前壁基底段心尖段、室间隔基底段、下壁基底段中间段、后壁中间段心尖段、侧壁中间段应变减低，整体纵向应变减低。

图12-6-2　左心室整体纵向应变示例

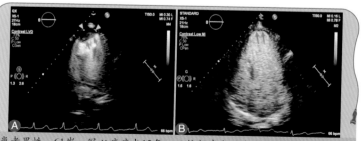

患者男性，61岁，冠心病病史12年。二维超声发现左室心尖团块状回声。A.左心室腔造影（LVO）模式显示团块状回声（箭头）无造影剂进入，且与室壁间有缝隙（三角形），提示为左心室血栓；B.抗凝治疗后复查，心尖部团块状回声消失，心肌声学造影模式（Low MI低机械指数）所示心尖部心肌内造影剂灌注缺失（箭头）。

图12-6-3　左心声学造影示例

（卫　青）

参考文献

[1] GALDERISI M，COSYNS B，EDVARDSEN T，et al. Standardization of adult transthoracic echocardiography reporting in agreement with recent chamber quantification，diastolic function，and heart valve disease recommendations：an expert consensus document of the European Association of Cardiovascular Imaging.Eur Heart J Cardiovasc Imaging，2017，18（12）：1301-1310.

[2] ARVANITAKI A，GIANNAKOULAS G，BAUMGARTNER H，et al.Eisenmenger syndrome：diagnosis，prognosis and clinical management.Heart，2020，106（21）：1638-1645.

[3] 董念国，胡盛寿，杨辰垣.心脏大血管外科学.武汉：湖北科学技术出版社，2021.

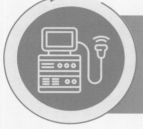

第 **13** 章

超声诊断感染性心内膜炎实战训练营

>>>>>>>>>>>>>>>>>>>>>>>>>

第一节　总论

感染性心内膜炎指病原微生物侵袭心内膜造成的瓣膜和心内膜等结构的炎症性病变，常见的致病菌通常是葡萄球菌、链球菌和肠球菌。感染性心内膜炎的病因多样，常发生于有多种心血管病变的基础上，但也可以发生在心血管没有明显病变的患者，这类患者多合并防御机制抑制。此外，随着医疗技术的进展，病原微生物的演变及宿主医源性感染的增加，感染性心内膜炎的流行病学发生了巨大的变化，医源性感染也成为导致其发生的重要因素，如人工瓣膜置换术、心内植入装置、各种血管内检查操作的增加及先天性心脏病术后患儿的增加等多重因素，导致其发病率及死亡率逐年递增。根据感染病程，可将感染性心内膜炎分为急性和亚急性感染性心内膜炎。急性感染性心内膜炎起病急，致病菌毒力强，多为金黄色葡萄球菌及化脓性链球菌导致；亚急性感染性心内膜炎指病程在6周以上者，多为草绿色链球菌等毒力较弱的细菌引起。

一、病理生理

感染性心内膜炎的主要病理生理改变是心内膜损伤。细菌黏附于损伤的心内膜组织并对心内膜组织进行侵蚀、破坏，典型的病理是病变处赘生物形成，多累及心脏瓣膜，导致瓣膜功能障碍、局部或全身感染或栓塞。此外，对心脏结构的破坏还包括瓣膜穿孔、瓣膜变形、瓣膜瘤、窦道形成、假性动脉瘤及人工瓣膜瓣周漏等。

二、临床诊断标准

感染性心内膜炎的典型临床表现：①新出现的反流性心脏杂音；②不明来源的新发栓塞事件；③不明原因的脓毒血症；④发热。

感染性心内膜炎具有病原体多样、基础疾病复杂、临床表现多样等特点，既往的临床诊断主要依赖实验室检查及临床表现。随着超声心动图检查成为常规检查，并被广泛应用于临床，1994年Duke对感染性心内膜炎研究中心发布了依赖于超声心动图表现的诊断标准。多年来，根据对Duke原始诊断标准的不断完善，2015年欧洲心脏病学会指南提出修正的感染性心内膜炎诊断标准，该标准包括主要标准和次要标准，具体如下。

（1）血培养阳性：①2次独立血培养检测出的感染性心内膜炎的典型致病微生物一致：草绿色链球菌、牛链球菌、HACEK组微生物、金黄色葡萄球菌、无原发灶的社区获得性肠球菌；②持续血培养阳性时检测出感染性心内膜炎的致病微生物，间隔12小时以上取样时，至少2次血培养阳性，首末次取样时间间隔至少1小时，至少4次独立培养中大多数为阳性或全部3次培养为阳性；③单次血培养伯纳特立克次体阳性或逆向IgG抗体滴度>1∶800。

（2）心内膜感染的影像学阳性标准：①超声心动图表现：赘生物、脓肿、假性动脉瘤、心脏窦道、瓣膜穿孔或动脉瘤、新出现的人工瓣膜瓣周漏；②通过^{18}F-FDG PET-CT（仅在人工瓣膜植入>3个月时）或放射标记的白细胞SPECT/CT检查出人工瓣膜植入部位周围组织的异常活性；③由心脏CT检查确定的瓣周病灶。

次要标准包括：①易发因素：易于患病的心脏状况、静脉药成瘾者；②发热：体温>38 ℃；③血管表现：重要动脉栓塞、脓毒性肺梗死、霉菌性动脉瘤、颅内出血、结膜出血或Janeway损害；④免疫学表现：肾小球肾炎、Osler结节、Roth斑或类风湿因子阳性；⑤微生物学证据：血培养阳性但不符合主要标准或缺乏感染性心内膜炎病原体感染的血清学证据。

2015年美国心脏协会在《成人感染性心内膜炎的诊断、抗菌治疗及并发症管理》中提出了修改后的Duke标准。该建议指出，明确诊断的标准为：①病理学标准：赘生物、栓子或心内脓肿标本培养或组织学培养阳性，通过组织学检查赘生物或心内脓肿组织确认为活动性心内膜炎；②临床标准：包括2个主要标准，或1个主要标准和3个次要标准，或5个次要标准；③可疑阳性：1个主要标准和1个次要标准，或3个次要标准；④排除标准：明确的替代诊断，抗生素治疗4天内感染性心内膜炎症状的消退，抗生素治疗4天内的手术或尸检病理证据或不符合上述可能的感染性心内膜炎诊断标准。

三、超声诊断

超声心动图是可疑感染性心内膜炎的首选检查手段，是诊断感染性心内膜炎的主要标准之一，在早期诊断、治疗及预后中均有重要的作用。超声心动图常见的感染性心内膜炎的征象包括赘生物、脓肿、假性动脉瘤、穿孔、瘘管、瓣膜动脉瘤、人工瓣膜周漏。经胸超声心动图检查具有无创、经济、可重复检查的特点，而经食管超声心动图检查则能更清晰地显示微小赘生物，三维经食管超声心动图检查可以分析赘生物的大小及形态，从而更好地预测赘生物脱落的风险，三者在感染性心内膜炎的诊断中作用互补，可根据患者病情变化及个体差异选择不同的检查方式。

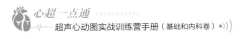

四、超声诊断的思路及注意事项

感染性心内膜炎的病因多样、病情复杂、临床表现多样，可合并严重的并发症，且患者死亡率高。早期明确诊断对患者的治疗过程及预后有重要的作用，超声心动图检查是诊断感染性心内膜炎的主要标准，是治疗及治疗后的随访过程中的重要辅助检查手段。赘生物是诊断感染性心内膜炎的必要条件，经胸超声心动图及经食管超声心动图检查联合实时三维经食管超声心动图检查在赘生物的发现中作用互补，需根据患者病情变化及个体差异选择不同的检查方式，可对赘生物的位置、大小、数量、回声及活动度进行评价，并对其脱落及栓塞风险进行预判。

感染性心内膜炎的常见并发症包括脓肿、假性动脉瘤、穿孔、窦道、瓣膜瘤、人工瓣膜瓣周漏等，医师在超声检查过程中需要结合血流动力学的变化，警惕遗漏并发症的诊断。

（齐红霞）

第二节　心脏赘生物

感染性心内膜炎由于细菌入血，受损的心内膜、瓣膜上可形成非细菌性血栓性心内膜炎，瓣膜内皮损伤处聚集的血小板可形成赘生物。

据文献报道，2013—2016年中国医学科学院阜外医院收集感染性心内膜炎患者300例，其中原有基础心脏病者228例（76.0%），无基础病因者72例（24.0%）；有基础心脏疾病的患者，先天性心脏病所占比例最高（35.3%，主要包括主动脉瓣二叶瓣），而风湿性心脏病患者仅13例（4.3%）。先天性心脏病可能是感染性心内膜炎最常见的病因，这与人们生活水平的提高、抗菌药物的广泛应用、急性风湿热的发病率和复发率明显减少、风湿性心脏病的发病率下降有关。

一、经胸超声心动图表现

赘生物直接征象（主要判断部位、大小、形态、回声、活动度）如下。

（1）多发生在血流冲击或局部产生涡流的部位，房室瓣反流的心房面，半月瓣反流的心室面，室间隔缺损的右室面，未闭动脉导管的肺动脉侧。

（2）大小不一，多<3 mm。

（3）形态各异：息肉状、管状、长形、叶状、带蒂，造成相应心腔大小改变及相应血流动力学变化。

二、经食管超声心动图的诊断价值

（1）经食管超声心动图较经胸超声心动图检查受肺气影响小，分辨率高，图像显示得更清晰。存在如慢性阻塞性肺疾病、既往有开胸或心血管手术史、重度肥胖或其他一些会影响超声心动图图像质量的情况，应尽快选择行经食管超声心动图检查。

（2）可以发现更细小的赘生物（<2 mm）。

（3）如果临床怀疑感染性心内膜炎或其并发症发生的概率很高时（如人工瓣膜或者新发的房室传导阻滞），经胸超声心动图检查阴性不能排除感染性心内膜炎或其可能的并发症，应首选经食管超声心动图检查，经食管超声心动图较经胸超声心动图对检出赘生物和瓣周脓肿具有更高的灵敏度。

三、赘生物与其他常见心内占位的鉴别诊断

赘生物与其他常见心内占位的鉴别诊断见表13-2-1。

表13-2-1　赘生物与其他常见心内占位的鉴别诊断

要点	赘生物	血栓	黏液瘤	乳头状弹力纤维瘤
大小	较小，< 2.5 mm	较大，> 2 mm	大小不一	多数直径 < 1 cm
活动度	大	小	大	大
形态	多变，表面粗糙，基底窄	片状、层状、基底宽	圆形或椭圆形分叶状等	瘤体乳突状，多数有蒂，内部如海葵样
血流动力学基础	多为血流冲击破坏心内膜	血流淤滞，多有心室和（或）心房功能障碍	随心动周期往返于房室之间	有活动性，会引起栓塞或心脑血管意外
部位	二尖瓣、主动脉瓣多见	心房及心尖部多见	多数附于房间隔卵圆窝处	好发于主动脉瓣
病史	常有发热	无明显发热	无发热	无发热
瓣膜受累情况	瓣膜破坏严重，瓣膜脱垂、腱索断裂、关闭不全	瓣膜很少受累	瓣膜完好	会导致瓣膜关闭不全

四、典型病例举例

患者男性，70岁，反复发热1个月，超声检查见图13-2-1。

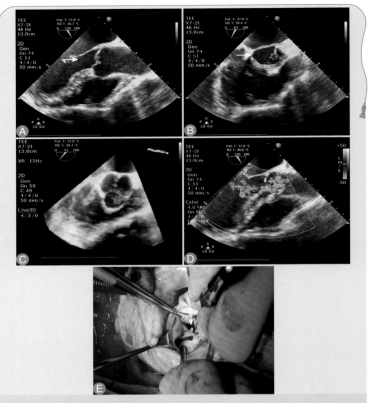

A、B.经食管超声心动图于左心室长轴及主动脉短轴切面显示主动脉瓣无冠瓣上可见异常回声团附着（箭头）；C.三维超声显示赘生物位置和形态；D.经食管超声心动图于左心室长轴切面显示主动脉瓣大量反流；E.术中证实主动脉瓣无冠瓣存在赘生物（箭头）。

图13-2-1　主动脉瓣赘生物超声表现

　　处理方案：最终该患者进行了主动脉瓣生物瓣置换，术后随访生物瓣功能良好。

五、外科手术适应证

（1）巨大的赘生物（直径＞10 mm）。

（2）严重的瓣膜关闭不全。

（3）脓腔或假性动脉瘤形成。

（4）瓣膜穿孔或开裂。

（5）心力衰竭。

六、临床和超声要点总结

（1）超声心动图能够直接显示赘生物的附着部位、数目、大小、活动状态、瓣膜损坏程度和相应的血流动力学变化，对于本病的早期诊断、治疗和手术决策及预后评价均有重要意义，是Duke标准的主要诊断方法之一。

（2）超声检查一旦发现瓣膜穿孔及重度关闭不全者，应及早手术治疗，这对于降低患者死亡率具有重要意义。

（刘思岐）

第三节　瓣周脓肿

一、概述

心脏脓肿因心肌、心内膜、自体瓣或人工瓣组织的化脓性感染而形成，见于感染性心内膜炎患者。脓肿大多数由心内感染灶扩展而成，也可由其他原因引起，如菌血症累及心内易感组织、创伤、心脏移植术后感染、艾滋病病毒或寄生虫感染等。瓣周脓肿是最常见的心脏脓肿，是感染性心内膜炎的严重并发症。心内膜炎患者瓣周脓肿的发生率为30%～40%。如果未经治疗，其死亡率较高，文献报道为30%～75%。主动脉瓣感染、人工瓣感染、新发的房室传导阻滞和凝固酶阴性葡萄球菌感染，被认为是发生瓣周脓肿的独立危险因素。

单一微生物引起的心脏脓肿，最常见的病原体是金黄色葡萄球菌、肠球菌和真菌，也可发生多种微生物混合感染。自体瓣膜心内膜炎，瓣周脓肿好发于主动脉瓣周围，尤其是靠近房室结的薄弱部位，其次是二尖瓣周围，亦可发生于室间隔心肌组织中。人工瓣心内膜炎，瓣周脓肿发生率更高，生物瓣比机械瓣更易受累。

二、临床表现

瓣周脓肿的临床表现根据感染性心内膜炎的病程（急性或亚急性）、脓肿的位置及菌血症者的整体状态不同而异。其症状常常复杂多变，有时是非特异性的。急性患者表现往往更严重，亚急性患者表现可不典型，可有发热、肌肉酸痛、头痛、关节痛、皮疹、胸闷、气促、咳嗽、厌食等。体征包括以下几点。

（1）发热。

（2）与瓣膜功能异常有关的体征：新出现的心脏杂音或原有

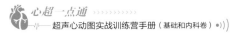

杂音恶化。

（3）血管炎或免疫学表现：非特异度淤斑、甲床的线性出血、奥斯勒结节（即痛性皮下结节，常见于手部）、詹韦损害（即手掌或脚底无痛皮损）、罗氏斑点（即眼底镜检查可见视网膜出血）等。

（4）血尿。

（5）脾大。

（6）与动脉栓塞相关的体征。

（7）心力衰竭的体征：肺部啰音，第三心音等。

需要注意的是，缺乏这些表现亦不能排除感染性心内膜炎的诊断。

瓣周脓肿作为一种瓣周扩展性病变，表明感染已超出瓣环的范围进入周围的组织。还可进一步导致其他并发症，如新发的房室传导阻滞、囊腔内血栓形成及动脉栓塞、冠状动脉回旋支受压致心肌缺血、病灶自由引流到心包腔引起化脓性心包炎等，可使病情恶化，死亡率明显增高。这些并发症的存在提示了手术干预的紧迫性。

三、诊断

感染性心内膜炎的诊断具有挑战性。目前的诊断标准是包括临床、病理、血清学和超声心动图等多个参数的综合标准。这种多模态的方法使感染性心内膜炎的诊断具有足够的敏感度和特异度，以实现早期诊断和及时适当的治疗。其中超声心动图是诊断感染性心内膜炎及其局部并发症的重要方法。具体诊断标准见"本章第一节"。

脓肿为包含脓性物质的坏死区域，且与心脏大血管腔没有交通。当瓣膜周围脓腔与心血管腔相通时，称为假性动脉瘤。当脓腔使相邻两个心腔之间形成解剖学连接时，称为瘘管。

四、超声心动图检查

超声心动图是诊断感染性心内膜炎及其并发症的首选无创影像学检查方法。当怀疑感染性心内膜炎时，应通过超声心动图对心内结构及血流进行全面彻底的评估。

在超声心动图上，瓣周脓肿，表现为环绕瓣膜周围或位于邻近心肌内的类圆形或不规则低回声或无回声区，内部无血流信号（图13-3-1）。主动脉瓣周围脓肿较其他位置的脓肿更常见，发生率约为二尖瓣瓣周脓肿的1.88倍。自体主动脉瓣感染的脓肿好发于左冠瓣与无冠瓣交界的下方。当感染向下扩散时可达二尖瓣-主动脉瓣纤维延续区，进一步延伸至右心房和Koch三角，可致房室传导阻滞。

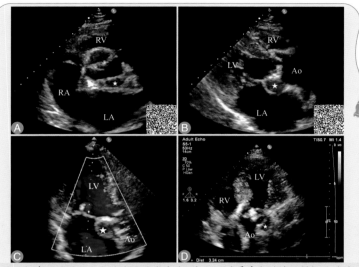

经胸超声心动图显示主动脉瓣周脓肿（★）。A.胸骨旁大动脉短轴切面（动态）显示主动脉瓣左后方异常无回声区；B.左心室长轴切面（动态）；C.心尖三腔心切面CDFI显示囊腔内无血流信号；D.心尖五腔心切面显示脓肿，虚线测量主动脉窦部内径。Ao：升主动脉；RV：右室；RA：右房；LV：左室；LA：左房。

图13-3-1　瓣周脓肿的超声表现

　　感染向上扩展至主动脉根部的早期征象是主动脉窦壁增厚。如在增厚的窦壁内出现无回声区表明脓肿形成。假性动脉瘤被认为是由比邻高压腔的脓肿发展而来的。在超声心动图上，假性动脉瘤表现为无回声的窄颈"囊袋样"凸起，CDFI可显示囊腔内和左室腔之间的往返血流，囊腔在收缩期充血，舒张期塌陷（图13-3-2）。

　　脓肿或假性动脉瘤的进一步穿透可形成瘘管，连通主动脉与左心房或右心室或主肺动脉。在超声心动图上，瘘管表现为连接相邻两个心腔大血管腔的含彩色多普勒信号的通道（图13-3-3）。需要注意的是，引流至左心房的瘘管，其CDFI表现应与二尖瓣反流相鉴别，因为两者均可出现左心房内偏心的五彩镶嵌血流及肺静脉收缩期逆流。

　　评估瓣膜周围扩展性病变时，应调整超声仪器的参数设置，优化瓣周异常无回声或低回声区的显示，测量脓肿或假性动脉瘤的最大径和最大面积，确定其与邻近结构的关系，用CDFI评估病变区有无血流，并确定其是否与心腔或大血管腔相通。

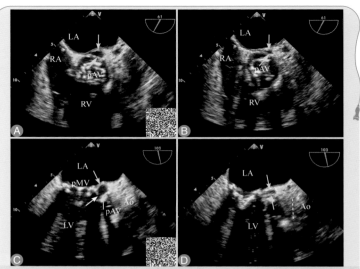

经食管超声心动图显示假性动脉瘤（2个黄箭头之间）的囊腔在收缩期（图A、图C）充血，舒张期（图B、图D）塌陷（动态）。A、B.均为食管中下段大动脉短轴切面；C、D.均为食管中下段左心室长轴切面，白箭头示囊腔与左心室之间交通口。虚线测量升主动脉内径。pAV：主动脉瓣人工瓣；pMV：二尖瓣人工瓣。

图13-3-2　经食管超声心动图显示主动脉瓣周脓肿破溃形成假性动脉瘤

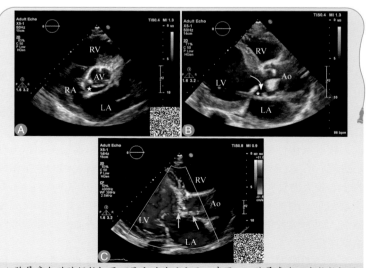

A.胸骨旁大动脉短轴切面可见主动脉后方无回声区；B.胸骨旁左心室长轴切面显示瘘管与左心室之间的交通口（白箭头）；C.胸骨旁左心室长轴切面CDFI显示瘘管内由主动脉至左心室的彩色信号（黄箭头）。经胸超声显示瘘管（★）。

图13-3-3　经胸超声心动图显示主动脉瓣周脓肿破溃形成瘘管

经胸超声心动图诊断相对较困难，诊断的敏感度为40%~66%，特异度约为94%。经食管超声心动图在诊断包括脓肿、动脉瘤或瘘管在内的瓣膜周围扩展性病变时，敏感度和特异度均较高，为90%~99%，但在病程早期、小脓肿、存在高回声的人工材料或钙化使瓣膜周围区域的可见性减低时也可出现漏诊、误诊。Hill等的研究表明，最常被遗漏的脓肿位于二尖瓣后叶瓣环钙化的周围，可导致手术的延迟。尽管敏感度不令人满意，经胸超声心动图仍被推荐为所有怀疑自体瓣或人工瓣心内膜炎的首选影像学检查方法。并且，经胸超声心动图可同时评估血流动力学（如跨瓣压差、肺动脉压等）及左右心室的功能。由于超声心动图结果可能出现假阳性和假阴性，须将超声心动图数据与临床表现和微生物学证据相结合，并对患者采取个体化的诊断方法。经胸超声心动图或经食管超声心动图检查结果阴性，并不一定排除感染性心内膜炎的诊断，应按需复查。

多模态影像在感染性心内膜炎的诊疗中具有重要作用。当临床高度怀疑瓣周脓肿但超声心动图检查结果模棱两可时，需要考虑其他影像方法学，以明确诊断和协助治疗决策。CT能更好地评估主动脉根部和升主动脉的病理解剖，对主动脉根部脓肿和假性动脉瘤的诊断有较高的敏感度。

五、治疗原则

心脏脓肿的处理，需要多学科团队专家的协作，包括心内科医师、心外科医师、感染科医师、重症监护医师、影像学医师、营养师等。一旦怀疑感染性心内膜炎或心脏脓肿，应及时规范使用抗生素，外科会诊讨论手术干预的最佳时机。手术治疗的Ⅰ级推荐适应证包括：感染性心内膜炎患者出现瓣膜功能不全导致心力衰竭症状，金黄色葡萄球菌、真菌或其他高度耐药微生物引起的左侧心腔感染性心内膜炎，合并心脏传导阻滞、主动脉瓣周脓肿或破坏性穿透性病变者，持续菌血症患者。手术治疗的目的，是根除感染灶和纠正血流动力学异常。然而，部分患者无须手术，包括：直径<1 cm的小脓肿，在抗生素治疗期间没有心脏传导阻滞或超声心动图可见的脓肿进展，无瓣膜功能不全。建议对非手术治疗的患者进行密切监测，并在抗生素治疗的第2、第4和第8周复查超声心动图。

六、临床经验总结

（1）在疑似感染性心内膜炎患者的诊断和管理中，超声心动图是首选的影像学评估方法。尽管大多数患者可以通过超声心动确诊，但有些非典型图像或临床意义不确定的结果，为疾病的诊断和管理带来挑战。

（2）超声心动图能够诊断感染性心内膜炎的3个主要表现：赘生物、瓣膜功能不全和瓣周脓肿。瓣周脓肿是感染性心内膜炎的重要并发症，表示感染病灶的扩展，死亡率较高，需要积极干预。

（3）瓣周脓肿，在超声心动图上表现为环绕瓣膜周围或位于邻近心肌内的低回声或无回声区，内部无血流信号，好发于主动脉瓣周围。假性动脉瘤表现为无回声的窄颈"囊袋样"凸起，囊腔内血流信号与心室腔相通。瘘管表现为相邻心腔或大血管腔之间的含彩色信号的通道。

（4）经食管超声心动图诊断瓣周脓肿及假性动脉瘤具有良好的敏感度和特异度。经胸超声心动图或经食管超声心动图结果阴性时不能排除感染性心内膜炎的诊断。CT诊断主动脉根部脓肿和假性动脉瘤敏感度较高。

（5）对感染性心内膜炎及其并发症的诊断和管理，需要多学科团队的协作。

（赵　星）

第四节　二尖瓣瘤

一、定义及概述

二尖瓣瘤（mitral valve aneurysm，MVA）是一种比较罕见的瓣体"囊袋样"病变，常继发于感染性心内膜炎累及主动脉瓣，也有零星报道中显示病例未有任何感染病史。此病形成原因存在争议，目前多数认为可能与以下因素相关：①主动脉瓣反流喷射血液冲击二尖瓣前叶形成二尖瓣瘤；②主动脉瓣赘生物直接侵袭二尖瓣导致脓肿形成，进一步可发生穿孔；③一些结缔组织病时，二尖瓣膜组织退变，组织强度下降，在左心室的高压作用下，逐渐向左心房突出，形成二尖瓣瘤。

二、超声心动图特点

二尖瓣叶向左心房呈"囊袋样"凸起，收缩期充盈，舒张期塌陷。囊袋无破口时可以观察彩色多普勒收缩期血流从左心室进入瘤体，舒张期血流由瘤体回入左心室。若囊袋有破口，可以看到收缩期血流由破口进入左心房。与此同时，需要观察主动脉瓣赘生物及其反流情况（图13-4-1，图13-4-2）。

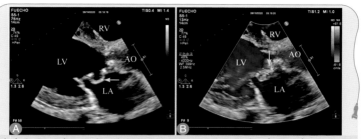

患者发热1月余。A.左心室长轴切面显示主动脉瓣增厚，表面回声不均，探及不均质等回声赘生物，二尖瓣叶增厚，前叶局限性呈瘤样凸向左房侧，表面未探及明显破口（黄箭头）；B.CDFI于左心室长轴切面显示主动脉瓣中大量反流，反流束冲向二尖瓣前叶，在二尖瓣前叶瘤体内形成涡流（黄箭头）。

图13-4-1　二尖瓣瘤超声表现1

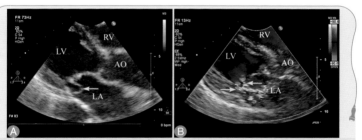

另一例患者，同样具有发热病史。A.左心室长轴切面显示二尖瓣叶回声不均，后叶呈"囊袋样"凸向左房侧（黄箭头）；B.左心室长轴切面CDFI显示血流通过"囊袋样"表面的破口反流入左心房（黄箭头）。

图13-4-2　二尖瓣瘤超声表现2

三、鉴别诊断

二尖瓣血囊又称血囊肿，指二尖瓣瓣叶上圆形或类圆形的囊性包块，手术或尸检中可看到里面被包裹的是血，所以称为血囊。它常为先天性的，往往在成年后可自行消退。与MVA不同，血囊通常无感染病史。有时，血囊也可继发于心胸外科手术、创伤或炎症反应。超声表现上，血囊常常发生于二尖瓣，为高回声薄壁、内部呈无回声的包块，瓣叶损害较轻，多数不造成流出道的梗阻。若行超声造影检查，血囊通常不显影，当然其与周边形成细小通道时，造影剂会充填。

（曲　舟）

参考文献

[1] 梁峰，胡大一，沈珠军，等.2015年欧洲心脏病学会关于感染性心内膜炎诊断及治疗指南的解读.中国医院用药评价与分析，2017，17（2）：160−166.

[2] 成人感染性心内膜炎预防、诊断和治疗专家共识.中华心血管病杂志，2014，42（10）：806−816.

[3] 隋桂玲，袁国珍，王少春，等.超声心动图对心脏瓣膜瘤的诊断价值.医学影像学杂志，2020，30（5）：865−867.

[4] KATEŘINA K，BENEŠ J，GREGOR P.2015 ESC Guidelines for the management of infective endocarditis. Summary document prepared by the Czech Society of Cardiology.Cor Vasa，2016，58（1）：e107−e128.

[5] BADDOUR L M，WILSON W R，BAYER A S，et al.Infective endocarditis in adults：diagnosis，antimicrobial therapy，and management of complications：a scientific statement for healthcare professionals from the American Heart Association. Circulation，2015，132（15）：1435−1486.

[6] A A T S SURGICAL TREATMENT OF INFECTIVE ENDOCARDITIS CONSENSUS GUIDELINES WRITING COMMITTEE CHAIRS，PETTERSSON G B，COSELLI J S，et al.2016 The American Association for Thoracic Surgery （AATS）consensus guidelines：Surgical treatment of infective endocarditis：Executive summary.J Thorac Cardiovasc Surg，2017，153（6）：1241−1258，e29.

[7] HABIB G，LANCELLOTTI P，ANTUNES M J，et al.2015 ESC Guidelines for the management of infective endocarditis：The Task Force for the Management of Infective Endocarditis of the European Society of Cardiology（ESC）.Endorsed by：European Association for Cardio-Thoracic Surgery（EACTS），the European Association of Nuclear Medicine（EANM）.Eur Heart J，2015，36（44）：3075−3128.

[8] GRAUPNER C，VILACOSTA I，SANROMÁN J，et al.Periannular extension of infective endocarditis.J Am Coll Cardiol，2002，39（7）：1204−1211.

[9] WANG A，GACA J G，CHU V H.Management considerations in infective endocarditis：a review.JAMA，2018，320（1）：72-83.

[10] BALTIMORE R S，GEWITZ M，BADDOUR L M，et al.Infective endocarditis in childhood：2015 update：a scientific statement from the American Heart Association.Circulation，2015，132（15）：1487-1515.

[11] HABIB G，LANCELLOTTI P，ANTUNES MJ，et al.2015 ESC Guidelines for the management of infective endocarditis：The Task Force for the Management of Infective Endocarditis of the European Society of Cardiology（ESC）.Endorsed by：European Association for Cardio-Thoracic Surgery（EACTS），the European Association of Nuclear Medicine（EANM）.Eur Heart J，2015，36（44）：3075-3128.

[12] SILBIGER J J，RASHED E，CHEN H Z，et al.Cardiac imaging for diagnosis and management of infective endocarditis. J Am Soc Echocardiogr，2022，35（9）：910-924.

[13] Rankin，K.and P.Thavendiranathan，Limitations and Technical Considerations in Infective Endocarditis，in ASE's Comprehensive Echocardiography，3rd edision，R.M.Lang，Editor.Amsterdam：Elsevier，2022，638-644.

[14] HILL E E，HERIJGERS P，CLAUS P，et al.Abscess in infective endocarditis：the value of transesophageal echocardiography and outcome：a 5-year study.Am Heart J，2007，154（5）：923-928.

[15] AATS SURGICAL TREATMENT OF INFECTIVE ENDOCARDITIS CONSENSUS GUIDELINES WRITING COMMITTEE CHAIRS，PETTERSSON GB，COSELLI JS，et al.2016 The American Association for Thoracic Surgery（AATS）consensus guidelines：Surgical treatment of infective endocarditis：Executive summary. J Thorac Cardiovasc Surg，2017，153（6）：1241-1258.e29.

[16] BEALE R A，RUSSO R，BEALE C，et al.Mitral valve blood cyst diagnosed with the use of multimodality imaging.CASE（Phila），2021，5（3）：173-176.

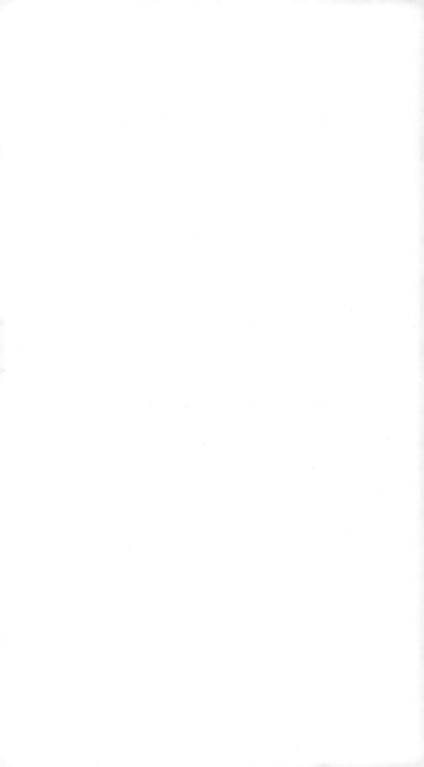

第 **14** 章

超声诊断心包疾病实战训练营

>>>>>>>>>>>>>>>>>>>>>>>>>

第一节　心包积液

一、正常的心包

心包是包裹心脏和出入心脏大血管根部的圆锥形纤维浆膜囊，分为内外两层（图14-1-1）。

（1）内层心包：浆膜心包，位于心包的内层，有脏层和壁层两层，壁层附着于纤维性心包的内面，与纤维心包紧密相贴；脏层覆盖于心肌的表面，称为心外膜。

（2）心包腔：心包的脏层和壁层在出入心脏大血管的根部相互移行，两层之间有潜在性腔隙。正常情况下，心包腔内包含少量的液体（通常＜50 mL），起润滑作用。

（3）外层心包：纤维心包，是坚韧的致密结缔组织囊，对心脏起保护和固定作用。

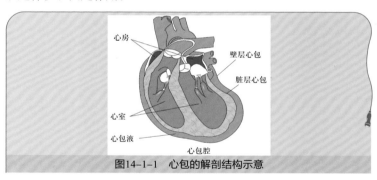

图14-1-1　心包的解剖结构示意

（4）心包裸区：心脏前方大部分被肺和胸膜遮盖，只有左肺心切迹内侧的部分与胸骨体下部左半及左侧第4～6肋软骨相邻，此区称心包裸区。该区是心包积液的穿刺部位，也是超声心动图的主要观察区域（图14-1-2）。

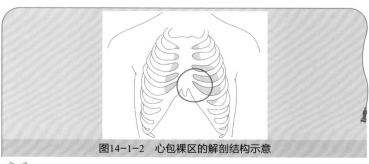

图14-1-2　心包裸区的解剖结构示意

二、定义、定量及分类

1.心包积液的定义

正常心包腔存在少量的液体储备，在心包腔起到润滑作用，但通常<50 mL。当出现甲状腺功能减退，终末期肾病和肿瘤等疾病累及心包时，渗出液或漏出液会积累在心包腔中，当总液体量>50 mL时，则称为心包积液。

2.心包积液的定量

通常以50～100 mL为少量心包积液，100～500 mL为中量心包积液，500 mL以上为大量心包积液。

3.心包积液的分类

（1）按照病程分为急性、亚急性及慢性（>3个月）。

（2）按液体成分分为漏出液、渗出液、脓性或血性等。漏出液：以液体渗出为主，心包腔内透声较好，随体位活动变化较大；渗出液：液性暗区中可见纤维素细光带回声，漂浮于液性暗区内；脓性和血性积液：心包腔液性暗区较混浊，可见较多的光点或絮状物回声。

（3）按照病因分为感染性和非感染性。感染性心包积液包括结核、病毒等。非感染性心包积液包括肿瘤，风湿病的类风湿性关节炎、系统性红斑狼疮等，心脏损伤或大血管破裂，内分泌代谢性疾病的甲状腺功能减退、尿毒症、痛风等，放射损伤，心肌梗死后积液等。

（4）按照积液分布分为局限性、环形等。

4.心包积液容易存在的部位

心包积液容易存在心尖部、左室侧后壁、右心房顶部等。

三、超声观察和测量

二维超声显示心包各层表现为薄的强回声线，包绕心肌，回声明显高于心肌和心内膜，心包正常厚度为1～2 mm。如果无心包积液的存在，几乎无法区分心包的脏层和壁层。

当出现心包积液时，M型超声可见心外膜和壁层心包之间存在连续的无回声区，二维超声可定性评估心包积液的量和分布情况，是否为包裹性，或者提示渗出性或凝血块等致密物质（图14-1-3）。

对于心包积液的位置，一般将心室壁作为标杆，使用左或右心室前方、后方、旁、顶等方位来描述心包积液，应该从不同切面，至少是胸骨旁左心室长轴、大动脉短轴，心尖四腔心及剑突下切面等去动态观察心包积液的量，具体常用切面见表14-1-1。

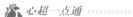

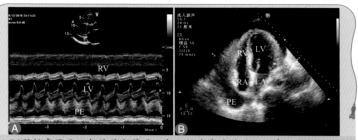

A.M型超声显示心包脏层和壁层心包之间存在连续的无回声区；B.二维灰阶超声显示心包脏层和壁层分离，探及无回声区。RV：右心室；RA：右心房；LV：左心室；LA：左心房；PE：心包积液。

图14-1-3 心包积液的超声表现

表14-1-1 心包积液常用切面

超声切面	位置	示意图
胸骨旁左心室长轴切面	观察左心室后、右心室前的积液情况	
左心室短轴切面	观察环绕左心室各个壁的积液情况	
心尖四腔心切面	观察右心房顶、心尖部的积液情况	

续表

超声切面	位置	示意图
剑突下四腔心切面	观察膈面的心包积液情况	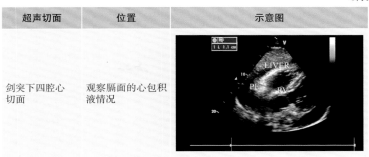

注：RV：右心室，RA：右心房，LV：左心室，LA：左心房，PE：心包积液，LIVER：肝。

心包积液的测量方法：测量舒张末期壁层及脏层心包间的无回声区域的垂直距离。心包积液的半定量测量方法见表14-1-2。

表14-1-2 心包积液的半定量测量方法

分级	心包积液量	二维超声表现
微量	只见于收缩期	积液一般仅位于左室后壁和房室沟处
少量	< 10 mm	积液位于左室后壁后下方，宽度较小，而左室侧壁及心尖部仅有极少量或者无液性暗区
中量	10 ~ 20 mm	积液均匀分布于左心室后方、心尖部、左室侧及右室壁前方，以房室沟最多
大量	> 20 mm	积液分布于心脏周围，心脏在心包中摆动呈"游泳心脏"
极大量	> 25 mm	积液分布于心脏周围，宽度更大，心脏在心包积液中摆动明显呈"游泳心脏"，易导致心脏压塞

四、鉴别诊断

1.胸腔积液

心包积液主要与左侧胸腔积液相鉴别，当存在左侧胸腔积液时，心尖四腔心切面左室侧壁外侧可见液性暗区，但其他切面探查不到液性暗区；且心包积液会增大降主动脉与心脏的距离，而胸腔积液时降主动脉与心脏距离缩小，且随呼吸变化。

2.心脏内脂肪

心脏内脂肪呈低回声，覆盖于心包壁层表面，多出现于心尖部，心室壁前外侧，而非心包腔内。

3.心包囊肿

心包囊肿最常见的部位是右侧心膈角，而心包积液最常见于心脏最低的位置。心包囊肿常表现为心包腔内圆形或形态不规则的无

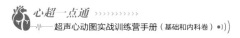

回声，有包膜回声，包膜较薄、光滑，其内可有分隔，且心包囊肿与心包分界较清晰。

4.心包窦及隐窝

心包窦及隐窝主要是指心包在大血管之间反折形成的心包腔内的各种窦或隐窝，其中形成管道状的称为窦，不规则的为隐窝，而心包积液最常见于心脏较低的位置，可以随体位的改变而变化。

（赵　莹）

第二节　心脏压塞

一、定义及严重程度

心脏压塞是一种由心包腔液体积聚引起的心腔压缩和充盈受损的威胁生命的疾病，可能会从急性或亚急性发展为慢性，发生轻微到严重甚至威胁生命的血流动力学改变。心脏压塞不是心肌本身的问题，而是心脏被积液包绕，限制其舒张的结果。

心脏压塞指心包腔内液体增长的速度过快或积液量过大时，压迫心脏而限制心室舒张及血液充盈的现象，可造成心脏输出量和回心血量明显下降而产生临床症状。注意心包积液量与心脏压塞的出现不一定呈正相关，有时跟心包积液出现的速度有关。心脏压塞的临床特征为Beck三联征，即低血压、心音低弱、颈静脉怒张。

心脏压塞的程度：①轻度的心脏压塞（一般心包腔内压力<10 mmHg）通常没有症状；②中度的心脏压塞，尤其是重度的心脏压塞（一般心包腔内压力>15 mmHg），通常会导致心动过速和明显的呼吸困难；③动脉低血压是心脏压塞的晚期标志。

二、血流动力学改变

心脏压塞的血流动力学改变与心包积液限制心脏充盈有关。当心腔在"固定不变"和没有顺应性的空间与心包积液竞争时，心脏充盈的血流动力学会发生显著的改变。随着心脏压塞的进展，心腔越来越小，心腔舒张顺应性下降。这种心脏充盈受限可导致下列后果。

1.心输出量明显减少，体循环静脉回流受阻

心脏压塞导致心包内压力上升，心室舒张期充盈障碍，舒张终末期容量减少；而心室收缩末期容量不变，所以每搏量减少，心输出量降低，血压下降，并且反射性地引起心率增快，外周血管收缩。由于动脉压降低和心脏表面冠状动脉受增高的心包压力的压迫，冠脉血流减少，心肌供血不足，心脏功能受损，导致心输出量进一步降低，形成恶性循环。同时舒张期心脏扩张不足，体循环静脉回流受阻，导致上腔静脉及下腔静脉扩张。

2.出现静脉回流的呼吸变异——奇脉

奇脉也称为"吸停脉"，指吸气时脉搏显著减弱或消失，呼气时恢复，系左心室排血量减少所致。一方面，吸气时，体静脉回流右心增加，心包腔压力增加限制了心脏游离壁的扩张，只能向内推动室间隔压迫左心室；另一方面，肺循环受吸气时胸腔负压的影响，肺血管扩张，致使肺静脉回流入左心房血量减少，因此导致左心室排血量减少。呼气时，肺静脉回到左心房血量增加，并将室间隔推动回复正常形态，心脏排血量恢复。心脏压塞时出现的这种心室之间的压力关系，称为"心室间相互作用"或"心室相互依赖性"。这也是心脏压塞时出现奇脉的主要机制（图14-2-1）。

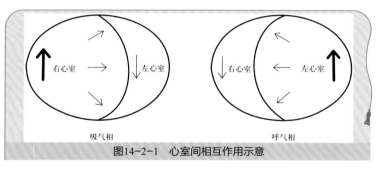

吸气相　　　　　　　　　　　呼气相

图14-2-1　心室间相互作用示意

三、临床情况

临床情况见表14-2-1。

表14-2-1　心脏压塞的临床情况

临床症状	主要病因	临床表现
呼吸困难是最突出的症状，严重者出现端坐呼吸，身体前倾，发绀等；可出现干咳、声音嘶哑、吞咽困难等症状	心包积液速度和量有关，当快速积液时，积液量相对较少也可以引起心脏压塞	出现 Beck 三联征：低血压、心音低弱、颈静脉怒张；触诊：心尖冲动弱；叩诊：心浊音界向两侧扩大；听诊：心包积液征（Ewart 征）
心电图检查	**X 线检查**	**治疗**
通常显示窦性心动过速，也可显示低电压；ST-T 改变；电交替（P、QRS、T 波）	肺野清晰而心影显著增大，常是心包积液的有力证据；中等以上积液时，典型表现呈球形或者烧瓶型，心缘搏动普遍弱或消失；心影随体位变动而改变，卧位时心底部阴影较坐位时增宽	心包穿刺：解除心脏压塞；心包切开引流：主要用于化脓性心包炎；病因治疗：抗炎、抗结核治疗等

四、临床诊断要点及诊断流程

心脏压塞的临床诊断要点及诊断流程见表14-2-2，图14-2-2。

表14-2-2　心脏压塞的临床诊断要点

临床	诊断要点
发生症状时间	当出现急性和亚急性心包积液时，可发展为慢性心脏压塞；部分患者存在包裹性积液或压迫性心包血凝块时也可出现心脏压塞
发生临床症状	出现 Beck 三联征，即低血压、心音低弱、颈静脉怒张
体格检查	触诊可听见心尖冲动弱；叩诊发现心浊音界向两侧扩大；听诊出现心包积液征（Ewart 征），即渗出性心包炎有大量心包积液时，在左肩胛骨下可出现浊音及支气管呼吸音
心电图检查	通常显示窦性心动过速，也可能显示低电压、ST-T 改变、电交替（P、QRS、T 波）
影像学检查	超声心动图、X 线片

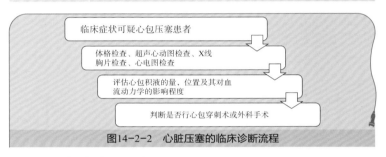

图14-2-2　心脏压塞的临床诊断流程

五、超声诊断要点

超声是诊断心脏压塞的重要方法，主要的超声特点见表14-2-3。

表14-2-3　心脏压塞的超声诊断要点

观察内容	诊断要点
二维超声	观察心包积液量及分布：心腔大小随呼吸变化；心腔塌陷；下腔静脉增宽（ > 21 mm）伴吸气变化率 < 50% 或者肝静脉增宽
M 型超声	判断心腔内陷，是观察塌陷出现和持续时间的好方法
多普勒超声	对于二尖瓣 E 峰，最大的下降发生在吸气和呼气的第一次心跳时，通常超过 30% 的呼吸变化率；对于三尖瓣 E 峰，最大的下降是在呼气时的第一次心跳时，同时可见肝静脉心房逆流，常常超过 60% 的呼吸变化率；肝静脉流速降低，呼气时舒张期肝静脉血流速度降低伴大量回流

六、治疗原则和预后

（1）治疗原则：心脏压塞的主要治疗方式是去除心包积液，降低心包腔压力从而改善血流动力学状态。对于血流动力学稳定的少数患者可以进行密切观察，但大部分患者需要早期引流心包积液，包括心包穿刺、心包切开引流等。

（2）预后：大部分患者在心包积液引流后预后好。

七、临床经验总结

（1）怀疑心脏压塞的依据包括病史和体格检查、心电图提示心动过速、低电压、电交替，胸部X线片出现肺野清晰而心影显著增大，超声心动图出现心腔塌陷、心腔大小随呼吸变化、下腔静脉增宽等。

（2）仔细观察其超声心动图表现，重视其临床表现，对高度怀疑该病的患者应进行诊断和鉴别诊断。

（3）对于出现心脏压塞且血流动力学不稳定的患者，应紧急引流心包积液，可以在超声引导下进行。

（赵　莹）

第三节　缩窄性心包炎

一、定义及概述

1.定义

缩窄性心包炎往是慢性心包炎症过程的最后阶段，其特征是心包的增厚钙化，心包失去了正常的弹性，限制了心脏在舒张期的充盈，继而减少心输出量，并且血液回心受阻，从而引起一系列以循环障碍为临床表现的疾病。值得注意的是，也有报道部分的缩窄性心包炎病例心包并未明显增厚，而是发生了心包僵硬。

2.病因

缩窄性心包炎的病因包括结核、心脏术后、病毒性心包炎、胶原血管病、放射照射后心包炎、特发性心包炎等多种因素。在欧美发达国家，缩窄性心包炎最常见的原因是心脏术后、特发性和非特异性病毒损伤；在其他国家，缩窄性心包炎最常见的原因是结核。缩窄性心包炎常由急性心包炎发展而来，部分患者起病隐匿，临床症状缺乏特异性，很多患者在就诊时已发展为缩窄性心包炎。

二、病理解剖、病理生理及临床表现

心包具有多种功能，除对心脏的机械作用（限制心脏扩张，促进腔室耦合相互作用，维持心脏几何形状，减少心脏摩擦，并作为感染屏障）外，心包还具有免疫、影响血管舒缩、旁分泌功能等。

1.病理

缩窄性心包炎患者的心包发生增厚、不规则钙化，失去弹性。

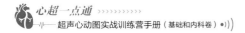

以上病变心包限制舒张期心房和心室的充盈，导致心排出量下降，同时阻碍静脉回流，引起体循环静脉压增高（图14-3-1）。

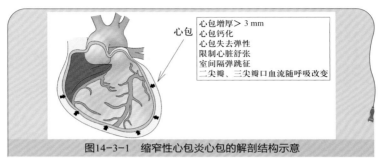

图14-3-1　缩窄性心包炎心包的解剖结构示意

2.临床症状

患者出现呼吸困难、腹胀、下肢水肿等症状。查体可发现患者颈静脉怒张、Kussmaul征、心尖冲动不明显、心音减弱、第二心音分裂、舒张早期心包叩击音（奔马律）、肝大、触痛、腹水等。常用的辅助性影像学检查包括超声心动图、心脏CT和磁共振检查。

3.病理生理改变

心脏被紧紧包裹→心脏充盈受限，且心脏之外压力无法影响心脏。

吸气时，回心血量增加→右心容量负荷增加→推动室间隔偏向左室→由于心包僵硬包裹，心室充盈受限，心室扩张后迅速恢复原状→表现为三尖瓣口E峰、A峰形态高尖，E/A值随吸气增高，E峰变化率>40%→而二尖瓣口E/A值随吸气减小，E峰变化率>25%。

呼气时，肺内血进入左心系统→推动室间隔偏向右室→左心室E/A值随吸气增高，E峰变化率>25%（图14-3-2）。

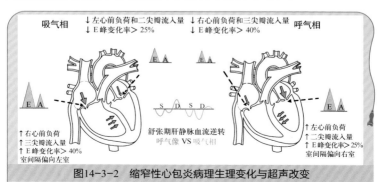

图14-3-2　缩窄性心包炎病理生理变化与超声改变